BIOMATERIALS

SHENGWU CAILIAOXUE 〉

生物材料学

王远亮　蔡开勇　罗彦凤　张吉喜　　著

胡　燕　刘　鹏　杨维虎

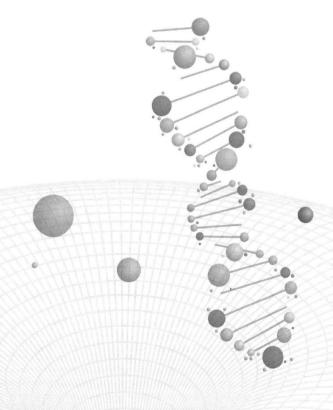

重庆大学出版社

内容提要

生物材料就其应用领域可以分为医用生物材料、农用生物材料和环境用生物材料等,本书涉及的是医用生物材料。本书的重点放在医用生物材料的设计上,试从认识自然演生的过程与规律展开,逐步上升至理性认识,再讨论生物材料设计需要考虑的基本内容以及设计的基本原理。

本书适于已经学习过医用生物材料基础知识,并有志于研究和开发医用生物材料的研究人员作讨论性质的参考书籍。

图书在版编目(CIP)数据

生物材料学/王远亮等著.--重庆:重庆大学出版社,2020.11

ISBN 978-7-5689-2497-9

I.①生… II.①王… III.①生物材料 IV.①R318.08

中国版本图书馆CIP数据核字(2020)第237043号

生物材料学

王远亮 蔡开勇 罗彦凤 张吉喜
著
胡 燕 刘 鹏 杨维虎

策划编辑:范 琪

责任编辑:张红梅 版式设计:范 琪
责任校对:关德强 责任印制:张 策

*

重庆大学出版社出版发行
出版人:饶帮华
社址:重庆市沙坪坝区大学城西路21号
邮编:401331
电话:(023)88617190 88617184(中小学)
传真:(023)88617186 88617166
网址:http://www.cqup.com.cn
邮箱:fxk@cqup.com.cn(营销中心)
全国新华书店经销
重庆市国丰印务有限责任公司印刷

*

开本:787mm×1092mm 1/16 印张:17 字数:312千
2020年11月第1版 2020年11月第1次印刷
ISBN 978-7-5689-2497-9 定价:88.00元

前　言

本书带有很强的研究性质,并非定论,其基本宗旨是研究设计能真正满足人体生物相容性的生物材料,使生物材料植入人体后不至于产生系列的不良反应。

本书的内容安排是:绪言,主要介绍生物相容性概念的变迁、对生物相容性的反思以及本书的基本内容;第一部分生物材料研究现状剖析,主要从相关研究出发,对生物材料研究现状进行解剖与分析,主要涉及生物材料的化学观、物理观、生物观,以及能量的转换关系;第二部分大自然的演生规律,主要是对生命体运动与自然运动规律的讨论;第三部分大自然演生的人体组织器官特征,此部分在第二部分的基础上将理性认识应用于实践,探讨大自然演生规律在人体组织器官发育过程中的特征及表现;第四部分生物相容性的真谛——生物和谐性,此部分阐释了目前生物相容性的概念,并进一步阐释了生物相容性的本质;第五部分生物材料的设计,这一部分提出了满足人体需要的生物材料必备的几项原则,包括螺旋式运动规律原则、序贯式演化规律原则,以及系统式互动规律原则,需要注意的是,这一部分只是提供参考的意见,后续实践可能还会提出新的原则。

本书是重庆大学生物材料学组成员王远亮、蔡开勇、罗彦凤、张吉喜、胡燕、刘鹏、杨维虎,以及研究生管获、杨爽、蔺颜斌等的研究实践成果。将研究实践成果成书,需要勇气,也需要严谨的态度,所以大家齐心协力、反复讨论、反复修改,才最终展现在读者们的眼前。但由于作者水平有限,书中难免存有瑕疵,望广大读者不吝赐教。

著　者

2020年5月

目 录

绪　言

生物材料发展至今,已呈现出前所未有的发展势头,生物材料学家们成就丰硕,已有大量的生物材料应用在临床上,挽救或者延长了一些人的生命。那么,还有哪些问题需要进一步地展开理论研究或技术研究呢?答案因人而异。有的人会提出生物材料技术方面的问题,例如材料的合成与加工,包括材料设计、合成和成型工艺等,具体如3D打印、4D打印等生物打印及其使用的生物墨水等问题;有的会提出生物材料在临床检测评估或临床应用中出现的问题,例如植入体松动或断裂、材料与体内组织不匹配等,可能涉及生物材料的性能或者功能等问题;还有的会提出生物材料的一些基本问题,例如生物相容性的内在本质是什么?这个基本问题的解决会指导人们去设计和加工新型生物材料。显然,这是理论意义更强,实用价值更广泛的问题。

尽管生物材料的应用可以追溯到远古,但可设计且有控制理论指导的生物材料发展历史并不太长。依据生物材料研究的进展,目前已提出了整合生物、物理和化学学科概念来设计生物材料的理念,这是经过较长期的探索而提出的先进理念。但是就目前的状态而言,利用这种整合多学科概念设计的生物材料,虽然在某种程度上有益于改进医用植入材料的一些性能/功能,但仍然没有达到生物材料植入体内后满足生物相容性(即不对人体产生损害或毒副作用)的基本条件。由此看来,满足生物相容性的要求是很高的,因此需要对生物相容性的本质进行必要的再分析,使之能够达到生物材料设计的目的——满足生物相容性。或许从新的角度审视生物材料本身,然后再来探讨生物材料的设计问题,是一条可行的路线,也是本书的重要任务。

1　生物相容性概念的变迁

2012年在成都召开的第九次世界生物材料大会上,医用生物材料领域的科学家们经过讨论,再次确定了生物相容性指导原则。以此判断,满足生物相容性虽然一直是医用生物材料研究面临的关键问题,但迄今仍没得到完满的解决。目前,仍然只有通过国际(或国内)标准评估的生物材料才能够应用于临床,仍然没有指导性的理论指导医用生物材料进行满足生物相容性的设计。由此可以推测,植入人体的生物材料依旧会随着在体内的时间的延长出现种种问题。

实际上,如何使植入人体的生物材料按照生理需求满足生物相容性的问题涉及面大,至少迄今还没有见到真正符合植入部位的称得上是基本相容的植入体。总体上来说,植入材料的性能与功能问题,是研究开发医用生物材料的核心问题。换言之,医用生物材料的研究需要重新审视生物相容性问题,指导设计的医疗器件能够满足生物相容性。

在实际应用中,通常是按照国际标准《医疗器械生物学评估》(ISO 10993−1∶2018)来评估的。然而实际上,这个标准主要涉及的是生物材料的安全性,并没有真正意义上的或者是满足生理需求的生物相容性的评估,植入人体的生物材料仅仅满足其安全要求是最基本的评估,是远远不够的。例如生物金属类或者生物无机非金属类医用生物材料生物钛材、生物钽材或合成的磷酸三钙(β−TCP)等,按照这个国际标准评估,它们都是具有良好生物相容性的医用生物材料,植入初期表现良好,但随着时间的推移,它们都出现了复杂的生物不相容的现象。

钛(Ti)及钛合金具有低密度、高比强度、较好耐蚀性、抗疲劳性和初期生物相容等特点,被认为是目前最有吸引力的生物金属材料之一,已成为骨植入和牙齿修复的临床首选材料。人骨的弹性模量为0.3~30 GPa,钛和钛合金的弹性模量为50~114 GPa,由于二者的弹性模量不匹配,载荷(力)不能由植入体很好地传递到相邻的骨组织,因此必然出现"应力遮挡"现象,引起植入体松动甚至手术失败。当然细菌引起的植入体松动是另一种现象,这不是直接的生物材料的生物相容性问题,而是植入体染菌的问题。最近又有结论指出:多孔钽(Ta)类具有较大的孔隙率与表面摩擦力,有与人骨接近的弹性模量,有较好的初期生物相容性,因此多孔钽类植入体作为良好的骨科植入材料越来越被大家接受。目前钽材多应用于一体化髋臼杯、全髋关节翻修臼杯与髋臼增强垫块、多孔钽金属棒及胫骨平台假体、髌骨假体等。骨外科中应用多种多孔钽类植入体的短期随访已有报道,临床数据、放射学检查及取出物的组织学分析已证明该材料满足安全要求,具有临床实用价值,但该材料的远期效果如何还有待证实。另外，钽棒对股骨头的治疗效果欠佳，造成这一临床结果的因素被认为包括年龄（＞40岁）、CJFH分型（L3型）、ARCO分期（Ⅲ期）等，因此，钽棒用于外科手术中时应严格把握该手术适应证。金属植入体与人体骨组织之间为简单的机械性结合，结合能力较弱，影响植入体的使用寿命。可见，研发一种力学性能与骨组织匹配并能促进骨组织生长愈合的新型医用材料具有非常重要的意义。为此，人们采用了两种途径来改造医用生物材料钛：一种是制备多孔钛，即在钛或钛合金中引入孔隙形成多孔结构；另一种是采用表面改性以增加骨组织的整合作用。其实，多孔钛也需要表面改性。尽管经过这两种方法改进后的生物材料钛，比纯钛在性能上有所进步，但是植入体松动与移位的风险仍然存在。该缺陷在骨质疏松及细菌感染等骨折手术并发症条件下尤其明显。上述内容是研究过程中遇到的一些相关问题及提出的相应对策，是值得借鉴和深思的。这些现象显然可以被认为是一种因为生物相容性没能得到满足而产生的必然结果，甚至在提出生物相容性概念的D.威廉姆斯（1974年）在2012年仍然在讨论生物相容性概念的更新问题。在2018年，世界顶级生物材料科学家们继续提出了生物材料的生物相容性问题，且有了进一步的要求，对生物相容性的理解以及对这些新型生物材料的使用和期望都正在经历激烈的变化。传统的评估生物材料安全性的方法将被新的测试方法所取代，从而反映未来生物材料的发展方向。其主要问题是，传统的生物材料设计为尽可能惰性，但是这在需要某种形式的生物功能的应用中价值有限。针对体外和体内试验过程中存在的问题，D.威廉姆斯在对生物相容性机制新认识的框架内重新解释了生物相容性。很显然，D.威廉姆斯把生物相容性与生物安全性两个概念融合在了一起，至2018年才有更明确的定义。本书将D.威廉姆斯2012年所著的书节译如下，如有不妥，敬请批评指正。

生物相容性概念：新生物材料、新范例和新测试规范

1）前言：传统生物材料和生物相容性测试

生物材料科学发展至今已经超过50年了。尽管几个世纪以来外科医生就已经将各种合成的和天然的材料用于手术，以促进人体组织修复，但是推动人体用生物材料发展的真正动力来自20世纪50年代末和60年代医生们意识到身体的某些部分可以被合成材料有效地取代。很快生物材料就成了一个重要的行业，数百万患者的生活质量因为这些材料的应用而得到改善。

生物材料行业的出现带来了重要机遇，同时也带来了重大挑战，其主要内容是需要尽

可能确保所使用的材料和制造的装置安全有效。在可植入医疗器械开发的最早期,外科医生或非外科医生很可能常在他们自己的私人车间里用各种可获得的商品材料来制造他们所需的植入装置,其中的责任问题考虑很少,完全由自己的医疗执照作保证。当植入装置由企业制造时,这一规则不再适用,人们意识到必须对这个新行业进行监督。监管机构是在某些司法管辖机构建立的,并且立法对允许销售和临床使用的产品进行规范。

这样一来,自然产生了一些问题,比如什么决定安全性和有效性,以及如何在人体患者使用之前确定这些装置的质量?为此监管机构开发和推广了各种测试规范,以确定某些设备的性能,并且出现了性能标准和评估程序,用于临床使用前的有效性确定。无论材料或装置是否被认为是安全的,都还存在一个更具挑战性的问题,那就是人体因个体差异可能对这些植入材料或装置作出不同反应。对人体组织与植入材料作出反应的机制的科学认识不足更是加剧了这些困难。这个主题最终被赋予了"生物相容性"的名称,并引入了各种测试程序,以便评估生物材料的生物相容性。在产品测试的背景下,这比科学实验的问题更加广泛,被准确地描述为生物安全性,这是我们稍后要回顾的一个方面。

几十年来,全球范围内的主要生物材料开发活动和项目已经产生了一系列的测试规范,以确定生物材料及其相关医用产品的生物安全性,这些测试构成了本书的主题。因我们对生物相容性现象的理解,这些新生物材料的用途以及对它们的期望正在发生根本性的变化,本章作者将这些测试规范延伸到未来测试程序的发展方向。

这场辩论的核心是我们对生物材料的期望发生了根本性改变。我们可能会以一些传统植入器械为例,以确定我们对它们的期望。例如,使用全关节置换假体,我们需要通过关节部件之间的有效力传递来实现功能。我们期望这种功能可持续多年,在此期间假体保持与骨骼的相关区域连接,并且不会产生邻近或远端组织的任何不良反应,因为这可能会损害装置的性能或患者的健康。假体的主要功能不是生物安全性问题,但是有几个非常重要的因素可以影响患者的反应,这些因素与材料组分的整体生物相容性有关。例如,这些反应可能取决于腐蚀、降解或浸出现象,或取决于在衔接表面产生的磨损碎片的特定生物响应。当我们介绍将假体固定到骨骼上的材料时,例如骨水泥或所谓的生物活性涂层,我们对它们的生物学性能提出了新的要求,但最终它们仅仅发挥它们自己的固定功能,且没有其他不利的影响整体生物相容性的性能。我们应该记住,骨水泥的功能是机械性能而不是生物学性能,生物活性涂层表面的生物性能仅限于新骨沉积速率的边际效应,而沉积的新骨本身最终可能退化、再吸收或被分层所抵消。换句话说,关节置换假体的生物安全性由材料及其衍生物(如磨损颗粒、金属离子和单体)的反应性决定,并非最大的化学上的生物惰性材料。

对于人工晶状体,其功能要求是透光,而生物学要求首先是透镜材料基体对眼组织的刺激最小,从而不会因局部炎症反应而减少光透射。再次,最理想的材料具有良好的光学透明度及最大的化学和生物惰性。使用起搏器、植入式除颤器、深层脑刺激器和其他类似装置,套管材料只需要组织可接受而没有明显的反应即可,导线需要良好的绝缘性、抗退化性和最小的组织反应,并且电极尖端要尽可能减少纤维化,所以我们再次寻求最大限度的材料表面惰性。使用假体心脏瓣膜,其功能仅与控制血液流动有关,这必须在不引起血液凝结或损害周围组织愈合的情况下实现,这些功能都通过化学和生物惰性材料实现。

从上述这些例子和其他许多例子得出的结论是:传统的可植入医疗器械中使用的传统生物材料必须是惰性的,与患者组织产生最小的反应。毫无疑问,多年来可接受的生物材料的规模已经逐渐减小,我们现在拥有一批最耐腐蚀的合金(钛合金、钴合金、铂族金属)、最具惰性的氧化物陶瓷(氧化铝、氧化锆)、最具生物稳定性的聚合物[聚乙烯、聚丙烯、聚四氟乙烯(PTFE)、聚醚醚酮(PEEK)、有机硅弹性体、丙烯酸树脂]和一些高度惰性的碳材料。在寻求生物降解性或生物活性的情况下,大多数解决方案都涉及基于可吸收和可代谢组分的材料,如磷酸钙和简单聚酯。在某些情况下,非常具体地要求的功能则可能让这些材料变得不是最合适的,例如要求材料具有形状记忆行为,但即使在这种情况下,也是选择具有这种功能的材料中最具惰性的材料。

在生物安全性方面,这些标准主导了生物材料临床前测试,其中主要要求是生物材料与人体组织的相互作用应该最低。生物安全性的正面测试很少,几乎所有这些测试都是针对由于缺乏相互作用而导致的一系列负面影响。换句话说,如果生物材料在一系列体外和体内试验中显示不具有细胞毒性、遗传毒性或致癌性,并且不会引发任何形式的局部或全身"不利"反应、任何刺激或过敏反应,或不会引起任何血液成分的活化,那么就有具有生物安全性。

这种评价方法存在3个问题。首先这些测试的临床意义和任何合格/不合格的重要性,或者不合格限制性不是科学的,稍后我会回到这个问题。更重要的是,生物材料与其生物环境相互作用以评价其"生物可接受"或"适合临床使用"的假设可能完全不合适。这一假设基于生物材料应用的变化和生物材料科学的基本概念,这些概念将在接下来的几节中介绍。最后,许多测试结果依赖于可提取或可浸出组分的产生以及体外和体内对这些组分的响应的评估。这对于许多新兴生物材料和医疗产品来说并不一定合适。

2)植入式医疗设备技术向再生医学和生物纳米技术的演变

虽然植入式医疗设备技术取得了许多成功,但通常存在几个局限。主要的局限在于如上所述,这些装置旨在用机械或物理功能代替患病或受伤的组织。这适用于肌肉、骨骼、心血管系统以及某些感觉器官,但不能解决大多数疾病和损伤。传统的医疗植入设备主要不是通过生物或免疫学机制发挥功能的。它们不是为了促进受影响组织的再生而植入的,也不期望通过任何感测或成像方式来诊断这些组织。近年来,所有的这些都在发生变化,我们正在目睹可植入装置从替换组织演变为组织再生,细胞操作或组织超微结构和功能的系统。显而易见的是,这些新技术中使用的生物材料不会被认为仅仅是尽可能化学和生物学惰性的。

这个现象的意义可以通过几个有力的例子来看。组织工程是再生医学的技术之一。虽然近年来组织工程的定义一直在发展,但作者自己的定义涵盖了基本的科学特征:组织工程就是"通过分子和力学信号的系统组合,通过选择靶细胞进行有意和受控的刺激,为人体的重建治疗创造新组织"。这个定义在再生新组织的情况下包含"有意的""受控的"和"系统的"这些词,所有这些意味着需要高度特异的生物过程。此外,组织工程涉及细胞的特定信号传递。例如,靶细胞可以是骨髓来源的间充质干细胞(MSC),可能希望将这些用作创建新软骨组织的基础。我们需要这种新的软骨具有特定的尺寸和形状,为此创建了一种生物材料模板,有时称为支架。在这个模板中,我们介绍了MSC。它们本身不会产生软骨,相反,我们必须帮助它们分化成软骨细胞,即产生软骨的细胞,为此添加软骨生长因子,并且可能通过将特定基因传递给MSC来改变细胞的遗传结构。再次,将含有细胞和生长因子的模板放置在生物反应器中,加入细胞培养液介质含有适当的营养物质,并以循环流动的形式向细胞提供流体剪切应力,也可以施加结构性压应力。通过这种结构和化学物质的组合,适当的信号被施加到MSC,如果条件合适的话,MSC就可以产生新的软骨。

在这种新的医疗技术形式中,拥有基于生物材料的模板,自然会产生这样的问题:这种生物材料应该是什么样的,才能确定它具有合适的功能使得新组织安全形成?换句话说,这种生物材料的规格应该是什么?除了生物材料的潜在要求之外,我们还必须考虑材料可生物降解的常见期望,使得再生组织能够随着时间的推移浸入或替换模板。

鉴于这些要求,我们不应该期望上一节讨论的任何传统医用生物材料是合适的。因为,首先它们是按与身体的组织没有相互作用的要求开发的,当要求以受控的方式刺激细胞时,当然应该排除它们能够有意地和系统地执行生物学功能的模板的可能。其次,它们绝大多数的设计都是尽可能惰性的,而不是可降解的。绝大多数已被用作支架/模板的生物材料已经完全忽略了这些问题中的第一个,但已获得监管部门批准的那些可生物降解医疗装置的材料包含了这些因素,例如手术缝合线和一些简单的选择性释放的药物载体系统。早期商业化地用于组织工程的生物材料绝大多数是基于尽可能的惰性,该材料必须事先经FDA(美国食品药品监督管理局)批准用于传统医疗器械。虽然它是一种实用的方法,但这基本上不科学,并且导致我们完全错误地指导组织工程模板生物材料的设计。

类似的情况可以在将分子或纳米颗粒递送至细胞中用于治疗或诊断的生物材料的系统中观察到。例如,超顺磁性氧化铁纳米颗粒磁共振成像(MRI)造影剂,作为非病毒基因载体的阳离子聚合物,填充有化学治疗剂的碳纳米管和用于免疫治疗剂的官能化载体。如果载体或载物被目标细胞忽略,这些系统都不会起作用。因此,它们必须被目标细胞吸引,或者可能与细胞表面上的高度特异性受体结合。在许多情况下,药剂必须穿过细胞膜,并通过细胞质将活性剂递送到细胞核或者细胞器。

在这些应用中,我们经常用到潜在的有毒物质,所以它们的使用取决于精确的剂量和精确的目标。无论生物材料的体外衍生提取物在成纤维细胞培养物中有无细胞毒性都是毫无价值的。因此,如果我们要理解新的生物材料与植入部位组织相互作用的机制,要评估这些机制的性质和意义,以及在这些相互作用中病人的安全性问题,我们就需要对生物相容性这个主题有不同的看法。

3)生物相容性的新概念和定义

自从人体内首次使用生物材料以来,人们就已经认识到材料和身体组织之间发生相互作用,对这些材料很好地发挥预期的功能和使用足够长的时间有重要影响。显而易见的是,这些相互作用的性质因临床情况而异。在现实中,这不仅仅只有发生一种整体相互作用的可能,而是有很多种情况,有无数的潜在个例。多年来,这些不同的现象在生物相容性的大标题下已经被大量讨论,但很少有人知道生物相容性到底意味着什么,我们仍然对这些机制的具体细节一无所知。

正如我们所看到的,生物相容性首先在植入式医疗器械的背景进行讨论,并且该术语的早期定义反映了这种情况。可能最广泛接受的生物相容性定义是在20世纪80年代推出的,"生物相容性是指材料在特定应用中以适当的宿主反应执行的能力"。当然,这只是一个概念性的定义,不是直接的实际用途之一,但是这个概念涵盖了3个重要的因素:①生物材料必须能够执行某种功能而不是简单地存在;②在身体组织的所有可能反应和响应中,需要最适合所预期应用的响应;③必须在特定应用环境中定义生物相容性。

第3点是非常重要的,因为它意味着对于给定的材料,不同应用情况的生物相容性特征不同。因此,生物相容性不是生物材料的性质,而是材料和组织系统的一个特征。这样定义的必然结果是,没有生物相容性材料这样的说法。大多数生物材料科学家仍然没有意识到这一事实,这是许多生物材料开发失败的根源。

前文已经提到,随着新的和多种多样的生物材料在人体内应用,关于生物相容性的许多想法针对近年来的一些进展不得不改变,需要引入新的定义。今天对生物相容性机制的讨论肯定与十年前的完全不同,这里有两个非常重要的基本事实支持生物相容性现象。首先,除极少数例外情况外,当人造、工程或商品材料被用作生物材料(占迄今使用的绝大多数生物材料)时,这些材料与生理系统本身并不兼容,当然它们也没有被设计过这样的功能。其次,人体组织还没有进化到能够将这些材料良好地容纳在它们中间,而是将它们被视为"外来的""潜在的""有害的"。因此,生物材料和组织之间存在固有的不相容性,两者之间存在默认的隔阂。比这更严重的是,人体已经进化到具有很容易识别异物(历史上以微生物的形式)的精密检测能力。同样重要的是,一旦发现这些外来物体,人体就有处理这些物体的精妙的免疫机制。因此,我们面对生物相容性应有积极的,而不是被动的态度。人体的这些机制是处理细菌和病毒的,但它们往往能够转向任何可能进入人体的合成材料或任何可能因生物材料的使用而产生的生物表达物。当我们设计与细菌和病毒具有一定相似性的生物材料时,设计尺寸和化学性质变得尤为重要,因此我们正在研究这些反应发生的机制并且必须设法避免它们。

许多合成材料在水环境中容易降解。身体组织是以水为基础的,并且是细胞和分子两种物质的集合,这些物质是活动和具有浸润性的,使得这些可降解材料的降解速率被这样的环境强有力地加剧。因此,只要医生将材料暴露给身体组织,浸润性的宿主与生物材料的相互作用机制就很容易获得。

当材料被放置在组织内时,响应情况会随着时间的推移而变化,这取决于材料的物理特性和生物稳定性,并且可能随着身体内的环境而改变。尤其是植入式器械,不断演变的响应通常被称为异物反应,但这是一个相当不精确的术语。显然,这种响应的性质将取决于材料行为和宿主组织行为的具体特征。我们必须牢记几个要点。

①时序:生物相容性机制不随时间呈线性进展。在许多情况下,宿主体内的一种响应

可能随时被自发地触发,其影响可以通过一种或多种机制有力地放大,在短时间内改变响应的整体性质。

②位置:植入物和宿主之间相互作用的后果可能局限于植入物的附近,在植入部分产生异物反应,也可能是远离植入部位的影响整个身体的反应(系统反应)或远离植入物的影响某个特定部位的反应,例如最终存储腐蚀或降解产物的器官。局部异物反应在植入医疗器械领域非常重要。任何生物材料都可能发生系统反应,随着分子或纳米级生物材料被引入药物和基因输送或成像造影剂,其中产品本身具有高度移动性并且通常通过注射而非外科手术递送,因此具有更大的意义。

③控制因素:虽然生物相容性明显受材料、装置或制剂性质的控制,但它也受到很多其他因素的明显影响。生物相容性现象因患者个体差异以及将生物材料植入患者体内的技术而异。

因此,生物相容性是一系列个体现象,它们结合起来产生整体宿主反应。由于可能影响这些个体现象及其相关机制的变量太多,所以宿主响应的无限可能性就毫不奇怪了。生物材料最初的定义强烈地提醒人们,生物材料必须执行功能,并且只有当它们引起与它们接触的组织或组织成分的响应时才能达到这个目的,至少是有了相容性的这个条件,才能更好地实现这个功能。正如最初设想的那样,有必要专门针对这些功能定义生物相容性,而且这还是一个更深刻的总体性概念。

从一些已充分证实的情况可以清楚地看出,有充分的临床证据表明,材料的生物相容性的主要内容是:不论所期望的功能如何,材料都应该不对宿主造成伤害。长期可植入医疗装置对这一要求更为明显,并且可能会提出以下定义或范例:

长期可植入医疗装置的生物相容性是指装置能以期望的结合程度在宿主中实现其预期功能,并且不引起该宿主的任何不希望的局部或全身作用。

我们稍后会注意到,这种定义并没有说明也没有暗示这种不良影响必须由化学组分引起。如上所述,这是一个重要的问题,因为许多生物安全性测试程序是来自生物材料的提取物或可浸出物对生物组分特别是细胞的影响设计的。整个方法的前提是生物安全完全取决于易萃取组分的化学性质,许多生物材料显然不是这种情况。

上述定义表明,我们可能希望考虑具有总体概念下的生物相容性,但又要随着不同的环境而变化。生物材料肯定不会造成任何伤害的法律规定很可能会让植入设备的接受者安心,令他们相信这种装置的使用寿命比他们生命体的寿命更长。但是对于其他在先进医疗技术领域的利益相关者来说,这可能并不足够,在安全这一必需前提下,特殊功能生物材料的使用通常宜早而不宜晚。如前所述,如果我们以组织工程支架为例,使用惰性材料,具有非特异性或不适当细胞活性的材料是没有意义的。在这里,我们建议一个更合适的生物相容性范例:

> 用于组织工程支架产品或基质的生物相容性是指支持适当的细胞活性(包括促进分子和力学信号传导系统)的基质的能力,以便优化组织再生,而不引起任何不希望的局部或系统性的反应。

因此生物相容性的统一概念,根据定义,生物材料对于宿主来说是外来的,不管它是外科植入装置,用于再生医学目的的构建物、药物或基因递送实体,还是用于辅助诊断或成像的媒介物。无论所需的功能或目的如何,该装置或构造物及其构造材料都不应对患者或宿主产生任何临床上的显著不利影响,而且该材料应该在宿主中产生可预期和可证明的有益效果,无论是刺激干细胞中的特定分化,还是在维持细胞表型中起积极协助作用。因此重新定义生物相容性如下:

> 生物相容性是指生物材料能在医学治疗方面执行其预期功能,而不引起该治疗接受者或受益者产生任何不希望出现的局部或全身作用,同时能在该特定情况下产生最有益的细胞或组织反应并优化该疗法的临床相关表现。

以往我们对生物相容性机制的理解受到了限制,关注的焦点长期以来一直都是植入装置。目前,超过50年的临床经验已经确定,在绝大多数情况下,用于与人体组织长期持续接触的医疗装置的生物相容性的唯一要求是该物质不应对这些组织通过化学和生物惰性实现。很少有人尝试将生物活性物质引入生物材料在临床上成功应用。直到现在,生物材料的研究焦点已转向组织工程、复杂细胞、药物和基因传递系统,甚至还有生物技术的应用。因此对生物材料和组织成分之间的特定和直接的相互作用机理的研究变得十分必要,这种生物相容性概念提出的同时出现了新范例。人们相信,一旦认识到这种变化,我们对生物相容性机制的理解就会得到显著改善,评估这些机制的能力也将得到显著的提高。

　　4)一种新的生物相容性概念和测试规范的框架

　　上述部分已经讨论了生物相容性中不断发展的概念和定义,以及一些可能影响我们评估生物相容性和生物安全性的方式。现在已经到了确定更加麻烦的概念和建议的关键点,以便能更好地了解这样的概念和定义,并用于开发更有效的评估方法。

　　•不同的临床结果,但统一的生物相容性机制

　　人们难以理解生物相容性的核心以及如何评估它都是源于上述错误概念,即生物相容性是材料的性质。这并非如上述强调的那样,我们可以将材料描述为生物相容性材料,这个想法根本是错误的。尽管业内每个人都知道生物相容性/生物安全性应该在预期应用的背景下进行评估,但实际上都是根据一系列行业标准对材料进行体外和体内测试,如果它满足测试要求,则认为它是生物安全的。一旦获得这样的结果,那么通常认证会认为该材料在广泛应用中也是安全的,而且通常会被错误地标记为FDA批准的生物材料或有CE认证的生物材料,其具有通用性和适用性的含义,而不是用于特定装置或特定应用环境的实用材料。

　　从实际的角度来看,我们绝不应该假定任何一种临床应用都与另一种临床应用相同,并且没有一套简单的体外和体内测试可以证明在一系列这样的应用中的安全与实用。没有一种体外细胞毒性测试可以与用于留置导管、机械心脏瓣膜、耳蜗植入物和用于皮肤组织工程的异基因支架材料同等相关;没有任何一种材料在这些或者类似的应用中被认为是"同等生物相容的"。使用相同的标准来满足不同类型的医疗产品的某些标准(通常从生物学角度来看是任意的)似乎也是不合逻辑的。

　　因此,生物相容性测试应该针对预期的应用,而不是生物材料类别或任何确定的生物事件。因此,D.威廉姆斯建议对行业内采取简单的体外和体内测试结果的过程进行彻底改变,并使用这些测试来确定材料是否适用于不同的和广泛的临床应用,我们期望并且确实需要这些材料来获得不同的临床结果。

　　矛盾的是,我们应该在不同情况下使用不同的生物材料来获得不同的临床结果这一事实,并不意味着我们有完全不同的和彼此无关的机制来控制每种情况下生物材料和组织之间的相互作用。相反,我们应该期望有一套共同的机制,所有生物相容性现象都基于这些机制发生。正如我在别处详细论证和解释的那样,有可能确定控制所有事件(从纳米

颗粒毒性到血栓形成、骨溶解和骨内膜增生)的基本机制。作者将这些事件归类为生物相容性途径模式。每条途径都有一个或多个生物标记,这最终应该使我们有更好的方法来确定,甚至预测这些生物相容性现象。

5)生物相容性的新概念

生物材料的生物相容性的经典概念,尤其是用于可植入装置的生物材料的经典概念涉及由炎症和纤维化阶段组成的宿主反应的发展,并且在推定的理想情况下,形成具有最小厚度和活性的包绕形成纤维囊的材料。我们假设任何引起偏离该发展过程的介质都是可浸出组分,那么我们对生物相容性和生物安全性的评估必须涉及这些组分的检测以及它们可能干扰生物过程的方式。

这些假设已不被接受,原因有几个:首先,目前使用的大多数生物材料不是通过手术植入到身体上的,因此,以修复伤口的过程为基础的生物相容性概念不再相关。其次,不能再假定生物相容性现象中的生物事件是由可浸出或可提取组分的化学性质控制的。确实,所有生物事件都涉及化学信号传递过程,但这并不意味着它们是化学驱动的。这里应该提到两个强大的、非化学驱动的过程:第一个是受机械力控制的力转导效应,第二个是受生物材料表面大分子吸附的热力学控制的生物物理效应。最后,我们必须认识到,与生理环境中的生物材料有关的生物事件是依赖于尺度的,并且在宏观、微观和纳米尺度上,其机制可能并不总是同样适用的。我们必须接受生物相容性的新概念,并将其作为评估程序的基础。

• 体外试验的问题

前述已经提到了标准的体外试验的困难在于提取物的萃取过程。确实,对于许多传统的可植入装置及其组成材料来说,低分子量物质例如金属离子、陶瓷降解的单体和离子化产物可能从材料表面释放,且有可能参与生物体反应。同样,许多商用生物材料可能也含有会被释放的添加剂或杂质,具有类似的后果。在这种情况下,在适当的实验系统内确定这种潜在可能的程度是明智的。这可能涉及细胞毒性、基因毒性和其他测试。但是这样的测试有很大的局限性,无论是行业还是监管方面,许多读者都会意识到,这种测试的结果可能是不确定的或模棱两可的。不符合要求的材料可能会被再次测试并符合标准,或可能使用不同的实验结果使之符合标准。人们可能很确定地认为,植入式医疗设备的许多失败案例是由从生物相容性中衍生出的设备/材料组合的缺陷引起的,且这些组合是生物相容性实验成功后得到了监管部门批准的。此外,提取或可浸出测试可能对个别材料有一定的适用性,但对于其他材料,尤其是纳米尺度的材料,可能不太合适或者确实非常不适合。

•体内试验的问题

关于生物相容性评估的体外和体内试验的相对优点,我们进行了广泛的讨论,对于这样的问题没有简单的答案。尽管人们普遍认为体外试验可以提供关于个体生物过程的更准确数据,但体内试验更能预测临床使用。在体内试验中,真正重要的问题出现在动物模型中,即在物种、品系、性别、年龄、解剖部位和其他因素方面的选择。绝大多数试验是在动物身上进行的,如兔子、狗、小牛、猪、绵羊,灵长类动物的使用数量极少。所有物种都有试验困难的问题,包括小型哺乳动物缺乏与人的相关性,以及使用非人类灵长类动物进行试验的成本和伦理/法律层面问题。试验可以在大鼠身上进行,显示是否具有致癌性或生殖毒性,甚至两者同时产生,然后通过起作用的机制来判断是否会在人体中产生相同的作用。另一方面,在猪、山羊和绵羊中可能会看到,类似的试验程序和类似的材料却有不同的试验结果。一些大型动物的试验结果并不能预测其在人体中的表现。随着我们转向再生医学的研究,人们越来越清楚,细胞的功能随着性别和年龄的变化而有很大的不同。有一件事非常明确,那就是许多体内测试试验对人类的表现没有预测性,我们只能假设它们没有科学或临床意义。

6)结论和未来趋势

这篇文章阐述了我们在理解生物相容性概念时所面临的大量问题,以及我们评估生物材料生物安全的方法,最好在临床使用之前进行评估。D.威廉姆斯展示了我们应该采取的行动方向,但显然在这个阶段没有全部的答案。然而,有必要强调,当作者在2011年底撰写这篇文章时,我们面临公众对许多医疗设备明显缺乏安全的强烈抗议。这包括金属髋关节置换术,用于治疗盆腔器官脱垂的网状物,乳房植入物和许多其他物品。我们不得不承认,即使对于多年来使用的那些类型的装置我们也没有正确的测试程序,更不用说我们刚刚开始开发和使用的新装置和新程序了。很明显,组织工程尚未出现能够使常规临床应用成功的程序,这是因为我们未能理解支架和模板生物相容性的关键特征。我们应该想起十年前使用病毒载体进行基因治疗的临床试验时出现的大规模安全问题,这使得我们急于用非病毒载体进行实验。我们应该敏锐地意识到必须对纳米级材料的医疗用途的巨大前景与不确定性进行权衡。

因此,D.威廉姆斯建议对我们评估生物材料生物安全的方式以及我们在监管过程中使用测试程序结果的方式进行彻底的反思。测试必须更多地面向特定的临床应用。我们不能对组织工程支架和模板进行经典的细胞毒性测试，并且假设结果将对组织再生过程提供信息。我们不能对量子点(quantum dot)进行简单的体外研究，并用其结果来确定其在诊断过程中的安全。

此外，生物相容性学术研究与生物安全监管测试之间应该有更密切的关系。在这个阶段，前者的结果根本不能代表后者的结果。除非他们能证明可靠和可重复的临床意义，否则应该放弃大多数简单的体外试验。我们应该重新检查所执行的体内测试。目前大多数测试程序是定性，且在统计上是没有根据的。如前所述，许多试验无法预测材料在人体内的表现，许多试验根本没有科学有效性。

这里应该强调两个非常重要的观点。首先，如果要取得重大进展，就必须认识到这是一个长期过程，也必须接受新技术。生物材料科学已经在使用高通量技术进行聚合物设计和细胞-材料相互作用的研究。还有人试图使用基因组技术，尤其是基因表达谱来研究细胞对材料的反应。这些技术的使用必须加强和加速。未来的目标必须是：全面了解生物相容性途径和使用计算模型来预测新生物材料在这些途径中的表现。

其次，生物材料行业应该对患者群体开放更多的风险和风险效益分析，应该让患者意识到没有安全和有效的绝对保证，并且应该告知患者真实的临床因素，这些因素可以像设备本身一样控制成功或失败。这样做的结果是，性能和安全的后续分析得到更多的关注。医疗监管机构有器械上市后的监督系统，并且有一些植入器械的登记系统，但目前这些系统没有足够的信息并以前瞻性的方式做出很大的改变。关于成本和患者保密性的争论已经存在了很长一段时间，如果我们要创造一个更安全的市场地位，就必须更加有力地解决这个问题。

2 生物相容性的反思

确实,生物材料的研究获得了蓬勃发展的机遇,也遇到了前所未有的挑战。在机遇与挑战面前,也形成了一些共识,例如,所有生物事件都涉及化学信号传递过程,但这并不意味着它们是化学驱动的。这里应该强调的是,D.威廉姆斯就生物相容性给出了新的强调的内容,即必须在特定应用环境中定义生物相容性。这一点非常重要,因为它意味着对于给定的材料,不同应用情况的生物相容性特征不同。因此,生物相容性不是生物材料的性质,而是材料和组织系统的一个特征。这样定义的必然结果是,没有生物相容性材料这样的说法,生物相容性材料是许多生物材料开发失败的主要因素。然而,大多数生物材料科学家仍然没有意识到这一事实。

于是,生物相容性作为材料与体内组织系统的一个特征(可以理解为相互作用关系),应在如下3个方面得到强调:

第一,受载荷力控制的力转导效应;

第二,受生物材料表面大分子吸附的热力学控制的生物物理效应;

第三,与生理环境中的生物材料有关的生物事件是依赖于尺度的,而且在宏观、微观和纳米尺度上,其机制可能并不总是相同的(可能是不同的机制在引导)。

由此看来,回顾与反思生物相容性的概念十分重要,生物相容性的问题是必须要解决的重要而基本的问题。很明显地,这需要深入地讨论生物相容性的内涵或本质,才可能找到解决生物相容性问题的途径,才有可能按照这种途径去设计并制造出满足生物相容性要求的材料。经过长期深入讨论后我们认为,解决生物相容性问题的唯一途径是基于对人体组织器官形成规律的认识,特别是其功能行使和信息传递规律,这就涵盖了上面强调的3个方面的内容,当然这还需要进一步地深入研究。只有如此,才有可能仿制出与人体构造特别近似的生物材料,由这样的生物材料制备的医疗器械或装置就更容易被人体所接受。由此可以认为,生物材料的研究与制造进入了仿生的新阶段,更智能仿生的时期已经开始。

仿生的基本内容是认识生物系统在生长(形态发生)与组织器官成形过程中的协同运动规律。对此,有必要重新认识生物相容性。就生物的核心内容而言,人们需要重新定义生物材料,抓住其本质,即生物材料是生物体和谐运动的体系,核心在于运动的和谐。要理解这一点,需要进行一些尝试。在以往的教学中经过反复试讲和讨论,确定了生物材料的仿生学应当是回归大自然规律形成的构造原理,用这样的原理来深化生物材料学的内容,所以就确定了本《生物材料学》这个书名。换言之,自然演生规律与构造原理是生物材料科学与工程的出发点,也是其归属点。那么,生物相容性自然地更换成植入体与宿主之间的和谐运动,也就是,生物材料的设计目的在于与宿主组织/器官之间的协同运动。这是一个生物材料设计与应用的运动观念。这一点十分重要,它强调了运动的和谐,与现行的生物材料学的观念完全不同,可以称之为"生物和谐性",或者"生物协同性"。鉴于以往大多数生物材料科学家都不够重视材料与组织之间的相互作用关系,建议用"生物和谐性"(bioharmony)替代"生物相容性"(biocompatibility)是必要的,至少可以避免与旧观念混淆。

如图0.1可知,生物体系内的细胞-材料处于和谐运动之中,涉及诸多因素,包括:物理性质,特别是与力学相关的一些性质,如对称性、运动性、聚集性、几何构造等;生物学性质,如激素、生长因子、细胞因子、代谢因素等;还有一些化学性质,如蛋白质连接特性、糖等,总之可以称为细胞-材料的环境(由于很微观,常称为微环境)。显然,这是很复杂的。那么其中是否有规律可循?若有,找到这些规律,就可找到调控的方法,于是就能够设计出满足与生物体和谐运动的生物材料。

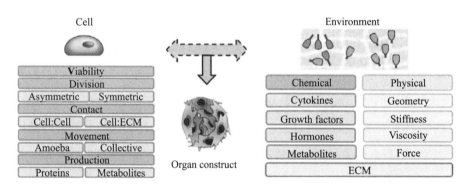

图0.1　器官形成要素

这些在我们学科组的研究中早有涉及,或许认识的系统性更强(见后述),其中的关键是各种要素之间还必须存在相互协同的运动。这可能是生物和谐的核心内容,值得深入分析。可能地,需要从体内形成组织和器官的生物材料的种种特性入手来展开讨论,目标是植入体满足"生物和谐性"。因此,将生物材料的"生物相容性"变更为生物材料的"生物和谐性"是有道理的。

更重要的是,在2000年,意大利学者萨法托雷·山托尼(Salvatorre Santoli)在《天文学杂志》上发表论文质疑从纳米生物学原理讨论宇宙生命与智能,摘要如下:

一门新生的生物科学叫作纳米生物学(Nanobiology),正在处理外星生命和智能的存在可能性问题,以及宇宙中生物系统分布问题,这些问题确实属于理论生物学的理想王国。这类科学的核心和未解决的点正在试图通过尚属难以确定的纳米尺度经典的和量子的相互作用关系的知识与控制来进行再研究,这些方式据说能够提供一些无论是信息学上的还是能力学上的机制方面的肯定答案,解决这些恼火的问题就可把生物系统推进科学领域:"生命状态"是一个物理学上决定的概念吗?纳米动力学或是精细力学参与了生命的起源吗?什么是智能(intelligence)、意识(consciousness)以及纳米物理学的起因?什么是生命和智能可工程化的特性呢?为何现行的人工智能程序(artificial intelligence program)还只是隐喻(metaphor)? 什么是生物智能? 自组装已在热力学和流体力学水平做过研究,显示出有化学(氨基酸)进化的可能性——这或许是彗星(comet)和(或)陨石起源的可能性,虽然以此上升至时空自组织(organization)、自生成(autopoiesis)和生命进化,但不能阐述生命的起源。地球上的化学单一性解答陷入两难境地,因为按照生物纳米混沌学上的不确定动力学、量子重力和量子真空上的前瞻性的可预期评估的确如此,但无论是生命状态还是智能,看上去都是非定域的、时空联系在一起的宇宙现象。

这就意味着人们应该从新的视角来看待生命和起源问题,这也是本书的另一个基本原理——从宇宙演生、生成这个视角来讨论生物材料的设计途径。

2000年以来,人们在量子水平的研究取得了很大的进展,量子隧穿和量子传态(量子纠缠)试验确证了现代量子力学的正确性。因此,有理由采用量子力学的先进成果来讨论生物材料学涉及的问题了。

于是,生物材料学的研究不仅仅是生物材料本身,因为人体本身是由生物高分子(或无机离子聚集)有序聚集和细胞在物理-化学环境中协同构建起来的和谐体系。要研究这个体系,就需要解决认识问题的途径和方法,从而理解生物材料,进一步设计制造出满足生理需求的生物材料,达到组织工程、再生医学的要求。

这就是要求有志于生物材料学研究、进行生物材料制造技术及其制品或医疗器械研发的人去了解人体的自然规律,也就是说,需要了解大自然的客观规律,以及这些规律如何影响人体的形成、其中的材料是如何构造的、其原理是什么等内容。因为植入材料需要生物相容性良好,只有符合其形成的规律才可能满足生物相容性(生物和谐性)的要求。

仿生的目的在于模拟生物体内的材料形成及其特性的呈现和功能的发挥,这就需要更加深入地剖析生物体自身的材料,更加深入地理解其构造与其呈现出来的特性和功能。如此,找到相关的真实规律之后,就可以从事后续的设计与制造研究,达到所设计的植入体与植入部位相协调的目的。

3 本书的基本内容

基于从自然演生出的人体/生物体的组织器官发生与成形过程的规律以及调控机制出发,通过对一些实例的剖析和提炼,以期获得对人体生物材料更深刻的认识与理解。

对人体生物材料研究现状(以自身经历为例)予以剖析,其主要内容与世界生物材料探索的历程相似,包括4个部分。

第一部分　人体生物材料研究现状剖析

这一部分包括:

① 生物材料化学观,从组织/器官构建的成分入手的研究行为。

②生物材料物理观,从组织/器官构建的特性(主要是力学特性)入手的研究行为。

③生物材料生物观,从组织/器官所含细胞的行为特性(包括免疫响应、细胞增殖与分化等方面)入手的研究行为。

④生物材料的力生物学观,表面上是化学—物理—生物整合的观念,在逻辑上可以达到整合设计生物材料的目的,但迄今并没有取得具有实际意义的设计方法。

这一部分回顾了生物材料设计与使用的历程,问题是究竟该如何设计生物材料呢?答案是:回归到人体组织/器官形成过程中构建的、在生命过程中发挥作用的自然规律上来设计、构造生物构件材料。

第二部分　大自然的演生规律

⑤大自然的演生规律探讨。

⑥大自然演生模型。

⑦演生和谐的特征——双旋运动。

⑧大自然的演生规律。

⑨大自然的演化机制。

第三部分　大自然演生的人体组织/器官特征

⑩人体生物材料的分子特征(以胶原及细胞外基质为例)。

⑪心脏的螺旋构造。

⑫骨组织及其基于骨生理学仿生组织再生策略。

第四部分　生物相容性的真谛——生物和谐性

⑬生物相容性的概念。

⑭生物相容性。

第五部分　生物材料的设计

⑮生物材料的设计原则。

⑯螺旋式运动规律的生物材料设计原则。

⑰序贯式演化规律的生物材料设计原则。

⑱系统式互动规律的生物材料设计原则。

植入人体的生物材料研制需要研究生物的、物理的、化学的各种要素在生物体内如何内化成和谐的体系。这是植入体生物材料的研究前沿，在某种程度上提出了一些重要的课题，其重点在于哪些要素、如何整合设计可以达到生物材料生物内化和谐的目的。为了解决这些课题，先要清楚哪些是重要要素，再去考察这些重要要素的整合。所以这一章先从化学观、物理观出发和生物观出发研究生物材料的现状、予以新认识并剖析重要的要素。毫无疑问地，其切入点是细胞感知的重要信息是哪些。

在这一部分中，主要进行生物材料探索的自我剖析，从而讨论生物材料学中的种种观念，包括生物材料的化学观、物理观和生物观。希望从这些观念的探索中，获得有益于生物材料学的规则与可借鉴之处。

生物材料学的研究历史并不长，但是用天然产物修复人体的历史却很长，这是替代医学的一种。最为著名的例子可能是沙皇俄国的贵族因车祸把颅盖骨摔破了，当时医生给他换上了狗的颅盖骨，这个贵族就被救活了，这是1682年的事情。如果去查中医学应用生物材料的历史，可知人类利用异体移植的历史可能更为久远。可见，异体移植的医学方法在有些病例上是可行的，但是在有些病例上就遇到了问题：异种排异反应——生物不和谐的响应，而且异种移植物的内植入体的排异反应强烈。在医学上认为，异种排异反应是一种人体自我保护，目的是防止病毒等抗原物质的入侵。显然地，这是病毒等抗原物质的组织/器官与人体的组织/器官的不和谐运动。这个问题现在可以纳入生物相容性问题来讨论。

既然,"生物相容性不是生物材料的性质,而是材料和组织系统的一个特征",那么,这个特征的内涵是什么? 那些在应用中的医疗器械带来的不良作用肯定与此生物相容性内涵不清楚有关。这恰巧是本书想要解决的基本问题。下面按照生物材料的化学观、物理观和生物观来逐步展开讨论。

1 生物材料的化学观

生物体内的组织或者器官一般是由蛋白质之类的高分子材料构成的,这是生物材料一词的一种理解,是生物材料的化学观,即生物材料是一些化学成分(或称化合物)的组合,有时也称作有机组合。但是,这个"机"却没有完全诠释。所谓"机",即机巧,即组合调控规律。显然这个规律的进一步诠释,就是人体演生(通常是发育)过程中的种种规律,也就应该是与大自然的客观规律和谐共生的规律。只有当人们掌握了这个规律之后,才有可能研制出符合人体需求的植入材料,否则只能是带有盲从性的试验和研究。

在长期的探索基础上的剖析能够获得一些切实的体会。首先,天然的生物材料在异种之间具有不相容性,即有排异因素存在;其次,美国麻省理工学院(MIT)罗伯特·朗格(Robert Langer)的研究认为,天然产物在组成上难以控制,需要合成产物,因其能够标准化生产。因此,我们尝试的第一个生物材料是全生物可降解的高分子材料——聚乳酸。

1.1 聚乳酸修复椎板骨缺损

聚乳酸的主链与蛋白质中的丙氨酸非常相似,即 $\left[O-CH-C\right]$（其中带有 CH_3 和 O 取代基）可当作肽链中的"N"换成了"O"。研究过程中除了提高分子量(花费了近10年时间)之外,还要制备出要修复的骨材料,有许多困难需要克服。据美国1964年的BP报告显示,美国在1964年就已经成功地将聚乳酸高分子材料应用于人体骨损伤的修复。依此信息,我们开始与第三军医大学(现称"陆军军医大学")大坪医院骨科(赵建华医生)合作,展开了以高分子材料聚乳酸作为植入材料的研究,进行椎板骨缺损修复,效果如图1.1所示。

聚乳酸修复椎板骨缺损取得了圆满成功。当时椎板骨缺损被认为是一种"医源性灾难",因为打开椎板骨植入修复材料时,隔离骨髓腔的硬脊膜变脆,没有承载能力,所以脊髓腔受到压迫,如图1.1(a)所示,不能再次实施手术打开,否则整个骨髓腔就会因为硬脊膜破碎而被完全污染,无法挽回。用聚乳酸材料修复的效果是非常令人满意的,我们在此基础上进一步完成了一项"国家863课题"。

由此,可以体会到,按照生物材料的化学观念研究与制造植入材料和植入器件是非常有用的。这是最初的想法。于是设想,只要合成分子的化学结构类似于人体分子结构——一种化学仿生的观念,似乎就可以满足生物相容性了,按照国家标准进行评价和细胞水平的研究也确实能够满足要求。这是令人鼓舞的信息。

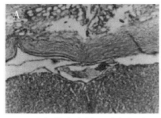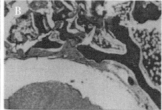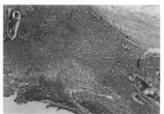

(a)明胶海绵组与对照组　　　　(b)MPLA组(3个月)　　　　(c)MPLA组(6个月)

图1.1　改性聚乳酸(MPLA)修复兔椎板骨缺损

图中,(a)为无修复材料或以明胶海绵为修复材料的阳性对照组,其全程处于椎板骨缺损而导致的骨髓腔压迫状态,无法恢复正常功能。(b)为3个月的聚乳酸修复组,材料持续降解,骨质开始形成,骨髓腔保持完好。(c)为6个月的聚乳酸修复组,材料仅存零星碎片,骨骼基本修复,骨髓腔保持完好。

但是,聚乳酸材料植入生物体的第一生物反应就是在材料周围形成一层包膜,当时认为这对实验中的椎板骨修复是有利的,可以保障骨髓腔的畅通。然而仔细分析可知,这仍然是一种排异反应,其目的是将聚乳酸这个外来物包裹起来,再进行降解并代谢排至体外。这值得进一步研究与探讨。

经过一番研究,既有成功的喜悦,也遇到了许多新的问题:在生物材料的边界,体内组织先分泌的是纤维瘢痕组织的基底,并围绕材料形成膜状的包裹。

在文献中也有这种记载,实验观察到材料边缘形成包膜,这些包膜是纤维膜。图1.2和图1.3是在相同的合成纤维上培养成骨细胞20 d后的电子显微镜照片(Hilborn, 2007),这可证明包裹的纤维膜存在。

根据以上研究结果我们可能会问:细胞是感知到了什么样的信息而产生出这种纤维性质的包膜的呢? 是化学(材料的组成)信息吗? 应该不是,因为乳酸也是人体内的分子之一,其链段结构和侧基都是生物体内原本就有的。是力学(材料的性质)信息吗? 这是有可能的,因为植入材料的力学性质与其周围的宿主组织的力学性质有一定差别。还有

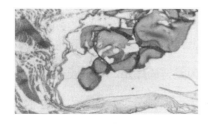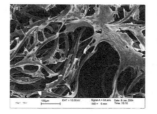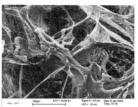

图1.2　细胞在材料边界的响应

术后2周,聚(D,L-乳酸)(PDL-LA)材料外周为纤维结缔组织包裹,内有纤维结缔组织填充 (HE ×40)。

图1.3　材料包覆物的谜题

此图来自文献(Hilborn ,2007)

就是,聚乳酸材料具有较强的疏水性,与其周围组织的亲水性有较大的区别,随着聚乳酸的降解,逐渐释放出乳酸和聚乳酸链的亲水末端,使得材料的亲水性快速增强,导致了初期的酸性水肿现象。倘若把亲疏水性理解成一种力的相互作用,那么植入材料与其周围组织的力学性质匹配就应该是关于生物材料生物相容性的基本问题。这是有必要讨论并深刻认识的关键内容之一,也是生物材料需要讨论的生物观念问题。

1.2 生物材料的改性研究

在生物材料的化学观念下,与医用生物材料研究者们一样,本研究组也展开了聚乳酸的改性工作,主要原因是聚乳酸的侧基仅有甲基,与蛋白质的多种侧基不一样,可否通过改性来制备性能更好的生物材料呢? 答案是肯定的。

设计聚乳酸材料和改性聚乳酸材料就可以进行比较研究。实验的生物材料中 PDLLA 为聚(D,L-乳酸),即侧链只有甲基(—CH$_3$)、DPLA 为 PDLLA 的侧链上先引入马来酸酐再引入乙二胺的改性产物,即 DPLA 侧链上有甲基(—CH$_3$)、羧基(—COOH)和氨基(—NH$_2$)、BPLA 为 PDLLA 侧链上先引入马来酸酐再引入 RGDS 四肽(Arg-Gly-Asp-Ser:精氨酸-甘氨酸-天冬氨酸-丝氨酸)的改性产物,即 BPLA 侧链上带有甲基(—CH$_3$)、羧基(—COOH)、氨基(—NH$_2$)和羟基(—OH)。化学上认为这些基团有不同的特性,对细胞有不同的影响。这些都将在相关实验中得到反映。

采用体外细胞培养法来评价聚(D,L-乳酸)基仿生材料的生物相容性。已知不同组织来源的细胞对生物材料的敏感性是有差异的,因此材料生物相容性的评价会因细胞种类的不同而有所差异,同时不同生物材料的生物相容性也显示不同的特性。聚乳酸在人工合成骨基质材料方面广泛应用,本实验室一直从事骨组织工程领域的生物材料研究,而且着眼于考察聚乳酸和仿生(改性)聚乳酸材料对成骨细胞生理学行为的影响。研究中的细胞为成骨细胞(osteoblast,OB)。成骨细胞作为骨组织工程中用于骨修复和骨重建的种子细胞,是骨形成过程中最重要的功能细胞,它不仅分泌骨基质参与成骨,同时也参与破骨细胞骨吸收功能的调节,因此在骨代谢过程中起着极为重要的作用。当把成骨细胞和基质材料在体外联合培养时,成骨细胞能够在材料上黏附生长,并分泌其特有的细胞外基质,如碱性磷酸酶(alkaline phosphatase,ALP)、无机钙质和骨钙素等。因此,通过研究成骨细胞在材料表面的附着、生长以及分化等情况可间接反映材料的生物相容性。

将大鼠成骨细胞与聚乳酸和仿生聚乳酸材料进行联合培养,利用倒置相差显微镜和扫描电镜观察细胞的形态和生长情况;利用MTT法测定细胞的增殖情况以评价材料的生物安全性;通过测定成骨细胞在基质材料表面的黏附力、铺展面积、ALP活力以及无机钙质的分泌情况以评价材料对细胞生物功能性的影响。

1.2.1　细胞对基底材料的黏附力

用微管测量细胞与基底之间黏附力的原理是利用吸吮负压产生的牵引力与黏附力之间的平衡关系,当牵引力等于黏附力时,细胞与基底相分离。细胞与基底之间的黏附力根据式(1.1)计算:

$$F = \Delta P \times \pi \times (R_\mathrm{p})^2 \times \cos \theta \qquad (1.1)$$

式中,ΔP为细胞与基底表面分离时的临界负压,θ为微管与水平面之间的夹角,R_p为微管半径,根据实验条件,取$\theta = 15°$,则$\cos \theta \approx 0.996$,通过实验测得$R_\mathrm{p}$和$\Delta P$,即可根据公式计算出细胞与基底之间的黏附力。

将PDLLA、DPLA和BPLA膜用剪刀裁剪成直径2 cm的圆形薄膜,在无菌室内用75%乙醇浸泡30 min,超净台上凉干,紫外灯照射30 min,然后放入内径2 cm的自制玻璃小腔中(在载玻片上粘一段约20 mm×20 mm×20 mm的塑料针筒,用小刀从上到下切一段,形成90°的断裂带,其下方留1 mm的距离),用培养液预湿后按1×10^3 cells/cm²的密度接种细胞。获得的结果见表1.1和图1.4。

表1.1　成骨细胞在不同基质材料表面的黏附力大小*

培养时间/h	黏附力/ (10^{-10} N)		
	PDLLA	DPLA	BPLA
0.5	184.81±15.24	364.86±16.27	577.07±19.50
4	303.36±17.54	484.08±17.76	795.91±19.29

* 均为统计数据,均值±标准偏差($n=10$,各组同期$P<0.01$)。

表中数据是成骨细胞在不同基质材料表面培养0.5 h和4 h后临界黏附力的测量结果。实验结果表明,在3种基质材料表面,培养4 h后的成骨细胞黏附力显著大于培养0.5 h后的黏附力($P < 0.01$);而在相同的培养时间内(0.5 h或4 h),成骨细胞在DPLA材料表面的黏附力显著大于其在对照组PDLLA材料表面的黏附力($P<0.01$),随着黏附肽RGDS的引入,成骨细胞在BPLA材料表面的黏附力进一步增加,与DPLA材料相比有显著性差异($P<0.01$)。

1.2.2　细胞在生物材料上的铺展

利用图像处理系统可以勾画出黏附细胞的轮廓并计算出细胞的投影面积。成骨细胞

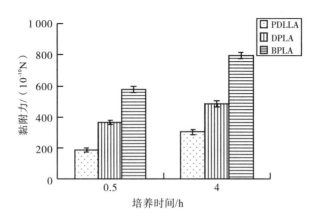

图1.4　成骨细胞在不同基质材料表面的黏附力大小

在不同基质材料表面培养0.5 h和4 h后的铺展面积见表1.2和图1.5。结果显示,随培养时间和基质材料表面性质的不同,细胞的铺展面积会相应地改变。在3种基质材料表面,培养4 h后的细胞铺展面积显著大于培养0.5 h后的铺展面积($P<0.01$),至少可以说明细胞在各组材料表面生长状况良好,能发挥其生理功能;而在相同的培养时间内,成骨细胞在BPLA材料表面的铺展面积显著大于其在DPLA表面的铺展面积($P<0.01$),在DPLA材料表面的铺展面积又显著大于其在PDLLA表面的铺展面积($P<0.01$),这提示黏附肽RGDS的引入对成骨细胞在基质材料表面的铺展有明显的促进作用,它能加速细胞对材料界面的适应性,使细胞更为迅速地附着、黏附并铺展良好,从而更有利于其生理功能的发挥。

表1.2　成骨细胞在不同基质材料表面的铺展面积*

培养时间/h	铺展面积 /μm²		
	PDLLA	DPLA	BPLA
0.5	120.39±7.56	307.03±12.84	472.76±13.12
4	401.04±14.10	511.48±17.10	597.27±27.69

*均为统计数据,均值±标准偏差($n=10$,各组同期$P<0.01$)。

1.2.3　细胞在材料上的增殖

用MTT法(四唑盐比色法)测定细胞在材料上的增殖能力,是Mosmann于1983年建立的,后经改良不断完善,因其敏感性高、重复性好、操作简便、经济、快速、易自动化、无放射性污染,已成为一种细胞生物学及相关研究领域分析细胞活性、增殖及毒性作用等的常用方法。MTT商品名为噻唑蓝,化学名为3-(4,5-二甲基-2-噻唑)-2,5-二苯基溴化四氮唑噻唑蓝,是一种黄色唑氮盐。它是线粒体脱氢酶的作用底物,经活细胞内线粒体脱氢酶的消化

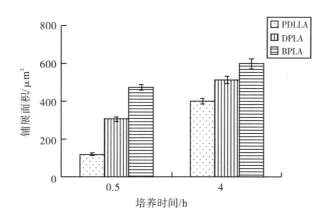

图1.5 成骨细胞在不同基质材料表面的铺展面积

作用,被还原成不溶于水的蓝紫色甲䐶结晶,并沉淀于细胞中,而死细胞没有这种功能。二甲基亚砜(DMSO)能够溶解沉积在细胞中的甲䐶,溶液颜色的深浅与所含的甲䐶量成正比,在560~610 nm中有一个较宽的最大吸收峰,可用分光光度计测定光密度OD值,来反映细胞的增殖能力和生长情况。OD值的大小与活细胞数之间有良好的线性关系。MTT法用96孔培养板培养细胞的测定效果较理想。将PDLLA,DPLA和BPLA膜按上述方法预处理,然后在玻璃培养皿中以2×10⁴ cells/cm²的密度接种细胞。

培养皿中细胞分别于接种后2,4,6,8 d用MTT法来测定细胞在材料上的增殖能力(结果见表1.3)。每次取PDLLA组、DPLA组、BPLA组以及空白对照组的玻璃培养皿各3个,弃原培养液,PBS冲洗两次,加MTT溶液100 μL,无血清培养液500 μL,置于37 ℃恒温培养箱中培养4 h后,加DMSO 500 μL,振荡15 min使结晶物溶解。吸取该溶解液至96孔板中,每孔200 μL,在Model 550酶标仪上读取吸光度值,检测波长570 nm。根据吸光度值计算出细胞平均增殖速率。

表1.3 不同基质材料表面MTT试验的吸光度值*

样品	吸光度值				
	0 d	2 d	4 d	6 d	8 d
PDLLA	0.216±0.006	0.263±0.007	0.369±0.011	0.624±0.019	0.699±0.023
DPLA	0.216±0.006	0.347±0.023	0.527±0.064	0.794±0.005	0.849±0.022
BPLA	0.216±0.006	0.452±0.004	0.631±0.017	0.973±0.026	1.049±0.008

*均为统计数据,均值±标准偏差($n=3$,各组同期$P<0.01$)。

MTT法也可以用来测定成骨细胞在不同基质材料表面的增殖活力。结果(表1.4)表明,随着培养时间的延长,各组细胞数量均有所增加。对各组实验结果进行单因素方差分析,各组间同期都有显著性差异($P<0.01$),表明成骨细胞的增殖活力因培养基质材料的不同而不同。具体来说,接种后第2天,成骨细胞在3种基质材料表面的增殖活力依次为:BPLA组>DPLA组>PDLLA组,说明黏附肽RGDS的引入能够提高成骨细胞的增殖能力;以后随着培养时间的延长,各组细胞在第4—6天的生长速度较快,其中BPLA材料的增长速度更快些;培养到第8天,各组基质材料表面的细胞增殖活力差异已非常显著。

表1.4　成骨细胞在不同基质材料表面的增殖速率*

| 样品 | 增殖速率/% | | | | | | | | | |
	第0—2天	第2—4天	第4—6天	第6—8天	第0—4天	第2—6天	第4—8天	第0—6天	第2—8天	第0—8天
PDLLA	10.9	20.2	34.6	6.0	17.7	34.3	22.4	31.5	27.6	28.0
DPLA	30.3	25.9	25.3	3.5	36.0	32.2	15.3	44.6	24.1	36.6
BPLA	54.6	19.8	27.1	3.9	48.0	28.8	16.6	58.4	22.0	48.2

*增殖速率是指单位时间(d)内成骨细胞数量增加的百分数。

对表1.4的结果进行处理分析,就可以得到成骨细胞在不同基质材料表面的相对平均增殖速率,在这里先定义平均增殖效率,即:

$$平均增殖速率 = \frac{后一检测时间点OD值 - 前一检测时间点OD值}{前一检测时间点OD值 \times 间隔时间} \times 100\%$$

由此可以看出,在第0—2天的培养时间内,BPLA材料表面的成骨细胞增殖速率最快(54.6%),DPLA次之(30.3%),而PDLLA材料表面的增殖速率最慢(10.9%);以后随培养时间的延长,BPLA和DPLA材料表面的细胞增殖速率总体呈下降趋势,而PDLLA表面的增殖速率明显加快,一直持续到培养的第6天;而在第6—8天的培养时间内,3组材料表面的细胞增殖速率都显著降低。总体而言,在第0—8天的培养时间内,成骨细胞在3组材料表面的平均增殖速率大小依次为:BPLA组(48.2%)> DPLA组(36.6%)>PDLLA组(28.0%),这也充分说明黏附肽RGDS的引入能显著提高成骨细胞的增殖能力。

从上述结果可以看出,BPLA材料的促细胞增殖活力主要体现在细胞接种后的前2天时间内,而在以后的培养时间中,细胞在BPLA材料表面的增殖速率没有其在PDLLA表面的强,结合前面细胞黏附和铺展方面的实验结果,说明细胞在BPLA表面的适应期短,接种后不久即开始分裂增殖,而PDLLA表面在细胞接种初期,由于对材料界面的不适应性,大部分细胞仍处于G_0期(休眠期),没有进行分裂增殖;以后随培养时间的延长,PDLLA表面的细胞通过自身的调节机制逐渐适应外界环境,因而大部分G_0期细胞转化为周期中细胞,开始分裂增殖,而BPLA表面增殖能力下降的原因可能与细胞增殖引起的接触抑制有关;另外,细胞培养6 d后3组材料表面的细胞增殖速率都显著降低,除与细胞密度过大导致的接触抑制密切相关外,此时一部分细胞已离开细胞周期,转变为分化细胞,执行其生物学功能,分泌细胞外基质,这一点可从后续细胞分化和矿化能力的测定结果中进一步得到验证。

1.2.4 细胞在生物材料上的分化

成骨细胞的分化一般采用ALP的测定方法来确定。ALP是在碱性条件下水解多种磷酸酯并具有转磷酸基作用的一组酶,包括由不同结构基因编码的小肠ALP、胎盘ALP、生殖细胞ALP和非特异性ALP 4种同工酶。骨型ALP在人体中的生理功能主要是在成骨过程中水解磷酸酯,为羟基磷灰石的沉积提供必需的磷酸,同时水解焦磷酸盐,解除它对骨盐形成的抑制作用,有利于成骨过程。对于体外培养的成骨细胞,可用钙钴法和偶氮偶联法进行定性染色,酶组织化学法进行酶活力定量测定。将PDLLA、DPLA和BPLA膜按上述方法预处理,然后在玻璃培养皿中以$2×10^4$ cells/cm²的密度接种细胞。结果(表1.5)表明,与各组基质材料复合培养的成骨细胞其增殖和生长不受影响,并且BPLA组对细胞的生长有显著的促进作用。仅检测材料对细胞增殖的影响,不能充分说明材料对细胞功能有无影响。ALP被认为是成骨细胞的标志性酶,该酶在成骨细胞分化过程中,越是分化成熟其表达量越高,可以作为成骨细胞分化成熟和功能表达的指标。随培养时间延长,成骨细胞在各组材料上的ALP活性都有所增加,单因素方差分析显示各组间同期都有显著性差异($P<0.01$)。接种后第4天,BPLA组成骨细胞的ALP活性要高于其他材料组,但各组的细胞内ALP活性都不是很高,其主要原因可能是此时材料表面的细胞数量不多,细胞密度较小,所有细胞正处于增殖期,ALP活动尚不活跃,因而表达量相对较小;当细胞培养到第10天时,基质材料表面成骨细胞的数量增多,密度增大,大部分细胞进入分化期和功能成熟期,因而各组材料表面ALP出现明显的高表达,其中BPLA组的表达量最高,DPLA组次之,PDLLA组最低。

**表1.5 成骨细胞在不同基质材料表面的碱性磷酸酶活性*

样品	ALP活性/$(IU \cdot L^{-1})$			
	0 d	4 d	7 d	10 d
PDLLA	35.62±1.51	41.13±1.16	54.23±2.24	65.37±0.88
DPLA	35.62±1.51	45.68±2.30	59.76±1.26	79.31±2.41
BPLA	35.62±1.51	49.83±2.73	68.24±1.15	89.67±0.88

*均为统计数据,均值±标准偏差($n=3$,各组同期$P<0.01$)。

对实验结果进行分析处理,就可以得到成骨细胞在不同基质材料表面的ALP平均表达速率(按下式计算)。

$$ALP平均表达速率 = \frac{后一检测时间点ALP活性 - 前一检测时间点ALP活性}{前一检测时间点ALP活性 \times 间隔时间} \times 100\%$$

结果(表1.6)显示,在第0—4天的培养时间内,BPLA表面的ALP表达速率较高(10.0%),PDLLA和DPLA表面的相对较低(分别为3.9%和7.1%),说明BPLA组的细胞代谢旺盛,体外培养4 d时即有部分细胞由增殖期转变为分化期,开始表达ALP;在第4—7天的培养时间内,各组材料表面的ALP表达速率都明显加快,尤以BPLA组的最快(12.3%),说明此时大部分细胞进入分化期和功能成熟期,ALP出现明显的高表达;在第7—10天的培养时间内,BPLA组和DPLA组的ALP表达速率仍维持在较高水平(>10%),而PDLLA组的表达速率显著下降(6.8%),这可能与PDLLA材料水解引起的培养液pH值下降有关。总体来说,在第0—10天的培养时间内,成骨细胞在3组材料表面的ALP平均表达速率大小依次为BPLA组(15.2%)> DPLA组(12.3%)>PDLLA组(8.4%),这也充分说明黏附肽RGDS的引入能显著改善成骨细胞的分化能力。

表1.6　成骨细胞在不同基质材料表面的碱性磷酸酶表达速率*

样品	ALP表达速率/%					
	第0—4天	第4—7天	第7—10天	第0—7天	第4—10天	第0—10天
PDLLA	3.9	10.6	6.8	7.5	9.8	8.4
DPLA	7.1	10.3	10.9	9.7	12.3	12.3
BPLA	10.0	12.3	10.5	13.1	13.3	15.2

*ALP表达速率是指单位时间内ALP活性增加的百分数。

1.2.5　细胞在生物材料上的矿化

成骨细胞的矿化即是蛋白质被钙化,所以通过测定其钙含量来表征成骨细胞的矿化能力。骨的矿化是由有机质中的磷酸盐和可溶性无机钙离子在碱性磷酸酶作用下沉积在胶原纤维丝上完成的,成骨细胞胞外无机钙质的分泌量可以反映成骨细胞的成骨能力。采用比色法可以定量测定成骨细胞周围沉积的无机钙质,实验中先用HCl将无机钙质溶解,再通过一种可显色的钙结合剂结合钙离子,颜色的深浅与钙离子的含量呈一定的线性关系。将PDLLA、DPLA和BPLA膜按上述方法预处理,然后在玻璃培养皿中以2×10^4 cells/cm^{2}的密度接种细胞。根据相应的钙标准溶液和空白溶液的吸收值可计算出待测液中的钙含量。

$$C_{sample}=\Delta A_{sample}/\Delta A_{standard}\times C_{standard}$$

其中,

$$\Delta A_{sample}=A_{sample}-A_{blank}, \Delta A_{standard}= A_{standard}-A_{blank}$$

成骨细胞在种植材料表面的成骨能力大小与其矿化能力密切相关,研究体外培养成骨细胞与生物材料作用条件下矿化能力的变化,对于了解材料的生物相容性至关重要。

表1.7和表1.8的结果显示,随培养时间的延长,各组细胞中无机钙质的分泌量均有所增加,表明成骨细胞能够发挥正常的生理功能,分泌细胞外基质。具体来说,细胞培养4 d时,3组材料表面的胞外钙分泌量都比较小,表达速率也比较低,组间差别不明显;培养7 d后,BPLA组的胞外钙质分泌量显著高于DPLA组($P<0.01$),DPLA组的胞外钙质分泌量又显著高于PDLLA组($P<0.01$),相应的各组材料表面的胞外钙分泌速率也明显加快,其大小顺序为BPLA组(9.8%)>DPLA组(8.5%)>PDLLA组(2.9%);继续培养到第10天时,组间差异变得更明显(各组间$P<0.01$),自始至终BPLA组中胞外无机钙质分泌量和其分泌速率都高于其他两组,这些结果表明本研究合成的BPLA材料能够增强成骨细胞体外培养时的矿化能力。

表1.7 成骨细胞在不同基质材料表面的胞外钙质分泌量*

样品	胞外钙含量/$(mg\cdot L^{-1})$			
	0 d	4 d	7 d	10 d
PDLLA	0.645±0.012 8	0.691±0.023 4	0.751±0.021 3	0.910±0.031 4
DPLA	0.645±0.012 8	0.706±0.011 5	0.886±0.015 1	0.988±0.021 3
BPLA	0.645±0.012 8	0.776±0.019 2	1.004±0.007 9	1.254±0.013 2

*均为统计数据,均值±标准偏差(n=3,各组同期$P < 0.01$)。

表1.8 成骨细胞在不同基质材料表面的胞外钙质分泌速率

样品	胞外钙分泌速率/%					
	第0—4天	第4—7天	第7—10天	第0—7天	第4—10天	第0—10天
PDLLA	1.8	2.9	7.1	2.3	5.3	4.1
DPLA	2.4	8.5	3.8	5.3	6.7	5.3
BPLA	5.1	9.8	8.3	8.0	10.3	9.4

一般地,材料生物相容性的评价方法主要包括体外细胞培养法和体内埋植法。其中,体内埋植法由于受多种体内环境因素的影响,不能准确反映生物材料与组织细胞的相容性。近年来迫于现代社会动物保护和减少动物试验的压力,国内外常采用体外细胞培

养法来评价组织工程材料的生物相容性。体外细胞培养法可以直接观察细胞与生物材料复合生长的情况,可从细胞水平、分子水平探讨材料与细胞之间的相互作用关系,便于了解细胞与材料相互作用的生物学反应,有助于组织工程支架材料的筛选,因而较前者更为敏感、客观;而且,用该方法来检测材料对细胞的亲和作用,具有易于控制实验条件、细胞来源广、简便易行、重复性好且对材料的毒性更敏感等优点。在评价生物材料对细胞的影响方面,体外细胞培养法较体内种植更敏感。体外细胞培养法日益受到人们的广泛重视,是近年来研究生物材料相容性的主要方法。以往对材料生物相容性的评价往往着眼于细胞的形态与数量,通过细胞形态的改变和数量的增减来判断材料的生物相容性。近几年来,研究材料对细胞黏附、铺展、迁移、增殖以及代谢方面的影响的报道日趋增多,并提出生物材料在与细胞、组织接触过程中要有利于细胞生长的一系列生理、生化功能的要求。基于以上考虑,本研究选用体外细胞培养法来综合评价聚(D,L-乳酸)基仿生材料的生物相容性。

除此以外,国内外有些学者近来还提出并确定了对生物材料进行分子水平生物相容性研究的设想,认为对生物材料的生物相容性的研究与评价,不仅要从整体水平去观察材料对机体各系统的影响以及从细胞水平去观察材料对细胞数量、形态及分化的影响,而且更要深入到分子水平去观察生物材料对细胞 DNA、RNA、细胞调控及细胞外基质相关基因表达水平等方面的影响。从整体、细胞和分子生物学这3个水平全方位地评价生物材料的生物相容性,以确保生物材料安全应用于机体组织。本实验室目前也正在开展这方面的一些研究工作,在此不赘述。

细胞与生物材料表面间的相互作用通过调控免疫反应和与周围组织的连接强度决定植入材料的命运,其影响因素主要有表面自由能、表面蛋白质吸附能力、表面亲/疏水性质、表面荷电性能、表面拓扑结构以及表面生物活性等,这些因素既相互独立又相互协同,构成了生物材料表面对细胞作用的复杂性。

任何材料都具有一定的表面形貌。生物材料的表面形貌包括非人为的无规形貌和具有规则几何形状的表面形貌。对于无规形貌,一般认为粗糙的表面更有利于细胞的黏附。而对规则几何形状表面上细胞行为的考察,大部分研究集中在具有"沟槽-脊"(groove-ridge)的表面。细胞在具有沟槽的表面会顺着沟槽的方向进行取向、伸展、排列和迁移。当沟槽的宽度远大于细胞的尺寸时,细胞的取向不明显;当沟槽的宽度减小至细胞大小或更小时,细胞的取向开始明显。关于材料表面形貌影响细胞行为的机理,普遍认为这与黏着斑的形成及其所介导的信号传递有关。当细胞膜表面与材料表面之间形成黏着斑时,材料的表面形貌在细胞骨架中产生的应力或应变信号被细胞内的某些受体所感应,使得这些受体被激活,进一步引起细胞骨架的重组。这一机理被称为接触引导效应(contact guidance)。本实验没有具体考察材料的表面形貌,但它们影响细胞功能的作用则与此一致。

材料的表面除了形貌之外,表面能对生物相容性也有重要影响。低表面能材料与活体组织之间大部分处于分离状态,表面黏附的细胞呈球形或近球形,黏附作用极弱;而高表面能材料的表面则可被活体细胞完全覆盖,并呈现出扁平、拉长的形态,黏附作用很强。因此,高的表面能更有利于细胞的黏附、铺展和增殖。例如,研究3T3成纤细胞在具有不同表面能的金属和聚合物表面的黏附、增殖和细胞外基质的分泌情况,发现细胞的黏附率和黏附力都随材料表面能的增加而增加,在表面能比较高的金属材料表面,细胞的黏附力大约为在聚合物材料表面时的5倍,细胞在聚合物表面的增殖率也比在金属表面少一半。本实验的结果(黏附力的测定)同样反映出类似的结论。

在生理液体中含有大量可溶性蛋白质,它们以动态平衡的方式在生物材料表面形成蛋白吸附层。被吸附的蛋白质中大部分为白蛋白,这种蛋白质并不能促进细胞的黏附;而其中含量较少的细胞外基质(ECM)蛋白,包括层连蛋白、纤连蛋白和玻连蛋白等是可调节细胞接触和铺展的蛋白质。这些蛋白质中,特定的寡肽区域(细胞键合区域)与配体的作用相似,可特异性识别并与细胞表面整联蛋白受体键合。本实验中改性材料改善了细胞的黏附,可能与此有关。

生物材料表面的电荷分布和荷电量、亲/疏水性质也是影响和调节蛋白质吸附的重要因素,因而与生物相容性有着密切的联系。例如在细胞培养中采用带有正电荷的多聚赖氨酸涂层材料表面以促进细胞黏附已是一种常用的方法。另有研究表明带有氨基正电荷的表面有利于细胞的黏附和铺展。大部分的研究结果表明具有适度亲水性的表面最有利于细胞的黏附和铺展,而亲水性太强或疏水性太强的表面均不利于细胞的黏附和铺展。对这种现象的解释,大都涉及材料表面所吸附的黏附蛋白数量及其构象。亲水性很强的表面不利于蛋白质的吸附,从而不利于细胞的黏附。而对于疏水性很强的表面,一方面,非黏附蛋白(如白蛋白)在材料表面的吸附阻碍了黏附蛋白的吸附;另一方面,吸附在高度疏水材料表面的黏附蛋白,其分子链的天然构象遭到破坏,致使蛋白质分子链中与细胞膜表面整合素相结合的活性位点(RGD)无法完全暴露,不利于细胞的黏附。因此,只有当材料表面具有适度亲/疏水性能时,才能使黏附蛋白既可以吸附于材料表面,又保持了分子链的天然构象,使RGD位点较多的暴露在外面,进而促进细胞的黏附和生长。

细胞识别功能是生物体的自我保护,也是产生移植排斥的根本原因。当生物材料植入体内时,细胞积极探寻并识别植入材料为自体还是异体,如果细胞发现植入材料为异体材料时,马上发出信号,调动免疫系统的巨噬细胞、嗜中性粒细胞等对异物进行攻击,从而导致炎症反应。自然界中各种细胞大都以蛋白质作为其分子识别介质。由于细胞识别基于整联蛋白受体与ECM中配体的相互识别和作用,因此生物材料表面具有整联蛋白认同的配体,如纤连蛋白、胶原、玻连蛋白以及RGD等多肽序列,是细胞识别并接受生物材料为"自体"ECM的关键。

具体到本次实验,结果表明DPLA材料具有比PDLLA材料更好的生物相容性,其中的主要原因是DPLA材料中含有丰富的氨基和羧基,这些基团通过调节材料表面的亲/疏水性质和表面荷电性能而影响和调节材料表面的蛋白质吸附能力,进而促进细胞的黏附和生长;而BPLA材料又具有比DPLA材料更好的生物相容性,除了上述原因以外,材料表面的生物活性起了决定性作用。由于这一部分内容正是本研究的关键所在,因此下面将作重点阐述。

从细胞和分子水平看,细胞与生物材料的相互作用可用细胞膜与材料表面结合位点间的相互作用来描述,细胞膜受体与材料表面配体的结合方式主要有配位结合、疏水性结合、静电结合、氢键结合等。在生理环境中,贴壁细胞与植入材料的相互作用实际上是细胞膜表面受体与生物材料表面配体间的分子间相互识别,产生生物特异性与非特异性相互作用。因此,深入理解生物材料与细胞间的相互作用并进行仿生修饰是临床应用材料设计的关键。

细胞和ECM间粘连不仅使其保持形态,还起着细胞间信息传送和功能调节的重要作用。细胞表面和基质表面分子间特异性相互作用,调节细胞黏附、增殖、分化和凋亡,维持细胞生长和凋亡的动态平衡。正如前文所述,细胞和基质的黏附很大程度上由吸附的血清蛋白层决定,血清中200种以上的蛋白质经过竞争吸附过程后形成吸附层,其中有少量的蛋白质(如层连蛋白、纤连蛋白以及玻连蛋白等)有助于细胞黏附,但是吸附层中不促进细胞黏附作用的蛋白质(如白蛋白)却占多数,因此消除非特异性吸附非常重要。当生物体系统对植入材料的非特异性吸附作用被完全抑制,同时又具备细胞识别的相应位点,就会被细胞认为是自体,从而实现材料和细胞的融合作用,积极诱导组织再生。从仿生的角度出发,组织工程支架可视为人工ECM,仿生修饰旨在抑制非特异性相互作用,引入特异性相互作用位点,使人工ECM在体内生理环境中发挥其功能。

组织工程中将生物活性多肽引入生物材料制成受体专门性材料是材料仿生修饰的主要研究内容。其中,黏附三肽RGD是许多ECM蛋白中的最小识别序列,该多肽是跨膜蛋白整合素的特异性配体,它与整合素的受体结合机制是介导细胞与基底之间黏附的主要因素。已有研究表明,细胞在RGD改性聚合物表面的黏附有两个特性:①具有时间依赖性。这就要求在细胞接种后的1~4 h以内就进行黏附力测试,否则一旦细胞开始增殖,就会对研究结果产生干扰,出现假阳性。②具有剂量依赖性。自从人们知道RGD肽能促进细胞在材料表面的黏附以来,便产生了一个问题:到底多大浓度的RGD肽不但能促进细胞在材料表面的黏附,而且能促进细胞铺展和黏着斑的形成? 围绕这一问题,人们展开了不同的争论。例如,1 fmol/cm² 的RGD肽即可有效促进细胞在材料表面的黏附,10 fmol/cm²的RGD肽则可有效促进黏着斑和应力纤维的形成。而12 pmol/cm²的RGD肽能有效促进细胞在材料表面的黏附,66 pmol/cm²的RGD肽才可有效促进黏着斑和应力纤维的形成。由于他们选用的是不同的基质材料,因此这些研究结果说明,细胞在材料表明的黏附和铺展是一个很复杂的过程,这一过程不但与黏附肽的浓度有关,而且与材料本身的亲/疏水性密切相关。

在RGD等生物活性多肽参与的仿生材料设计过程中,除了要考虑活性肽对细胞的黏附作用外,细胞的其他生物学行为也应考虑在内,这是因为高的活性肽浓度不但可以促进细胞在仿生材料表面的黏附,同时也会抑制细胞的迁移和增殖。当RGD肽在聚苯乙烯表面的浓度约为1.33 pmol/cm²时,成纤维细胞的增殖活性最高,说明这是RGD肽促进细胞增殖的一个最佳浓度。以聚乙二醇为基材来研究活性肽密度与平滑肌细胞生物学行为之间的关系,结果表明,2.8~7 μmol/mL的多肽密度能促进细胞的黏附和铺展,并且对细胞的迁移、增殖以及ECM的形成没有抑制作用。在上述实验的BPLA材料中,RGDS肽的平均含量是5.12 μmol/g,相当于512 fmol/cm²,这一浓度与文献报道的处于同一水平,这正是该仿生材料在能显著促进细胞黏附和铺展的同时,又能显著促进细胞迁移、增殖以及ECM表达的关键原因所在。

细胞与材料的相互作用是组织工程研究的主要领域,其中细胞与材料的黏附和铺展属于细胞/材料相互作用的第一阶段,这一阶段的效果将直接影响细胞在材料上的迁移、增殖和分化。影响细胞黏附的因素很多,从生物学角度讲,细胞与材料接触时间、细胞代谢状态、细胞表面电荷等可影响细胞在材料表面的黏附;从材料观点分析,细胞在材料表面的黏附又受到材料表面物化性质、材料表面修饰、材料表面几何性质以及表面特化结构等的影响。目前的研究表明,细胞在亲水性材料表面更易于黏附和铺展。然而,聚乳酸是典型的疏水性生物医用材料,当在其分子骨架中引入—COOH、—NH$_2$和—OH等反应性基团时,这些基团能与H$_2$O形成氢键而束缚水分子,从而改善材料表面的亲/疏水性质,这就是DPLA材料比PDLLA材料更能促进细胞黏附和铺展的主要原因。至于BPLA材料,由于其中的黏附肽RGDS能被跨膜蛋白整合素家族蛋白中的许多成员所识别并形成受体与配体的特异性结合体,在生物材料表面自发形成一分子层,为与受体介导的细胞反应提供识别位点,进而促进细胞的黏附和铺展,因此具有更好的细胞相容性。综合上述细胞黏附和铺展方面的研究结果就会发现,黏附肽RGDS的引入能显著改善成骨细胞对材料界面的适应性,使细胞在更短的时间内与材料界面黏附并铺展良好,从而为后续细胞的增殖、分化以及其他生理功能的发挥奠定了基础。

细胞增殖是细胞与材料界面作用初期的一系列生物学行为之一。对于贴壁依赖型细胞而言,增殖行为是介于细胞黏附铺展和功能分化两个生物学过程的中间纽带,由于其直接关系到细胞的成熟和功能分化,因此会给材料与机体结合的长期效果带来十分重要的影响。在许多研究中,成骨细胞在基质材料表面的增殖能力被当作其生物相容性高低的一项重要参数。采用多种肽类活性因子修饰生物材料表面时发现,能够促进细胞黏附的修饰方法往往也会促进细胞在材料表面的增殖。在研究由生物活性因子所修饰的植骨材料对成骨细胞的作用时也发现了类似的结果。本研究所采用的黏附肽RGDS整体仿生修饰,不仅能够很好地促进成骨细胞在材料表面的黏附和铺展,同时也能很好地促进细胞在其表面的增殖。这一结果与同类实验所得结论是一致的。另外,还有研究表明,整合素除具有黏附功能以外,还具有生长信息传导功能。因此,在本研究中,BPLA材料组促进成骨细胞在其表面增殖的原因可能不仅仅在于黏附肽RGD-整合素蛋白受体介导的促细胞黏附功能,很可能也与整合素蛋白本身的促生长信息传递功能有关。

通过本实验可以看出,在聚乳酸材料中整体引入黏附肽RGDS可以加速成骨细胞的分化和成熟,结合细胞黏附和增殖的实验结果,不难发现,RGDS的这种促分化作用可能与其促进成骨细胞黏附和增殖的作用有内在联系,因为黏附和增殖的加速不可避免地带来分化的提前。另外,RGDS的这种作用可能与其受体整合素蛋白的激活有关,曾用单克隆抗体cSAT阻碍鸡的整合蛋白复合物,结果表明鸡胚成肌细胞的正常分化被抑制,说明整合素家族受体及其配体的相互作用参与了机体细胞分化的调节。不论是什么原因所致,

RGDS的这种作用可能会对成骨细胞在骨基质材料表面的成骨带来积极效果。

所以,种子细胞与基质材料的相互作用是组织工程研究的一个重要领域。本研究从细胞形态观察、细胞黏附、铺展、增殖、分化以及矿化等几个方面着手,对大鼠成骨细胞与PDLLA、DPLA和BPLA 3种材料薄膜的细胞相容性进行了系统比较。

(1)与对照组PDLLA材料相比,成骨细胞在DPLA材料薄膜上具有更好的细胞相容性,这主要是因为随着马来酸酐和脂肪族二胺在聚乳酸骨架中的引入,DPLA材料中出现了丰富的氨基和羧基,这些基团通过调节材料表面的亲/疏水性质和表面荷电性能影响和调节材料表面的蛋白质吸附能力,进而促进细胞的黏附和生长;

(2)与DPLA材料和对照组PDLLA材料相比,成骨细胞在BPLA材料薄膜上具有更好的细胞相容性,除了上述原因外,由黏附肽RGD介导的细胞与基底之间的特异性相互作用起了决定性作用,因为RGD肽是跨膜蛋白整合素的特异性配体,它与整合素的受体结合机制是介导细胞与基底之间黏附的主要因素,当RGD与整合素发生特异性结合后,就可以在生物材料表面自发形成一分子层,为与受体介导的细胞反应提供识别位点,进而促进细胞的黏附和生长。

总之,从实验结果可以看出,细胞在生物材料上的黏附力与细胞铺展、增殖、分化乃至矿化(细胞活力的最终点)的发展趋势是一致的,即对于原代成骨细胞在生物材料上的活动而言,其趋势强弱均是BPLA组> DPLA组 > PDLLA组。显然,细胞在生物材料上表现出的黏附行为(黏附力的大小)与细胞的后续行为(铺展、增殖、分化、矿化)有着密切的关联。由此可以认为,细胞的生物材料黏附力影响着细胞的后续行为。

从细胞在生物材料上的黏附行为看,材料的化学基团有重要影响,这种影响是物理作用,还是化学作用,还需要进一步讨论。

1.3 生物材料化学观的剖析

除了上述生物材料聚乳酸的合成与改性研究之外,本实验室还进行了胶原变性产物明胶对聚乳酸的改性研究。在这些研究中,有许多是开创性的研究,例如聚乳酸的成骨性能良好,以及用明胶改性聚乳酸能使聚乳酸降解的酸性水肿现象得到极大的改善。然而,体内长期存在聚乳酸(PLLA)也可能出现一些相关的并发症。这就预示着按照现行标准得到的评价只能说明初期效果,特别是安全性和生物相容性的一些信息(只是适当的生物响应),而常被认为生物相容性特别好的聚乳酸[L-型乳酸的聚合物(PLLA)],在植入2年以后,也可能出现并发症,表明在体内长期不降解的生物材料也会导致生物不和谐或不相容的现象。这就表示我们还没有了解生物相容性的真谛,仿生就需要深入理解生物相容性的本质意义。

为了回答这样一些问题,先来看一个化学观念失效的案例——麝香①的制造。

一般的生物材料的设计,首先考虑的是遵照化学原理来进行,这从一般的生物材料学的教材里可以看出。按照这种化学观念设计出的生物材料显然是可以预期的,甚至可以满足其力学性能的需要。至少人们已经形成了化学的表达习惯,这也是顺理成章的事情。然而,制备出的生物材料往往不是预期得到的。例如人们仿制麝香,但就不能得到真正的麝香制品。

大家知道,麝香是中药材,也是香料,是雄性麝的一种留香持久的分泌物,同时这种分泌物具有安神镇静的作用。麝及麝香如图1.6所示。

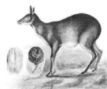 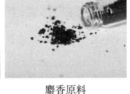

麝　　　　　　　　　麝香原料

图1.6　麝及麝香

麝香原料的化学成分较复杂,经分析有麝香酮、降麝香酮、麝香醇、麝香吡喃、麝香吡啶、羟基麝香吡啶-A、羟基麝香吡啶-B、3-甲基环十三酮、环十四烷酮等,以及胆甾-4-烯-3-酮、胆甾醇及其酯类、睾丸酮、雌乙醇、5α-雄烷-3,17-二酮等11种雄烷的衍生物。另外,麝香中还含有蛋白质约25%、氨基酸、分子量为1 000左右的肽类活性物质以及分子量为5 000~6 000的多肽,其醇溶物中含4种游离氨基酸,即精氨酸、脯氨酸、甘氨酸和丙氨酸。将其醇溶物用丙酮、甲醇和水提取,水解后的氨基酸分析表明:甲醇提取物中氨基酸含量最高,其中以天门冬氨酸、丝氨酸、胱氨酸等含量最高;丙酮提取物中谷氨酸、缬氨酸、组氨酸和甘氨酸较高。此外,麝香中还含钾、钠、钙、镁、铝、铅、氯、硫酸盐、磷酸盐、碳酸铵以及尿囊素、尿素、纤维素等。麝香中的麝香酮为其重要的有效成分,已经能够人工合成。

日本人在尼泊尔偏僻的地方设立了一个麝研究基地,在这里他们用复合出的麝香料作为诱饵,试图引诱母麝,却没有成功。很显然,简单的分子复合并不能显示出原有麝香的生理需求。可以认为这是没能满足麝的生物相容性,即原有分子之间的相互作用关系

---

① 　注:本书涉及的动物均为人工养殖动物,非野生动物。

被破坏,所以就算已知所有的成分,却还是制备不出如同天然麝香那样的产品。

由此可以认为,生物材料不能只用化学成分进行简单的复合或混合方法来制造。显然麝香是具有时序的,这些分子是按照这个时序来组装形成的。换言之,关于天然生物材料的认识肯定不单是其化学成分,还有这些成分的时空构造,只有这样才能够发挥其功能。那么,对其的仿生也就不是没有时序性的简单加合,而是需要遵循其时空序列的组装。对于植入体来说,这种物质的时空序列显得更加重要。不过,在生物材料学的教材和文献中,关于这方面的知识还十分欠缺,生物分泌表达的时空序列及其分子形成构造的过程还知之甚少。因此,人们制造出来的生物材料还没能达到这种需要,所以不能满足生物相容性的需要。

1.4　化学反应的本质

以下介绍我们还未发表的一项研究,这项研究对理解生物材料的化学过程,或许会有一些帮助。这项研究基于原子形成分子(或称化学反应)过程中结合能量的观念,其中亲合能为 A,解离能为 I,它们都基于电子的运动(化学反应的本质就是电子运动)。事实上,化学反应中这两种能量都参与了反应过程。

我们设定 A 和 I 呈共轭复数关系,即:

$$F = A + iI$$

成立。因为它们是共轭关系,所以满足共轭复数的黎曼–柯西规则,则有:

$$C = A^2 + (iI)^2$$

其中,C 为常数,则有:

$$C = A^2 - I^2 = (A + I)(A - I)$$

而利用密度泛函方法(一种量子化学计算方法)计算的结果表明:

$$\mu = 1/2(A + I)$$

而化学硬度

$$\eta = 1/2(A - I)$$

换言之

$$4C = \mu\eta$$

这就表明,A 和 I 共同参与了化学反应过程,在原子反应形成分子的整个过程中,A 和 I 都在共同作用。化学势是表征电子迁移能力的,而化学硬度具有抵御电子迁移的能力。

但是,实际结果是电子迁移与抵御电子迁移两种能力的某种平衡,即满足体系能量最低的基本要求。另外,化学已进入量子领域,采用量子规律来解释电子运动规律,只不过量子化学把量子力学的概率事件当作了"电子云",也就是化学键动电子状态。换言之,电子出现概率大的部分称作化学相互作用强的部分,叫作化学键。这就意味着把电子定格化。量子力学家们对此有不同的意见,甚至不承认"电子云"的存在。

但是,化学键已经成了人们认识物质的基本手段,而且用作图的方式表达简单明了,然而需要加强动态描述,才更有可能符合事实。至少这是体内生物材料自组装的一个前提条件。这是设计制造植入材料需要满足的基本条件之一。

我们的问题是,化学组成或者部分组成是否可以顺应体内生物材料固有的电子迁移规律,是否能够满足体内生物化学反应需要保持化学势和化学硬度的乘积为一个稳定的常态(常数)的要求。这显然是说化学或者电子迁移在自然中依旧会有一种"自调控"能力。人体组织的这种"自调控"能力是我们先前按照化学组成进行生物材料研发活动过程中忽视的一个重要方面,值得生物材料工作者深入探讨。当然,量子力学电子水平的规律需要满足什么样的条件,显然是十分重要的问题,值得深入探究。这既需要探讨人体材料的化学构造,又需要探讨这些构造中量子化的电子运行方式。

恰巧可能的是,化学中的化学势和化学硬度的自平衡调控,即电子迁移的自调控能力,才是生物把控的基本能力。这可能是从化学角度考究生物材料时所忽视的基本内容。这个深刻回顾还让我们发现,无论是化学势和化学硬度,还是电子亲合能和电子解离能,它们都在同时调控生物的化学系统。这一点对于认识大自然的规律而言是十分重要的。

另外,生物材料的表/界面上有复杂的生物响应特征,这也是需要我们深入思考的内容,其间一定潜藏着深刻的大自然规律,值得我们认知。

总之,从化学的观念看,植入材料的化学分子结构提供给细胞的是异物与非异物的信息,一般的人工材料,哪怕是天然材料处理后制成的植入材料,都会产生异物反应,植入后在材料的表面都会有不同程度的纤维化包膜形成。这种纤维化的包膜有可利用的一面,如上所述,PDLLA对保障骨髓腔的通畅起到了重要作用,其中可能还有力学的边界效应;也有不利的一面,严重的异物反应会延迟损伤处组织的形成。异物反应是体内免疫系统的正常反应,与免疫系统中的巨噬细胞(M1和M2)有密切关联,其机制与调控是生物材料研究的前沿之一,即免疫调制生物材料。

其次,生物材料的化学信息可提供化学和生物反应的位置信息,其构造(空间组合)会提供与物理和力学相关的信息,特别是化学基团及其空间组合提供的位置与反应的信息(如酶催化反应的诱导契合效应)。这也是十分重要的信息。

2 生物材料的物理观

生物材料在物理学方面涉及的内容包括声光电磁热力等,人们常把主要精力放在材料的力学性质以及材料上黏附细胞的力学环境方面。我们的研究也不例外,主要是材料的力学性质和细胞力学环境的相关探讨。

2.1 细胞的力学性质

探讨细胞的力学性质,是为了理解细胞与材料的相互作用关系,对生物材料的生物相容性的进一步理解有积极意义。

细胞对力学刺激响应的研究已经广泛展开,而且形成了一门新的交叉学科,即力学生物学(mechanobiology)。这门学科的前沿性领域涉及力学传递作用(mechanosensation)、力学转导作用(mechanotransduction)、力学调节作用(mechanoregulation)等,广泛地涉及细胞力学机制。而且在此基础之上,已经发展出了力学医学(mechanomedicine)这样的新兴学科概念。

本实验室也是展开开创性细胞生物力学研究的基地之一,以前以生物流变学的范畴予以报道的较多。以下研究结果尚未完全在文献中记载。

在组织平衡与疾病发生和发展过程中,细胞应对的生物力学应力范围涉及多尺度问题。要真实地理解驱动发育、组织修复和疾病发展的细胞与分子机制,必须考虑基质的力学及其力学转导机制。因此,处置疾病,要进行合适的3D基质力学检测,包括缺陷力学转导元件、常规组分力学,用以确切地预测其响应,以及根据相应的活性效应位点开发化合物去选择性地靶向力学转导通路的关键元件。细胞如何传感并响应组织力学的一些新的机制观念,还有待依托计算机模拟广泛研究,以开发复杂的细胞-细胞和细胞-材料(相互作用)模型,如开发3D模型去系统地检测各种基质力学特性、生物分子、基因改变等对细胞行为和寿命调控方式。这就表明基质材料在力学因素上的生命活动有足够的重要性。

研究细胞流变学,最简单的方法是微管吸吮实验。在我国,这种实验方法最先在我们实验室实现。实验装置如图2.1所示。

实验是用一根毛细玻璃管,通过施加吸力使细胞部分吸入微管而变形[图2.2(a)]。采用黏弹性模型(Kelven model),根据合理的近似可以计算出细胞的力学特征弹性 K_1、K_2 和黏性 μ 的特性值。

　　细胞的黏弹性常用的研究方法是微管吸吮法,使用的计算模型为标准线性黏弹性固体模型[图2.2(b)]。微管吸吮法是一个一个细胞测定的。其理论计算与分析可参见相关文献。

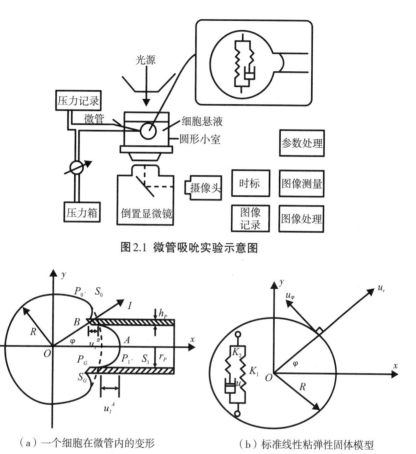

图2.1　微管吸吮实验示意图

（a）一个细胞在微管内的变形　　　　（b）标准线性粘弹性固体模型

图2.2　细胞力学性质测试(a)与计算(b)

　　采用连续介质力学的手段研究细胞的力学行为,通常把细胞看作均匀的连续体,Chien 等(1978)提出了用 Kelvin 模型。针对细胞如红细胞采用一个弹性元件K_1、一个K_2和黏性元件μ并联而成的模型来描述细胞的黏弹性特征。Schmid-Schonbein 等(1981)则用标准线性固体模型描述白细胞的黏弹性。后来 Dong 等(1988)提出了具有常张力皮质层的 Maxwell 液滴模型,都能较好地描述白细胞被动变形过程的特征。考虑到肝癌细胞在形态和结构上与白细胞没有明显差别,在悬浮介质中呈球形,保持被动态,膜表面高度皱缩,因此细胞变形时膜表面几乎不承受张力,故肝癌细胞与白细胞有相似的力学行为,考虑到计算方便,于是选用标准线性固体模型描述肝癌细胞的粘弹特征。

　　微管吸吮技术是一种较好的研究细胞力学特性的手段,最早由 Mitchison 和 Swann 提出,用于研究细胞吸入微管内的长度随吸压大小的变化。采用这种技术,Rand等将红细胞膨胀成球形,测量膜的弹性模量。Wang(1979)在红细胞的自然状态下测量红细胞膜的剪切弹性模量。随着科学技术的发展及相关技术的应用,到了20世纪70年代,微管吸吮技术逐渐发展成一种在单个细胞水平上研究细胞运动、变形、黏弹性特征以及细胞黏附的重要手段,它通过测量在一定负压作用下细胞的变形时间过程或细胞黏附的临界力值,用以阐明细胞的力学特性和细胞与细胞或基质间的相互作用。由于红细胞结构的简单性和变形过程的典型性,因此利用这种技术开始主要在红细胞的变形及理论模型方面做了大量工作。后来 Evans(1989)和 Yeung(1989)利用微管技术研究了白细胞的弹性及黏弹性行为,Sato 等(1987,1990)对血管内皮细胞的弹性及黏附性质进行了系统研究。

以下对多年来本实验室的数据进行重新处理,即将 K_1 和 K_2 依据标准线性黏弹性固体模型实测计算的弹性值以弹性参量作归一化处理,不同的是 K_1 与 K_2 是并行参量,K_2 与 μ 为串行参量。有 $K_1/(K_1+K_2) = K_{R1}$,$K_2/(K_1+K_2) = K_{R2}$ 和 $\mu/(K_1+K_2) = \mu_R$,显然 $K_{R1} + K_{R2} = 1$,而计算式 $\mu_R = \mu/(K_1+K_2)$,亦为时间量纲(s)参数。$\tau_\sigma = \mu(K_1+K_2)/K_1K_2$,$K_1$ 可以描述细胞膜的弹性,而 K_2 则描述的是细胞膜以内的物质的弹性特性。τ_σ 为时间(s)量纲参数,表示常应力作用下伸长(应变)的蠕变时间常数。依据标准线性黏弹性固体模型,μ_R 应是与蠕变时间相关的参量。经过这种处理,可以从实验数据中获得一些新的重要信息。下面逐一进行分析。

表2.1所示是各种细胞的黏弹性特性值。

表2.1　各种细胞的黏弹特性值

细　胞	K_{R1}	K_{R2}	μ_R	说　明
猪主动脉内皮细胞(AEC)	0.26	0.73	0.03	主动脉内皮细胞
人白细胞	0.27	0.72	0.12	—
鼠中性粒细胞(PMN)	0.37	0.63	0.20	中性粒细胞
胎肝细胞	0.72	0.27	0.05	—
脐静脉血管内皮细胞(HUVEC)	0.59	0.41	0.02	脐静脉血管内皮细胞
胆囊上皮细胞	0.81	0.19	0.06	—
人成骨细胞(OB)	0.70	0.30	0.08	成骨细胞
人白血病细胞(K562)	0.62	0.38	0.06	白血病细胞
鼠肝癌细胞(HTC)	0.45	0.55	0.01	肝癌细胞
人肝癌细胞(SMMC-7721)	0.71	0.29	0.03	肝癌细胞
人肺癌细胞(PAa)	0.75	0.25	0.10	肺癌细胞

从表2.1可以看出：

①K_{R1}和K_{R2}为无量纲的参数，二者之和在理论上等于1，即$K_{R1}+K_{R2}=1$。按照黄金分割数0.618（略为0.62）来考察细胞的话，细胞可以分为3类：

第一类是大于0.618的K_{R1}细胞，如胎肝细胞（0.72）、胆囊上皮细胞（0.81）、人成骨细胞（0.70）、人白血病细胞（0.62）、人肝癌细胞（0.71）、人肺癌细胞（0.75）。由此看来，除肝胆细胞外，病理细胞均处于K_{R1}的高指数范围。至于正常的肝胆细胞为什么处于高指数区，目前尚无确切的解释。

第二类是高于0.62的K_{R2}细胞，如猪主动脉内皮细胞（0.73）、人白细胞（0.72）、鼠中性粒细胞（0.63），这些都属于正常细胞。

第三类是介于0.38和0.62之间的细胞，如脐静脉血管内皮细胞（0.59）、鼠肝癌细胞（0.45），它们的K_{R1}和K_{R2}都不高，处于中间状态。它们有可能是正常细胞，也有可能是病理细胞。

②μ_R为一个时间量纲参数，而τ_σ也是时间量纲参数，这表明μ_R与τ_σ具有相同的属性——时间属性，表示常应力作用下伸长（应变）的蠕变时间常数。

③细胞周期的变化对鼠肝癌细胞的K_{R1}、K_{R2}、和μ_R特性值的影响不大（表2.2）。

表2.2　细胞周期和细胞活性对细胞黏弹特性的影响

细胞周期	K_{R1}	K_{R2}	μ_R	说　明
鼠HTC	0.45	0.55	0.01	肝癌细胞
G1	+0.09	−0.09	—	—
S	+0.04	−0.04	—	—

④给予药物，如果对细胞骨架有影响，则K_{R1}、K_{R2}和μ_R特性值的变化较大，如细胞松弛素、长春花碱、秋水仙素，它们都是能对细胞骨架产生影响的药物，而苦参碱、内毒素对细胞的K_{R1}、K_{R2}、和μ_R特性值的影响较小，如表2.3所示。

表2.3　药物对细胞黏弹性的影响

细胞	K_{R1}	K_{R2}	μ_R	说　明
K562	0.62	0.37	0.06	白血病细胞
苦参碱 0.1 mg/mL	+0.02	−0.01	+0.01	
1.0 mg/mL	+0.04	−0.03	+0.07	
人SMMC–7721	0.71	0.29	0.03	肝癌细胞
CD 0.25 mg/mL	+0.11	−0.11	+0.01	CD:细胞松弛素(比较胎肝细胞)
0.50 mg/mL	+0.09	−0.09	+0.01	

续表

细胞	K_{R1}	K_{R2}	μ_R	说 明
2.50 mg/mL	+0.09	−0.11	+0.03	
5.00 mg/mL	+0.10	−0.10	+0.11	
人 SMMC-7721	0.71	0.29	0.03	肝癌细胞
长春花碱 0.05 mg/L	+0.13	−0.13	+0.01	对胎肝细胞无影响
0.25 mg/L	+0.14	−0.14	—	—无变化
0.75 mg/L	+0.14	−0.14	—	
2.00 mg/L	+0.15	−0.15	−0.01	
人 SMMC-7721	0.71	0.29	0.03	肝癌细胞
秋水仙素 1.0 mg/L	+0.10	−0.10	+0.01	
15.0 mg/L	+0.11	−0.11	—	—无变化
30.0 mg/L	+0.10	−0.11	—	
60.0 mg/L	+0.08	−0.08	—	
PAa	0.75	0.25	0.10	肺癌细胞
长春新碱 0.10 μg/mL	+0.05	−0.05	−0.06	
0.20 μg/mL	+0.05	−0.05	−0.06	
0.50 μg/mL	+0.08	−0.08	−0.06	
1.00 μg/mL	+0.04	−0.04	−0.06	
2.00 μg/mL	+0.02	−0.02	−0.07	
胎肝细胞	0.72	0.27	0.05	
胶原 1.0 mg/mL	+0.02	+0.01	−0.02	
15.0 mg/mL	+0.01	—	−0.01	—无变化
30.0 mg/mL	+0.06	+0.05	−0.02	
60.0 mg/mL	+0.05	+0.04	−0.02	
人 SMMC-7721	0.71	0.29	0.03	肝癌细胞
胶原 1.0 mg/mL	+0.10	−0.10	−0.01	
15.0 mg/mL	+0.11	−0.11	—	—无变化
30.0 mg/mL	+0.10	−0.10	—	
60.0 mg/mL	+0.08	−0.08	—	
HUVEC	0.59	0.41	0.02	脐静脉血管内皮细胞
内毒素 0.3125 μg/mL	—	—	+0.01	—无变化
0.6250 mg/mL	−0.01	+0.01	+0.01	
1.2500 mg/mL	—	—	+0.01	
2.5000 mg/mL	−0.01	+0.01	+0.01	
5.0000 mg/mL	—	—	+0.02	
10.0000 mg/mL	−0.10	+0.09	+0.05	

⑤涂布基底,如用胶原涂布,对病理细胞的 K_{R1}、K_{R2} 和 μ_R 特性值的变化有较大的影

响,而对正常细胞的影响会小一些。

⑥对成骨细胞给予外载荷,其K_{R1}、K_{R2}、和μ_R特性值的变化与载荷的时间有关系,说明细胞在进行骨架调整,如表2.4所示。

表2.4　物理力学作用对细胞黏弹性的影响

细胞	K_{R1}	K_{R2}	μ_R	说明
OB	0.70	0.30	0.08	成骨细胞
拉伸$\mu\varepsilon$ 500　12 h	−0.01	+0.01	−0.03	h:小时
24 h	−0.06	+0.06	−0.03	
36 h	−0.04	+0.04	+0.03	
1000　12 h	−0.19	+0.19	−0.02	
24 h	−0.02	+0.02	−0.03	
36 h	−0.22	+0.22	−0.01	
1500　12 h	+0.04	−0.04	−0.01	
24 h	−0.02	+0.02	−0.03	
36 h	−0.01	+0.01	−0.04	
剪切 5 dynes/cm² 12 h	−0.02	+0.02	−0.04	

总之,空间参量K_1和K_2(弹性性质)经过归一化处理形成的K_{R1}和K_{R2}这种无量纲参数,可以度量细胞的特性,它们被转化成数字信息,那么细胞感受的是信息吗? 若是,那是什么样的信息和空间? 是空间信息吗? 粘性特征经过归一化为μ_R特性值后,表现为蠕变时间信息,而这个信息的一般变化都有十分显著的作用,有的变化也不大。看来,细胞的力学给出的既是空间信息,又是时间信息。它们一定有内在的谐变关系,可能需要从更深刻的理论基础上获得解释。

细胞的力学特性显示的是细胞的内在特性,可通过外载荷信息获取其内在信息。这已经是现代研究常采用的方法了。下面介绍张压整合模型(Tensegrity model)。

2.2　张压整合模型

张压整合模型采用了一种同时考虑拉伸与压缩的模型。就细胞而言,细胞载荷应当既承受着拉伸形成的张力,也承受着压缩形成的压力。这就需要对细胞的力学环境作出更加全面的考察。张压整合模型由美国哈佛大学医学院的 Donald E. Ingber 引入细胞力学的研究,试图重点考察细胞骨架对细胞载荷的承载情况。细胞骨架一般认为由肌动纤维蛋白、微管蛋白和微纤维蛋白组成,微管是承压的元件,纤维是受张的元件。

我们在这方面也做了一些尝试,主要是想探讨骨以及骨中的细胞承载载荷时的力学状况。先来看看整体骨的载荷受力状况分析。

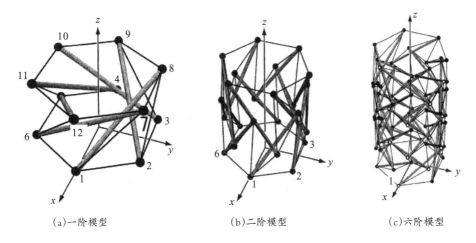

(a)一阶模型   (b)二阶模型   (c)六阶模型

图2.3　张压整合模型

图2.3所示的是Murakami和Nishimura给出的一种张压整合模型。这种模型是分阶层的,每阶带有6个受压杆,但都是右螺旋圆筒张拉整合性元件的结构模型。其中,粗线表示受压杆,细线表示张力索;受压杆与张力索的连接处为节点;水平张力索称为底张力索或顶张力索;其余张力索为垂直张力索。在同一高度的平面节点形成一个正六边形,底面正六边形沿z轴逆时针旋转120°会使顶面与底面正六边形在不同的高度再次重合,且同一受压杆的两个节点有相同的(x,y)坐标。以顶面六边形为不动基准,下面同一高度的节点形成的正六边形沿z轴呈逆时针旋转,这符合右手螺旋规则。用另外的张力索将两个一阶结构模型连接起来形成二阶结构模型,同样的方法,将n个一阶结构模型连接在一起形成n阶多重右螺旋圆筒结构模型,如图2.4所示。它们的形状即呈中空圆柱形,与骨类似,因此可以作为骨的张压整合模型来分析骨的受力情况。

在图2.4中,每一张力索都承受张力,要注意的是这些张力在整个结构内是连续的。由于张力索受到了连续的张力,所以受压杆都受到压力。张力索在张力的作用下有向内收缩的趋势,而受压杆则产生阻碍这种趋势的压力,使得整个结构能够保持平衡。右螺旋圆筒结构模型内正是有这两种相反的预应力,才使得结构表现出一定的刚度。当该结构受到外力时,它会将外力(至少是外力的一部分)转化为其内部的张力和压力,这样每一张力索和受压杆受到的预应力就会改变,节点的位置也会移动到相应的地方而重新平衡,整个结构表现为外形发生变化,刚度增加。当然,外力大到一定的程度时,转化为内力后,会使张力索断裂而破坏整个张力完整性,结构就失去了刚度。

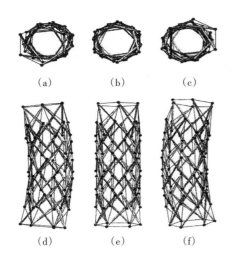

图2.4　六阶圆筒张压整合模型

(a)—(c) 为顶观图，(d)—(f) 为侧观图。

骨是一种多层次结构的复合材料，它含有极其复杂的化学组成。其中含有的有机物主要为胶原纤维，含有的无机成分主要为羟基磷灰石。根据胶原纤维和羟基磷灰石的组成结构和力学性能，我们不妨把胶原纤维看成受拉力的材料，而羟基磷灰石为受压材料。忽略其他成分，骨就可被看成多个（重）右螺旋圆筒的张力完整性结构的集合体。索的张力都符合虎克定律，为理想弹性体；而作为受压杆的羟基磷灰石具有优异的力学性能，它沿轴向的杨氏模量为165 MPa，与常用的无机非金属材料特别是与一些金属材料相当，故可以将受压杆看成长度和大小不变的材料。另外，本文假设骨中的胶原纤维和羟基磷灰石的连接方式为理想无摩擦的铰接节点，节点忽略受压杆的转动，且结构仅受节点载荷的作用。这样我们就可以进行骨结构的张拉整合模型分析了。

已知骨是一个复合体。哈弗氏系统（或称为骨单元）是密质骨的基本结构，该结构可被看成一个 n 阶多重右圆筒张压整合性结构。实际骨中的骨单元长度和大小不一，很难确定 n 阶的具体数目，但是通过分析可以确定形成 n 阶多重右圆筒张压整合性结构内的任何一阶的受力状况应该是一样的，分析其中的任意一阶就能推导出 n 阶的情况。因此，整个问题归结简化在六杆十八索一阶右螺旋圆筒张压整合性结构模型上来讨论。

实际上，骨单元内部胶原纤维排列方向是不同的，这会显示出力学性质的差异，测定出的力学性能也会不一样，如表2.5所示。

本文采用 n 阶多重右螺旋圆筒张压整合性结构作为骨单元的结构模型，在该结构中，作为胶原纤维的张力索呈水平和斜向排列，根据实际骨单元（忽略其中的骨细胞）的形状和尺寸近似地认为：水平正六边形的张力索边长为30 nm，垂直张力索为42.42 nm，受压杆的长度为60 nm，半径为2 nm，顶面和底面正六边形之距为30nm。计算结果为：

羟基磷灰石压力杆受压力　　5.91 × 10⁸ dynes/cm²

水平胶原纤维（12）预应力　　4.40 ×10⁸ dynes/cm²

垂直胶原纤维（12）预应力　　2.70 × 10⁸ dynes/cm²

表2.5   不同类型骨单元的力学性能

实验项目		极限强度/MPa	极限应变/%
拉伸实验	L型	114	6.8
	A型	94	10.3
	T型	–	–
压缩实验	L型	110	2.5
	A型	134	2.1
	T型	164	1.9

注:胶原纤维L型为轴向排列;A型为横向排列;T型为多向排列。

这个结果显示,骨作为一种材料时,其张压整合模型值处于一个协同水平,即每平方厘米10^8达因的水平。那么,骨中的细胞也应当是生活在这样一个力学环境之中的。

总之,无论是黏弹性标准模型,还是张压整合模型,描述的都是作为材料的本构关系,但也说明:细胞和细胞赖以生存的材料的力学性质维持在一定的水平,是最为相容的特性。虽然两种模型给出的参量值不能比较,但它们给出的趋向应当是一致的。就实际组织状况而言,体外细胞实验似乎不能反映材料在体内的真实状态,而张压整合模型应该更为真实地描述了细胞所处的状况,但是体外实验可以任意改变环境条件,例如添加药物、涂布胶原,可以得到一些响应规律,有利于做出相应的分析与判断。

但是,我们的问题还没有得到解决,那就是细胞如何感受到力学的刺激而生成纤维性的包膜呢?这个问题本质上是两个问题:第一,细胞如何感应材料给出的信息?当材料与细胞还没有相关的化学性键合之前,细胞开始分泌相关的物质,在材料的表面形成膜状物,细胞再开始贴附即细胞黏附。第二,细胞黏附后又感受到什么信息,开始重建先前形成的膜状物呢?这两个问题应该是重要的细胞活动。现代研究中将这两个问题并作一个问题,细胞活动中的真实情况是这样的吗?

对于这两个问题,前一个问题是细胞与材料没有接触,这时的细胞感受到了什么而产生应答?针对第二个问题,细胞黏附时,细胞可以感受到材料的变形。这两种状态下,细胞的感受会一样吗?迄今还没有答案,但可以推测,细胞感受到的应该是波动信息,如弹性波。

此外,张压整合模型给出张力与压力在系统中是自控制的,这在一定程度上符合大自然的客观规律。张力和压力正好是细胞和材料都具备的两种力学特性,恰好是一个组合关系对,例如细胞在受到流体剪切应力作用时,其法向则受到压应力作用,所以,力学作用不能只研究剪应力,或者只研究压应力,剪应力和压应力是同时起作用的,应当同时研究。

对此,张压整合模型不失为一个非常合理的模型。

不过,我们可以先进行细胞黏附性的测试工作,即细胞可以感受变形的状态,这时细胞是如何产生应答的? 在这种状态下,材料的化学性质可能十分重要,但也会出现两个问题,细胞本身不直接与材料贴附,而与材料上先生成的膜产生表面黏附,所以第一个问题的答案是,细胞分泌物形成的膜与材料紧密结合,细胞的应答在这个膜上或材料上是没有区别的。这就需要读下一章的研究内容。换言之,下面的讨论是在细胞分泌物在材料上成的膜与基底材料紧密结合的状态下进行的。第二个问题是细胞分泌物在材料上的成膜并非紧密结合,这时的细胞贴附在膜上,其感受到的是不稳定的漂浮状态,细胞应答应该不是进行后续的细胞分化,而是重建材料上结合膜的性质。所以,第二个问题迄今没有答案。

2.3　力学作用引起细胞基因表达的可变剪接

为了追踪生物力学的作用,需要研究起作用的机制。力学的作用常以载荷的大小给出,这里将继续在基因表达水平上讨论力学的作用,用以阐述更加深刻的机制。

研究表明,力学上的载荷,在达到一定程度时,可以改变细胞基因表达的行为,其机制是改变可变剪接历程。由此可见力学的作用可以在基因表达水平上反映出来。

应力刺激是生物在生存和进化过程中受到的基本刺激之一。适当的应力环境是各种组织器官正常生长和发育所必需的,骨骼和肌肉作为机体的主要支撑和运动组织,适应所经受的应力应变是其构建和重塑的基本动因。骨骼和肌肉对应力刺激的响应主要表现为一种局部效应,如网球、棒球运动员的致密肱骨、粗壮肌纤维在击球使用的手臂更为明显。局部应力与局部效应间的联系,最容易让人联想到与应力刺激相关的局部因子的存在,这类因子可能由力效应细胞(mechanocytes)产生,如成骨细胞、骨骼肌细胞、心肌细胞等,并通过自分泌/旁分泌的方式参与机体对应力环境的适应性响应,根据这种假设去探寻联系应力刺激与局部生物学效应间的新型生长/细胞因子,有望进一步认识应力调控组织重建的机制,帮助理解相关疾病的病理,并可能发现新药开发的靶标。通过对肌纤维和成骨细胞的拉伸刺激发现了一种典型的力生长因子(mechano growth factor, MGF),该因子是IGF-1的变体形式,其特点是:在IGF-1的羧基端(C端)多出延伸肽(extension peptide, E肽),并因为49 bp DNA序列(啮齿类动物是52 bp)插入导致E肽C端序列的特异性。进一步的研究发现该因子与锻炼引起的肌肉肥大有关,因为它能够激活肌卫星细胞(肌肉干细胞),并且在损伤的骨骼肌、心肌、神经组织中也能发现MGF的表达提高,并具有促进损伤修复的作用,认为它是组织的一种抗损伤机制,并有望开发成治疗肌肉萎缩和修复损伤的新型药物,但迄今为止有关MGF功能的研究都是基于mRNA水平的评价和基因转染的间接手段。

我们在前期的研究中发现,周期性拉伸刺激能够使成骨细胞产生MGF,因此推测该生长因子可能参与了骨对应力环境的适应性响应。有关这种新型生长因子在成骨细胞或骨组织中的功能也有所研究。这里将介绍MGF及其E肽(MGF-Ct24E)的制备,并研究它们在成骨细胞中的功能。

*Igf-1*基因普遍存在于脊椎动物的组织和器官内,从低等的圆口类动物到高等的哺乳动物均能表达蛋白IGF-1,人*Igf-1*基因位于第12号染色体(12q22~24)。该基因的保守性非常高,如大鼠与小鼠间只有一个氨基酸(amino acid, aa)的差异,二者与人类IGF-1相比分别有3个和4个aa的差异,鱼类IGF-1也与人类IGF-1有80%的序列相同。该基因包含多个外显子,啮齿类动物和人类*Igf-1*基因均由6个外显子组成,外显子1和2为先导外显子(leader exon),包含多个转录起始位点,能够编码不同的5′-非编码区(5′-untranslated region, 5′-UTRs)以及不同的信号肽。外显子3编码52个aa,分属两个结构域,其中N端27个aa是信号肽的C端部分,余下25个aa属于B结构域N端部分。B结构域剩余部分,以及C、A、D结构域均由外显子4编码,外显子4还编码E肽N端的16个aa,外显子5和6剪接编码出不同的E肽以及3′-UTRs[图2.5(a)]。

附:*Igf-1*基因结构与表达特点

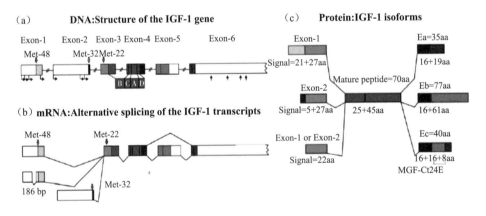

图2.5 *Igf-1*基因结构及主要变体

可变剪接(alternative splicing)和选择性多聚腺苷酸化(alternative polyadenylation)是两种常见的真核生物mRNA转录加工方式,其结果是从一个基因转录产生多个mRNA。*Igf-1*基因的转录具有上述特点,另外由于多个转录起始位点的应用,*Igf-1*基因转录产生多个

3′和5′端序列不同的转录物,再由这些mRNA翻译出具有N端不同序列的信号肽和C端不同E肽的IGF-1前体,随后经过剪切加工去除信号肽和E肽,产生成熟IGF-1。

(1)选择性转录起始位点

运用RNAse保护和引物延伸的方法在外显子1至少发现了4个转录起始位点,相对其3′端,分别位于-382 bp(起始位点1),-343 bp(起始位点2),-245 bp(起始位点3),-40 bp(起始位点4)。在外显子2发现3个转录起始位点,相对其3′端依次是-770 bp(起始位点1),-50 bp(起始位点2),-70 bp(起始位点3)[图2.5(a)]。两个先导外显子及其多个转录起始位点的使用效率不一样。肝源内分泌型IGF-1主要由外显子2起始转录(又称Class2型转录),3个起始位点效率最高的是起始位点2,由该外显子起始的转录受到生长素(growth hormore,GH)的调控,尤其在GH依赖的生长发育过程中,GH通过外显子2诱导IGF-1的表达,构成GH-IGF-1生长调节轴,在生长发育中起重要作用。在局部组织中,如肌肉、骨骼、神经,可以通过自分泌/旁分泌的方式产生IGF-1,这条途径主要由外显子1起始转录(又称Class1型转录),IGF-1Ea及MGF均由这种转录产生。

不同的转录起始位点会产生不同的信号肽,通过体外转录技术目前确定了3种信号肽。外显子1的转录起始位点2和3位于Met-48翻译起始密码子上游,产生的IGF-1前体带有48个aa的信号肽,起始位点4位于Met-48的下游,由该位点起始的转录产生的mRNA从外显子3的Met-22翻译,产生22个aa的信号肽。从起始位点1转录后的翻译研究较少,推测应从Met-48翻译。在外显子2中所有的起始位点位于Met-32上游,因此Class2型mRNA在Met-32和Met-22开始翻译,更偏爱Met-32,多产生32个aa的信号肽[图2.5(b)]。因此,pro-IGF-1可能具有48、32、22个aa的信号肽,这些信号肽具有将蛋白质分泌到胞外的定位作用。目前的研究发现这些不同长度的信号肽可能影响到信号肽的剪切位点,48aa的信号肽在剪接过程中存在剪切去除51个aa的情形,导致N端少3个aa(Gly-Pro-Glu,GPE)的截短型IGF-1[des(1-3)IGF-1]产生,des(1-3)IGF-1与IGF-1绑定蛋白(IGF-1 binding protein,IGF-1BP)的亲和能力降低,因而在血液中游离态的比例增加,表现出比全长IGF-1更高的生物活性,同时释放出的GPE三肽能够穿过血脑屏障,发挥神经保护功能。

(2)可变剪接

*Igf-1*基因转录产生多种mRNA,另一个重要原因是前体mRNA在5′和3′端的可变剪接。Class1型转录后剪接产生的mRNA,包含外显子1序列,去除外显子2序列;同样地,

Class2 型转录也缺外显子 1 序列。另外,在 Class1 型转录中,起始位点 1 和 2 转录后的剪接会去除 186 bp 的序列,而主要的转录起始位点 3 刚好包含其中[图 2.5(b)]。

3′端的可变剪接会产生不同 E 肽的 IGF-1 前体,例如目前备受关注的 IGF-1Ea 和 MGF。有关 5′端剪接与 3′端剪接是否存在联系目前还未见报道。3′端的可变剪接发生在外显子 4-5-6 中,当剪接使得外显子 4 直接与外显子 6 相连时,会产生 35 个 aa 的 Ea 肽,其中 16 个 aa 由外显子 4 编码,另外 19 个 aa 由外显子 6 编码。第二种剪接变体在人的肝中被发现,它由外显子 4 和 5 相连,缺外显子 6,它编码的延伸肽称 Eb 肽。人类 Eb 肽包含有外显子 5 编码的 61 个 aa,导致 Eb 肽的总长达 77 个 aa。若外显子 4 和 6 间插入外显子 5 的 49-bp,由外显子 4-5-6 剪接后编码的延伸肽称为 Ec 肽,因为 49 bp 的插入,一方面增加了 16 个 aa,同时使得外显子 6 的翻译发生移位,终止密码提前,产生特异的 Ec 肽包含 40 个 aa,其中 16 个 aa 与 Ea 相同,来自外显子 4,16 个 aa 来自外显子 5,只有 8 个 aa 来自外显子 6[图 2.5(c)]。Ea 序列上有两个糖基化位点,而 Ec 没有,这与两种延伸肽的加工和稳定性可能有关。

与在人类基因中发现的 3 种 3′端不同的可变剪接变体相对应,啮齿类动物中也发现了 3 种变体。剪接使得外显子 4 和 6 直接相连获得的 mRNA 编码有 35 个 aa 的 Ea 肽,它与人类 Ea 肽具有 91% 的同源性。有人预测在人类中发现的 Eb 肽在鼠中也可能存在。最近,Winn 等人在小鼠肝 mRNA 中成功克隆出了这种外显子 4-5 剪接变体,编码一种 63 个 aa 的 E 肽(尚无确切命名),其中 16 个 aa 由外显子 4 编码,47 个 aa 由外显子 5 编码,与人类 Eb 肽有 57% 的同源性。第三种 mRNA 剪接变体与人类 Ec 肽是类似物,在外显子 4 和外显子 6 间插入外显子 5 的 49 bp,导致后续阅读框移位,获得 40 个 aa 的延伸肽,称 Eb 肽,这种 Eb 肽与人鼠 Ec 肽具有 73% 的同源性,这类变体在肌肉和骨骼中被证明是一种应力敏感因子,又被称为力生长因子。至此,在啮齿类动物和人类基因中都发现了 3 种对应的变构体形式,但命名不一致。

(3)选择性多聚腺苷酸化位点

在外显子 6 上不同多聚腺苷酸化位点的选择性应用是产生不同 IGF-1 转录物的第三个原因。目前在外显子 6 的 3′-UTRs 至少发现了 4 个多聚腺苷酸化位点[图 2.5(a)],分别产生不同长度的 3′-UTRs,这些不同的 3′-UTRs 影响到 mRAN 的翻译效率,无论在体内还是在体外,IGF-1 mRNA 的翻译效率均与 3′-UTRs 的长度成反比。另外 3′-UTRs 的长度还与转录物的半衰期相关,UTR 越长 mRNA 的半衰期越短,这种作用可能与 IGF-1 变体自分泌/旁分泌产生方式只在局部组织短暂存在有关。研究发现具有长 3′-UTRs 的 mRNA 在肝外组织中占优势,也提示肝外局部组织表达的IGF-1可能普遍具有更短的半衰期。

可见,多个转录起始位点的选择性应用、转录产物的可变剪接,以及不同多聚腺苷酸化位点的选择性使用会影响到*Igf*-1基因的表达效率,并且会产生各种活性形式的基因产物,其中受到应力刺激或损伤会诱导表达MGF。由于MGF具有促进组织再生修复的功能,所以引起了我们特别的兴趣。

MGF产生机制

MGF最初在受拉伸刺激的骨骼肌中被发现,因此认为它是一种力学刺激产生的力效应分子。应力是生物体所经受的一种普遍且必不可少的物理刺激,有关力-化学信号的转导机制,即应力刺激产生生物学效应的可能途径,一方面应力能够引起基质或细胞的形变,进一步引起分子的运动和构象变化,导致受体-配体的结合或离子通道发生改变并产生相应的信号转导。另一方面,应力过载导致组织损伤(微伤),机体产生抗损伤反馈或损伤修复反应,如过载引起微型骨折,进而导致骨重建。上述两种效应的结果都会涉及基因表达的调控,效应细胞在分子水平表现出对应力刺激的响应,目前有关应力刺激能够调控基因表达已是共识。有关MGF的产生机制,可能是组织的损伤反应,因为后续的研究发现,除了拉伸刺激能够促进MGF的表达以外,在布比卡因损伤的骨骼肌或栓塞损伤的心肌和脑组织中也检测到MGF的表达被提高。MGF促进肌肉再生,促进心肌、神经损伤修复的功能可进一步说明MGF是机体自我损伤修复的机制之一。

通过将生理学和分子生物学技术相结合,在分子层面的研究发现力学刺激不仅能打开或关闭某些基因的表达,还会导致基因的剪接变异产生新的蛋白(多肽)产物。IGF-1存在多种剪接变异方式,在应力刺激导致的剪接变异中产生了MGF,与成熟的IGF-1相比在氨基端具有特殊的E肽,与另一种带有E肽的变体IGF-1Ea相比,因为来自外显子5的49 bp的插入序列导致后续外显子阅读框移位,终止密码提前,因此MGF的E肽具有Ea肽完全不同的C端序列[图2.5(c)、图2.6]。

人类基因组计划完成后,人们惊奇地发现这个庞大的基因组可能只包含3万~4万个基因,该数目应该远低于人体结构和功能所需要的蛋白质(多肽)数目,基因的剪接变异也许是生物体解决这种矛盾的一个高明的方式。MGF可能就是生物体利用这种方式适应环境和抗击损伤的产物。

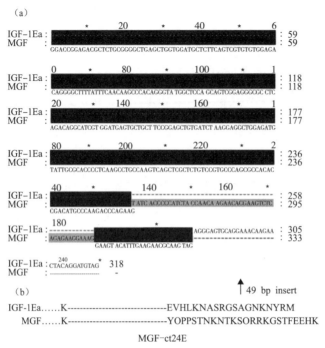

图2.6　MGF与IGF-1Ea序列比对

MGF的功能

有关IGF-1的生理功能最初提出的是生长调节素假说(somatomedin hypothesis)。随着研究的深入,IGF-1的功能已经不再局限于生长素作用中介者的角色,它既能介导GH促进生长发育,也能介调GH非依赖性的多种组织生长、发育和功能调控,因此该理论也在不断地发展更新。IGF-1可以通过内分泌、自分泌/旁分泌的方式发挥生理功能,既能以系统型生长因子通过循环系统发挥作用,也能作为一种局部生长因子发挥功能,通过肝源IGF-1基因敲除实验发现,肝外组织的局部IGF-1在生长发育的调控中有着更重要的地位。这也提示,除了肝源循环型IGF-1外,在局部组织中产生的IGF-1和变体可能具有重要的功能。近几年对IGF-1变体功能的认识逐渐增多,尤其是MGF在骨骼肌、心肌、神经等组织中表现出的促再生修复功能受到了关注。

(1)骨骼肌再生修复功能

骨骼肌是有丝分裂后组织(post-mitotic tissue),再生能力非常有限,因此肌肉创伤多被纤维化的疤痕组织代替。目前,老龄化或肌肉萎缩神经侧索硬化症(amyotrophic lateral sclerosis,ALS)等疾病所致的肌肉萎缩是不可逆转和治愈的。但存在于肌膜与基膜之间的肌卫星细胞(satellite cells,SCs)被认为是肌肉干细胞,具有分化成肌纤维的能力,另一种来源于骨髓干细胞的侧群细胞(side population stem cells,SPs),最近发现也具有分化为肌细胞的能力，这些发现为骨骼肌再生修复提供了可能的方向。

在骨骼肌对损伤反应的研究中，Goldspink 等发现，在拉伸损伤的鼠胫骨前肌中 *Igf-1* 基因会迅速表达，并发生剪接变异产生 MGF，MGF 的表达在 SCs 活化标记物 M-cadherin 的表达之前达到峰值，而在相当长的时间间隔后才有 IGF-1Ea 产生，提示 MGF 具有激活卫星细胞的功能，而 IGF-1Ea 参与了合成代谢。通过质粒介导基因转染 C2C12 成肌细胞的实验也证实了上述观点，转染 MGF 的细胞增殖得到促进而分化受到抑制，但转染 IGF-1Ea 的细胞分化形成肌管的能力得到促进。在体转换实验发现，MGF 比 IGF-1Ea 更能促进肌肉肥大，前者在两周内肌肉质量增加 20%，肌纤维直径增加 25%，而后者需要 4 个月才能使肌肉质量增加 20%。最近，Philippe 等研究 MGF E 肽（MGF-Ct24 E）对成肌细胞移植后存活和迁移的影响，发现该肽提高了移植细胞的存活率，并能调节纤维蛋白溶解系统和基质金属蛋白酶系统成员的表达，促进细胞迁移，该结果提示 MGF E 肽有助于细胞移植从而治疗肌肉萎缩。

有关 MGF 和 IGF-1Ea 促进肌肉肥大能力的比较，最近 Borton 等得到了不同的结果。他们通过病毒介导的转换实验发现 IGF-1Ea 也能促进肌肉肥大，相比之下，MGF 并未表现出更强的促进作用（质量分别增加 7%，12%），但发现 MGF 和 IGF-1Ea 涉及的信号转导途径存在差异，这种差异支持了 MGF 促进细胞增殖，IGF-1Ea 促进细胞分化的观点。进一步研究发现，IGF-1Ea 转基因小鼠增加了 SPs 细胞在肌肉损伤部位的募集，这可能是 IGF-1Ea 促进肌肉再生和肥大的另一个原因。

（2）心肌保护功能

心肌也是不可再生的有丝分裂后组织，心肌梗死导致的心肌坏死难以修复，最终生成的疤痕组织导致心脏功能异常。因此在心肌损伤的初期，预防大面积的心肌死亡并防止纤维化是改善创后心脏功能的有效途径。有研究显示，IGF-1 能抑制心肌梗死导致的心肌细胞凋亡。Skarli 等曾在压力过载的兔心脏中检测到 IGF-1 剪接产生 MGF，并认为这可能是心肌细胞对超负荷的一种适应性反应，这也提示产生 MGF 可能是心肌损伤的一种自我保护机制。最近，Carpenter 等比较了 IGF-1、MGF、MGF-Ct24E 对梗死心肌的保护功能，结果显示，MGF 和 MGF-Ct24E 均表现出比 IGF-1 更强的保护作用，其中 MGF-Ct24E 的保护作用最明显，与对照组相比，心肌坏死区域减少了 35%，同时在 MGF-Ct24E 处理的心脏中没有检测到 Caspase 3，说明 MGF-Ct24E 可以通过抑制 Caspase 3 来减少细胞凋亡。

（3）神经保护功能

IGF-1 与神经和脑的发育关系密切，*Igf-1* 基因敲除的小鼠会出现神经发育不全和功能异常,现在发现IGF-1变体或剪接产生的小肽具有神经损伤保护的功能。最早发现截短型IGF-1[des(1-3)IGF-1]剪接过程中产生的GPE三肽具有神经保护的功能,猜测该功能可能因谷氨酸活性位点而产生,并且该肽能够穿过血脑屏障而受到关注。最近在神经损伤的脑栓塞沙鼠模型中,缺血坏死能够促进海马神经元(hippocampal neurons)中内源型MGF的表达,提示MGF产生也可能是神经元抗损伤反应。在同一模型中,通过MGF-Ct24E处理,能够保护受损神经元。在体外海马神经元损伤模型中,这种合成肽也能长久发挥神经保护功能。ALS临床表现为肌肉萎缩,原因在于控制肌肉活动的神经退化,但通过IGF-1Ea基因转染或MGF E肽处理,有助于预防运动神经元的坏死。Aperghis等比较了IGF-1Ea和MGF两种变体在神经保护方面的功能强弱,通过质粒介导MGF和IGF-1Ea转染神经破坏的鼠面部,结果显示前者比后者更能保护神经存活。

(4)MGF在骨中发挥功能的猜想

在生长调控系统中,IGF-1处在一个非常重要的位置,一方面处于GH的下游介导生长调节,这种IGF-1主要由肝脏产生,通过循环系统发挥内分泌调节作用,包括刺激成骨细胞和软骨细胞的分化,在矿化过程中增加钙的吸收,维护骨骼和肌肉的质量与功能等。在对骨的生长发育和代谢调控中,IGF-1甚至具有比GH更重要的作用,*Igf-1*基因敲除与*Gh*基因敲除的鼠相比前者的骨生长受到更大的损害。另一方面,现在的研究提示,局部组织中自分泌/旁分泌的IGF-1可能也发挥了重要作用,尤其在成熟组织的重建和修复过程中,可能存在IGF-1的变体形式发挥一种短时效的功能。

在成骨细胞中很早就发现存在多种IGF-1的mRNA,但对这些mRNA的表达效率和产物的差异没有进行详细比较。目前,在骨骼肌、心肌中确定了MGF(IGF-1Ec)的特异性表达和新的功能,我们以往的研究也发现拉伸刺激促进了成骨细胞中MGF的表达,这种IGF-1变体在成骨细胞以及骨中是否也会发挥特殊的功能呢?在肌肉和骨骼这两种组织间,我们能够找到许多可类比的地方,二者都属于运动和支撑组织,因此始终受到较强的机械力载荷,应力在两种组织的生长发育和重建中发挥了重要的调节作用,在骨骼肌中应力刺激能够促进肌肉肥大,在骨组织中应力刺激促使骨质致密,如果在骨中和肌肉中一样,MGF是骨组织对应力刺激或损伤的反应,那么MGF在骨中发挥促进成骨细胞功能,增强骨形成能力是有可能的。

MGF可能的结构和理化性质

有关MGF的结构和一些基本理化性质的相关报道甚少,我们根据对IGF-1的认识和

MGF的氨基酸序列,通过蛋白质分析软件预测MGF的三维结构(图2.7)以及可能的性质。

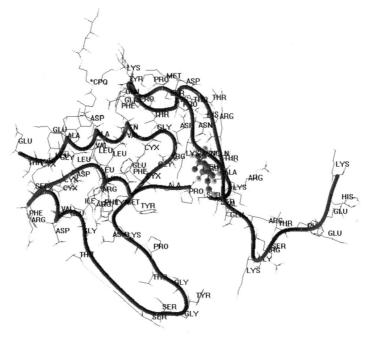

图2.7 MGF结构模拟图

1991 年,Robert通过核磁共振方法阐述了 IGF-1 的溶液结构。结果显示,IGF-1 的溶液结构类似于胰岛素,但还存在一定的差异,与胰岛素同源的区域有序,而在其他部分则表现很大的无序性。IGF-1 分子有 3 个 α 螺旋,第一个螺旋位于残基 8—17,经过 Gly19—Gly22 的 β 转角构象之后是 Phe23—Asn26 的一个延展结构,接着是 44~49 残基间的第二个 α 螺旋,第三个螺旋位于 54—59 残基之间,看起来很不规则。因为 IGF-1 结晶很困难,有关 X 射线衍射方法对它进行结构分析还未成功。

IGF-1 分子有 3 对二硫键,Cys6—Cys48 位于分子表面,而 Cys18—Cys61 和 Cys47—Cys52 之间的二硫键则全部包埋在蛋白质核心。其他的残基,如 Leu10、A1a13、Leu14、Val17、Ile43、Leu57、Tyr60 的侧键也大部分被包埋。IGF-1 的疏水核心被 3 个 α 螺旋和一些多肽骨架包绕,使之远离溶剂,Leu5、Phe16、Arg21、Glu58 的侧链填补 1、3 螺旋间的空隙,Val11、Phe23、Phe25、Val44 的侧链填补 1、2 螺旋和 22—26 残基骨架间的空隙,Gln40 和 Glu46 的侧链覆盖 Tyr60 所处的疏水核心区。IGF-1 的 C、D 域是 IGF-1 分子中两个突出的区域,C 域亲水性强,有观点认为 IGF-1 在 B28—C5 中包括两个 β 转角,因而 C3—C8 远离表面,形成一个很柔韧的结构,使所有的侧链处于溶液中。D 域有发夹结构,两个侧支因疏水作用而紧密靠拢,允许亲水侧链暴露于溶液。也许正因为 C、D 域的不规则,

IGF-1 结晶才很困难。

MGF 包含了完整的 IGF-1 序列,因此在三维结构上,IGF-1 的结构在很大程度上得到保留,因为延伸肽中不含 Cys,所以 3 对二硫键的配对方式不变(图 2.7—图 2.9)。同时 MGF 在理化性质上可能与 IGF-1 有较大的差异,MGF 的总分子量约为 12.4 kD,延伸肽氨基酸组成的突出特点是碱性残基的比例增加,Arg 和 Lys 共计 11 个,而酸性残基 Asp 和 Glu 各有 1 个,在 IGF-1 中碱性残疾仅比酸性残基多出 1 个,这使得 MGF 的等电点由 IGF-1 接近中性变成了碱性,理论计算结果为 9.5,羧基端 24 肽即 MGF-Ct24E 的等电点为 10.6。亲疏水性分析结果显示,MGF 的亲水系数为 -0.959,比 IGF-1 的亲水性好,是一种亲水蛋白。MGF 的不稳定系数达到 70.8,属于不稳定蛋白。通过亚细胞定位预测显示,MGF 的核分布概率有 43.5%,细胞质分布概率为 39%。MGF-Ct24E 的核分布概率为 56.5%,细胞质分布概率为 14.3。

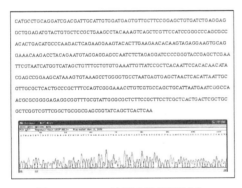

图 2.8　IGF-1 的测序结果(部分)

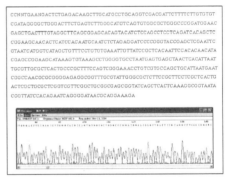

图 2.9　MGF 的测序结果(部分)

对细胞响应力刺激的潜在机制的研究,已经发展成重要的生理学研究新领域。许多种类的细胞都响应力学刺激,目的是控制局部组织的修复与再生。人们将这种能够响应力学信号的细胞称为力效应细胞,其中包括成纤维细胞、角质细胞、成骨细胞、骨骼肌细胞、心肌细胞和平滑肌细胞等。

骨形成过程极其复杂,在众多影响因素中,力学刺激与生长因子的调节作用越来越被重视。Nomura 通过对骨内细胞的研究发现,过载条件下成骨细胞的生理功能主要受到细胞生长因子的影响。生长因子强烈影响细胞的增殖和分化,其中 IGF-1 对参与骨转换的细胞具有刺激有丝分裂和启动分化活性,尤其能增加成骨细胞数目和功能。研究证明,肌细胞响应力刺激,在转录过程中,IGF-1 发生选择剪接,产生重要的变构体即力生长因子(MGF),是一种自分泌局部生长因子,并且在肌肉修复与再生中起重要作用。自分泌 IGF-1 可能连接着力刺激与局部细胞效应。那么,当成骨细胞受到不同加载方式不同时间的拉伸刺激时,如何相应地调节其局部IGF-1基因表达以响应外来力信号呢？是否也有MGF的表达呢？由此，我们实验室从力学刺激与基因表达关系着手，采用周期性拉伸装置和静态拉伸装置，对机械拉伸作用下，成骨细胞IGF-1及其变构体MGF的表达与受载方式、受载时间的关系进行了较为系统的研究，对进一步阐明成骨细胞在骨的生长发育、功能发挥以及骨损伤修复等生理、病理过程中所涉及的应力—生长关系、应力信号传递通道等具有重要的生物学意义。

2.4　生物的力学作用与化学作用具有等效性

为了研究应力敏感型生长因子MGF对成骨细胞是否具有与应力刺激类似的效应，应用基因芯片技术比较分析了应力刺激与MGF活性片段E肽（MGF-Ct24E）作用对原代成骨细胞基因表达谱的影响。结果显示：与未作处理的对照组相比，力学加载组共发现差异表达基因1 866条，其中上调基因1 113条，下调基因753条；MGF-Ct24E处理组共发现差异表达基因1 178条，其中上调基因796条，下调基因382条。将两组差异表达基因进行GO功能分析发现，二者的差异表达基因参与调控的GO类型具有一致性，并且与骨代谢调节相关基因的差异表达趋势完全一致。与力学加载组相比，MGF-Ct24E处理组的差异表达基因仅602条，其中上调基因290条，下调基因312条。这些差异基因主要参与调控胚胎和组织发育，转录与基因表达的正调节等方面。基因表达谱分析显示应力刺激和MGF-Ct24E作用对成骨细胞的基因表达具有类似的调控效应，为后续使用MGF-Ct24E治疗骨修复以弥补应力刺激不足的研究提供了新的思路（林福春 等，2012）。

骨组织在发育、重建、损伤修复等过程中都受到生物力学调控，而生理状态下周期性载荷力刺激是重要的应力刺激方式。成骨细胞是响应机械应力的效应细胞之一，该细胞在骨重建的过程中处于中心调控地位，是力学信号转导过程中对应力应变信号进行感知的主要力学敏感性细胞。因此，研究应力刺激对成骨细胞生物学行为的影响，对深入阐明应力作用下骨组织的改建具有重要的价值。大量研究表明，应力刺激能够调控成骨细胞的增殖分化以及与骨重建相关基因的表达。本实验室研究发现，拉伸刺激能够促进成骨细胞增殖，并且能够促进成骨细胞表达MGF。我们的体外研究发现，MGF及其活性片段E肽（羧基端E结构域有24个氨基酸的肽段，MGF-Ct24E）能促进成骨前体细胞MC3T3-E1增殖和迁移，延迟其分化，体内实验发现，MGF-Ct24E能够促进兔桡骨缺损修复。那么，MGF作为应力刺激下的细胞响应产物能否代替应力刺激，解决临床损伤修复中应力刺激不足而又难以施加应力的难题？基于这种猜想，本研究从基因表达水平分析应力刺激和MGF-Ct24E直接作用对成骨细胞的影响，通过基因表达谱分析MGF作用和应力刺激作用的异同。

力学加载组与MGF-Ct24E处理组的基因表达谱

与对照组相比，在力学加载组的芯片分析中共发现了1 866条差异表达基因，其中上调基因1 113条，下调基因753条；MGF-Ct24E处理组共发现差异表达基因1 178条，其中上调基因796条，下调基因382条。根据GO功能分析原则，将这些差异基因分成了三大类：生物学过程（biological process）、细胞组分（cellular component）、分子功能（molecular function）。以$P<0.01$，$FDR<0.01$作为筛选显著性差异表达的标准，得出力学加载组和MGF-Ct24E处理组的GO功能基因表达谱（图2.10）。从功能基因表达谱分析发现，力学加载组和MGF-Ct24E处理组的差异基因参与调控的GO类型有众多相同之处。如表2.6所示，两者的差异表达基因均参与了生物学过程中的细胞增殖及细胞周期相关的表达、骨发育和骨化的调节、细胞迁移及对应力刺激的响应等。细胞组分分析发现差异表达基因主要是关于细胞外基质、有丝分裂过程中的纺锤体和着丝粒以及肌原纤维等方面，分子功能中则主要是肌动蛋白结合和酶结合方面。除此以外，力学加载组的差异基因还参与调控了肌动蛋白细胞骨架组织、细胞生长、DNA复制、肌动蛋白丝、黑色素小体、蛋白区域特异

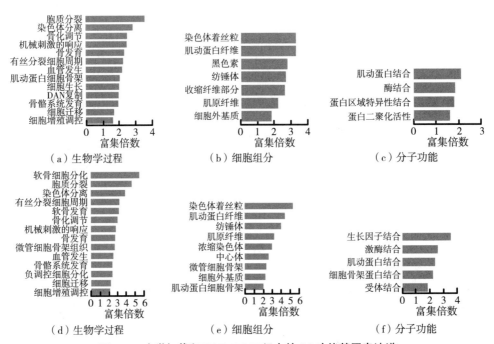

图2.10　力学加载和MGF-Ct24E组中的GO功能基因表达谱

K(a)—(c)力学加载组的GO类型，(d)—(f)MGF-Ct24E组的GO类型。

性结合和蛋白质二聚化活性等;MGF-Ct24E处理组的差异基因还参与调控了软骨发育、微管细胞骨架组织、负调控细胞分化、中心体、微管细胞骨架、肌动蛋白细胞骨架、生长因子结合、蛋白激酶结合、细胞骨架蛋白结合和受体结合等。

大量研究表明,适当的应力刺激可以促进成骨细胞增殖,进而促进骨形成。体外实验发现,细胞受不同大小应力作用后,其增殖能力均增强,但以12%拉伸应变的促增殖作用最为显著。目前较普遍的观点认为:体外研究中,机械力作用8 h,成骨细胞的增殖活动最强。本研究的力学加载实验采用12%的应力刺激成骨细胞8 h,分析应力对其基因表达谱的影响。细胞的生长过程中,其增殖和分化的调节是一个动态平衡的过程,当细胞增殖活性增强时,其分化活性受到抑制。应力刺激和MGF-Ct24E作用均能促进成骨细胞增殖,在基因水平上则表现为与增殖相关的基因表达的上调,而与分化相关的基因表达则表现为下调。本实验选用的Agilent大鼠全基因组表达谱芯片对力学加载组和MGF-Ct24E处理组的成骨

表2.6 与细胞增殖、分化相关的基因的差异表达

基因序列号	基因名称	描述	差异表达倍数	
			力学加载组	MGF-Ct24E组
细胞增殖调控				
NM_001033883	CXCL12	趋化因子配体12	10.66	9.08
NM_001047843	RPA1	复制蛋白A1	6.99	5.55
NM_031761	FIGF	c-fos诱导的生长因子	13.679	13.15
NM_053683	NOX1	NADPH氧化酶1	9.689	7.78
NM_022194	Il1rn	白介素1受体拮抗剂	16.89	20.24
细胞分化调控				
NM_012712	FGFR2	成纤维细胞生长因子受体2	−3.13	−2.98
NM_012943	DLX5	同源盒转录因子5	−4.46	−2.45
NM_053554	PICALM	磷酰基醇结合网格蛋白装配蛋白	4.87	2.16
NM_021691	Twist2	Twist转录因子2	3.37	4.90
NM_012588	IGFBP3	胰岛素样生长因子结合蛋白3	−17.62	−6.10
AF139830	IGFBP5	胰岛素样生长因子结合蛋白5	−10.64	−8.43
细胞周期				
NM_171991	Cenb1	细胞周期蛋白B1	4.38	3.72
XM_342494	Bub1b	细胞周期关卡蛋白激酶Bub1片段	3.41	3.07
NM_171993	Cdc20	细胞分裂周期20同源	3.30	3.75
NM_001024801	Zw10	Zw10,与着丝粒相关	3.20	3.71
细胞外基质				
NM_031055	Mmp9	金属基质蛋白酶9	−4.64	−3.28
NM_133530	Mmp13	金属基质蛋白酶13	−8.23	−3.37
NM_001106121	Ucma	生长板和软骨基质相关的上游区域	−11.34	−7.51
NM_212528	Coll1a2	胶原,类型XI,α2	−13.52	−15.09
NM_012929	Coll2al	胶源,类型II,α1	−15.78	−15.63
NM_012834	Comp	软骨寡聚基质蛋白	−17.42	−17.86

注:"−"表示表达下调的基因,MGF-Ct24E组中与细胞增殖、分化相关的基因的差异表达趋势与力学加载组一致。

细胞进行基因表达谱分析,结果显示,在应力刺激和 MGF-Ct24E 作用的两组细胞中,其差异基因表达谱极为类似,尤其是与骨代谢相关的基因差异表达结果基本一致。

对差异表达基因的分析,本文发现在应力刺激和 MGF-Ct24E 作用下,成骨细胞中与细胞周期 DNA 合成相关及与细胞增殖相关的基因表达显著上调,而与分化相关的细胞外基质基因表达则显著下调,进一步为两者对成骨细胞的增殖分化调控提供了佐证,如表 2.7 所示。实际上,原代培养的成骨细胞中含有部分的成骨细胞前体,软骨细胞和成骨细胞来自同一前体细胞。实验中应力刺激和 MGF-Ct24E 作用细胞后,与软骨相关的细胞外基质(Ucma,Comp,Col2a1 等)表达均显著下调,唯有成骨细胞早期分化标志碱性磷酸酶基因(ALP)表达显著下调。软骨相关基因的下调抑制细胞的软骨性分化,促进成骨细胞的成骨作用,而成骨分化的标志性基因未见差异表达可能是由于应力刺激和 MGF-Ct24E 作用后,细胞处于增殖阶段,此阶段大量表达与增殖和细胞周期相关的基因。差异表达结果中与成骨细胞增殖及细胞周期相关的基因(CXCL12,Cdc20,Ccnb1,Zw10 等)表达显著上调证实了这一观点。Ucma 是一种软骨基质蛋白相关基因,在软骨细胞分化中与 Col2a1同时表达,可作为一个软骨衍生的旁分泌因子调节骨细胞发育。重组的 Ucma 并不影响软骨特异基因的表达和软骨细胞的增殖,但能抑制原代成骨细胞的成骨性分化,应力刺激使得其表达显著下调,有利于成骨细胞的骨形成,而在 MGF-Ct24E 作用的细胞中也发现了同样的结果。在骨骼系统发育中,Twist2 基因决定了成骨细胞分化的起始阶段,成骨细胞分化仅在 Twist2 表达下调后发生。因此,本实验中成骨细胞分化基因表达的下调可能

表 2.7 与力学转导相关的基因的差异表达

基因序列号	基因名称	描述	差异表达倍数	
			力学加载组	MGF-Ct24E 组
机械刺激的响应				
NM_133530	Mmp13	金属基质蛋白本酶13	−8.23	−3.37
NM_001033883	CXCL12	趋化因子配体12	10.66	9.08
NM_022190	ACAN	蛋白多糖	−3.77	−2.71
NM_031055	Mmp9	金属基质蛋酶9	−4.64	−3.28
Wnt信号通路				
NM_024139	CHP	钙结合蛋白p22	4.62	2.39
AF167308	SFRP1	分泌型卷曲相关蛋白1	−7.06	−5.93
NM_001100700	SFRP2	分泌型卷曲相关蛋白2	−2.31	−3.30
NM_053738	WIFI	Wnt抑制因子1	2.34	3.08
TGF-β信号通路				
NM_001013038	GDF6	生长分化因子6	3.20	2.82
NM_001025718	MCC112830	转录因子类似	4.89	3.23
NM_031132	TGFBR2	转化生长因子,β受体Ⅱ	2.06	—
NM_001013062	THBS1	血小板1	3.13	—

是 Twist2 基因的抑制作用产生的,应力和MGF-Ct24E 的作用均显著上调了 Twist2 基因的表达,从而使成骨细胞分化基因的表达受到抑制。

在机体发育过程中,趋化因子可参与调节发育、免疫功能、创伤修复等多种生物学功能,成骨细胞能产生多种趋化因子及其受体调控成骨和破骨细胞的免疫系统。研究显示趋化因子CXCL12 可显著促进成骨细胞的增殖,诱导 Ⅰ 型胶原的表达。应力作用促进了 CXCL12 基因的表达,在MGF-Ct24E 组中其表达同样上调,但两组中均未发现 Col1 存在差异表达。大量的生长因子在调控骨形成过程中同样具有重要的作用。IGFs(IGF-1, IGF-2) 和 IGFBPs 是成骨细胞中含量最为丰富的生长调节因子,对成骨细胞的功能有着重要的调节作用。IGFBP-5 能与细胞外基质蛋白结合,刺激成骨细胞分化和碱性磷酸酶活性,而 IGFBP-3 的过表达则增加了破骨细胞数量及骨吸收作用。应力和 MGF-Ct24E 作用均使 IGFBP-5 和 IGFBP-3基因的表达显著下调,从而抑制成骨细胞的分化和破骨细胞形成,促进成骨细胞的增殖作用。

综上所述,应力刺激和力生长因子作用在成骨细胞基因表达方面有着诸多类似的调控效应,两者作用后的细胞基因表达谱也基本一致。MGF 在调控骨代谢相关基因方面所表现出的与应力刺激类似的效应,无疑是为骨修复过程中应力刺激不足的难题提供了一个新的解决方向。当然,MGF 究竟能否代替应力刺激促进骨修复还需要进一步研究证明,这里仅从基因表达谱方面整体分析其基因表达效应,为后续的研究提供一个新的思路。后续有一项研究可以间接为此提供证明,那就是,利用BMP2修复骨损伤会产生过度性生长,而用力生长因子与BMP2联用,则会抑制这种过度性生长,而且可能更重要的,是联用的实验组能够保持其边界的完整性(邓墨渊 等,2011),换言之,保持与骨线(力传递线)一致,所以也证明,力生长因子这个化学成分保持着力学作用的特性。

需要强调的是如下几点:① 应力和MGF-Ct24E 作用成骨细胞后,得到的差异表达基因所参与调控的GO 类型有众多相同之处。这些共同之处主要是关于细胞增殖和分化的调节,细胞周期、骨发育和骨化的调节,细胞迁移及对应力刺激的响应等。② 除了两者共同调节的表达类型外,应力作用后的差异表达基因还参与调控了肌动蛋白细胞骨架组织、细胞生长、蛋白区域特异性结合和蛋白质二聚化活性等;MGF-Ct24E 作用后的差异表达基因还参与调控了软骨发育、细胞骨架、生长因子结合、蛋白激酶结合和受体结合等。③ 以力学加载组为参照,分析了 MGF-Ct24E 处理组的基因表达谱,发现 MGF-Ct24E 处理组中的差异表达基因主要与胚胎和组织发育、转录与基因表达的正调节等有关。④ MGF-Ct24E 处理组与力学加载组的差异表达基因在调控骨代谢方面有很高的相似性，其差异基因表达的变化趋势与差异表达的倍数均一致。⑤力生长因子具有力线保持特性，这是一个非常独特的特性，它有利于在修复过程中维持与原组织的边界特征。

2.5　力与波动的关系

上述思想出现以后，就是时候寻找理论和实验方面的证据了。

首先是力学上的依据。至少物理学方面的知识是，细杆拉伸的张力T与其振动频率ν和物质密度ρ的关系为

$$\nu = (T/\rho)^{1/2}$$

可转换为

$$T = \rho\nu^2$$

即物质密度作为常量（不变量）时，细杆的拉伸张力T与细杆的振动频率ν的平方成正比。

显然，振动频率是波动行为。因此力学上的张力可以转换成为波动频率，也就是可以从波动来理解力学行为。已知波动只有两种：纵向波动（纵波）和横向波动（横波）。一般地，纵波以声波为代表，横波以电磁波为代表。

于是，材料的力学性质可以转换成材料的波动性质。

恰好科学出版社出版了一本书《结构中波的传播》。这是一本专著，是美国学者杰米斯F.多伊尔的研究力作。笔者所读到的是第二版。其研究的主要是材料结构或物质构造中波的传播，称为力学波动谱。看来，细胞所感受的是材料的波动特性。这是力学-化学综合特性的呈现，给人的印象十分特别，纵横波的波动给细胞传递的信息原来是这样呀！值得注意，这种波动行为并不需要物质与物质的直接接触，例如细胞与材料，在没有直接接触时的这样一种相互作用，很特别！

但是，还应当注意，材料不论是化学的、物理的，还是生物的，在任何体系中，都有能量的相互转换，这就涉及化学能、声能、光能、电能、磁能、热能、机械能之间的转换问题。然而，这些能量也只有两种运动形式，一种是纵向的，另一种就是横向的，可以用纵横波来予以概括。

3　生物材料的生物观

生物材料是形成生物体所利用的材料,自然地应该从生物学方面来认识。在这个方面毫无疑问的是医学认知最为深刻。医学通过精细的解剖手段认识了人体的组织器官以及细胞水平的相关事件。然而,医学对组织器官的认识还在进一步深化,有许多内涵深刻的组织构造需要深入地认识。例如,心脏是双螺旋体,心脏功能的重要性正被深刻认识。这将在专门的章节中予以讨论。

在生物材料的生物观中,我们首先关注到的是聚乳酸改性的不同基团的生物学效应。这就需要构建出基因表达谱:先提取RNA,再构建LongSAGE标签库,最后进行相关的基因功能变化分析。实验中使用的是马来酸酐改性聚乳酸(MPLA),即在聚乳酸的侧链上引入了羧基官能团。生物对此有哪些反应呢?

基因表达谱的构建

总RNA提取

将MC3T3-E1成骨细胞种植在MPLA和PLA材料上培养72 h后,用Trizol试剂提取总RNA。用琼脂糖凝胶电泳和紫外分光光度计测定RNA的纯度及浓度。

构建LongSAGE标签库

用mRNA的3′末端的poly(A)尾巴与磁珠上的poly(T)相连,在磁珠上反转录合成双链的cDNA。用锚定酶*Nla*Ⅲ酶切cDNA,由于*Nla*Ⅲ酶能特异识别4 bp的碱基位点,大多数转录体至少可以被酶切1次。将酶切的cDNA片段分成两份,分别与连接子A、B连接。连接子约为40 bp核苷酸,具有标签酶的酶切位点,其黏性末端与*Nla*Ⅲ酶切后留下的凸端GTAC互补,且包含了PCR扩增的引物序列。用标签酶Mme Ⅰ酶切连接子和cDNA结合的序列释放出带有连接子的标签。Mme Ⅰ能在识别位点的下游21 bp进行酶切,因而得到的标签长度为21bp。使用T4 DNA连接酶连接带有连接子A、B的标签,形成130 bp的双标签,并进行大规模PCR扩增。然后,锚定酶*Nla*Ⅲ切除连接子A、B,得到34 bp双标签,再连接双标签形成100～1 000 bp长度的串联体,最后将串联体克隆转化测序。

LongSAGE库的分析

采用SAGE2000 v4.5软件分析串联体的测序文件。提取LongSAGE标签,并与

表3.1　PLA 和 MPLA 基因库的 LongSAGE tags

	PLA	MPLA
Total tags	19 438	19 046
Unique tags	6 964	7 205
Tags matching multiple genes	1 276(18.3%)	1 908(26.5%)
Tags matching single gene	4 142(59.5%)	3 542(49.2%)
Novel tags	1 546(22.2%)	1 755(24.3%)
Abundance classes of LongSAGE tags		
1	4 848(69.6%)	5 097(70.7%)
2—4	1 502(21.6%)	1 522(21.1%)
5—9	350(5%)	309(4.3%)
10—99	250(3.5%)	264(3.7%)
≥100	14(0.2%)	13(0.18%)

SAGEmap 上的 Unigene 对照数据库进行标签匹配,再进行标签丰度分析。

MC3T3—E1 成骨细胞在 PLA 材料上的 LongSAGE 库中,共获得标签 19 438 个,特异性标签分为 6 964 种,其中单一匹配标签占 59.5%,多重匹配标签占 18.3%,新标签为 22.2%(表 3.1)。MC3T3—E1 成骨细胞在 MPLA 材料上的 LongSAGE 库中,获得标签 19 046 个,特异性标签 7 205 种,单一匹配标签占 49.2%,多重匹配标签占 26.5%,新标签占 24.3%(表 3.1)。PLA 和 MPLA 库中多重匹配标签(18.3% 和 26.5%)远远低于 SAGE 库中标签的多重匹配率,表明 LongSAGE 标签的长度从 SAGE 标签的 14 bp 增加至 21 bp,大大地增加了标签的特异性。而未匹配的标签有两种可能:一种可能是由于 PCR 扩增误差和测序误差,这部分的标签应舍弃;另一种可能是这部分标签是新基因,需要进一步研究。

PLA 和 MPLA 标签库的标签丰度分布状态相似,二者单拷贝标签为 69.6% 和 70.7%,这与其他的 SAGE 实验结果相符。如果排除实验误差,单拷贝标签代表低丰度表达的转录子。但实验证明,实际上 PCR 和测序误差是非常低的(1.67%)。

差异表达的基因

利用 SAGE2000 v4.5 软件分析比较 PLA 和 MPLA 库中的 LongSAGE 标签可获得差异表达的标签。图 3.1 是差异表达标签分布的散点图。根据差异表达基因的筛选标准($p < 0.05$ 和差异倍数 >2),共有 209 个差异表达的标签,其中上调了 96 个标签的表达,下调了 113 个标签的表达。

在下调表达的基因中,差异表达最显著的基因是组蛋白去乙酰化酶 1(Hdac1)。Hdac1 属于 I 型组蛋白去乙酰化酶,其主要功能是使组蛋白尾部去乙酰化,带正电荷的赖

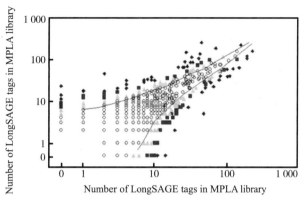

图3.1　PLA 与 MPLA 的标签库的标签丰度比较散点图
（LongSAGE tag frequency）
图中圆点表示 LongSAGE tags.

氨酸残基更充分暴露,使其与 DNA 之间以及组蛋白与组蛋白之间的相互作用增强,提高染色质结构稳定性,限制核小体在 DNA 上移动,阻碍启动因子结合转录调控元件,促进其与沉默子之间相互作用,抑制转录。另有研究表明,抑制组蛋白去乙酰化酶在细胞周期、细胞分化和细胞生存等生物进程中发挥着重要的作用。Hdac1 可以结合 Rb 蛋白形成复合体,抑制 E2F 活性,从而调控细胞周期阻滞在 G1/S 期。另外,Hdac1 的抑制可以促进成骨基因的表达,比如 Runx2,osterix 和 osteocalcin。研究表明,通过 RNA 干扰方法,敲除小鼠 Hdac1 基因的表达,可促进成骨细胞的分化和骨的形成。除了 Hdac1,在下调表达的基因中还发现 Hdac5 也被显著性抑制,即抑制转录。有证据表明,不同的组蛋白去乙酰化酶之间可以起协同作用,增强其抑制转录的作用。与 Hdac1 功能相似,通过调控 Runx2 和 BMP2 基因,抑制 Hdac5 可促进成骨细胞分化和骨的形成。因而,Hdac1 和 Hdac5 基因可能是材料表面羧基官能团潜在调控的靶标。

在上调表达的基因中,p21 基因被显著性上调。p21 是细胞周期蛋白依赖激酶抑制剂(CKIs)Cip / Kip 两大家族的重要成员,主要通过抑制 Cyclin E-CDK2 和 Cyclin D-CDK4 / CDK6 的活性而对细胞周期、细胞分化和细胞凋亡发挥重要作用。p21 基因是 p53 的下游调控基因,在受到 DNA 损伤和压力刺激时负责诱导细胞周期滞留在 G1 期。除了调控细胞周期,上调 p21 基因的表达,可以通过非 p53 依赖方式刺激成骨细胞的分化。而 p21 调控的细胞周期滞留可能发生在成骨细胞分化的早期。另外,p21 可结合 PCNA 基因保护细胞而不被凋亡。研究发现,抑制 Hdac1 基因表达可上调 p21 基因的表达,主要原因可能是 p21 基因启动子区域 DNA 的高度甲基化或组蛋白的低乙酰化,抑制 HDAC1 的活性,可以同时促进 p21 转录基因的启动,促进其表达。这与本实验的结果相符,表明 p21 可能是 Hdac1 调控的靶基因。同样,p21 也可能是材料表面羧基官能团调控的靶标。

差异基因的功能分析

GO 分析 PLA or MPLA

GO 分析结果表明,材料表面的羧基官能团作为外在的刺激能调控细胞内基因的表达,这些基因具有多样的分子功能,广泛参与调控生物学途径。上调基因和下调基因参与调控生物学途径如图(图 3.2 和图 3.3)所示。

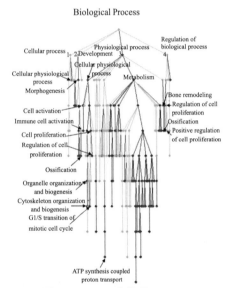

图 3.2　MPLA 上培养 MC3T3-E1 细胞 72 h 的上调基因分析

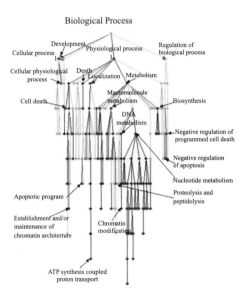

图 3.3　MPLA 上培养 MC3T3-E1 细胞 72 h 的下调基因分析

为了解差异基因功能,应用 GoSurfer 软件对差异表达的基因进行 GO 分析。基因本体(gene ontology,GO)是一个在生物信息学领域中广泛使用的本体,通过建立一套具有动态形式的控制字集来解释真核基因及蛋白在细胞内所扮演的角色,它主要包括 3 个分支:生物学途径、分子功能和细胞组件。分子功能本体论描述的是基因产物个体的功能,而生物学途径本体论阐述的是分子功能的有序组合获得更多的生物功能,细胞组件本体论说明基因产物的定位。GoSurfer 对给定的基因列表中基因的 GO 信息进行严格的统计检验,并提供交互的图形和自动更新注释信息。图 3.4 表示的是差异表达基因的 GO 分析结果。在生物学途径分类中,差异表达的基因主要参与了生理途径(50.6%)、细胞途径(27.4%)、调控生物途径(8.86%)、刺激反应(5.49%)和发展(7.59%)。在分子功能分类中,差异表达的基因主要涉及以下功能:结合蛋白活性(32.8%)、催化活性(32.3%)、转运蛋白活性

（11.5%）、结构分子活性（10.4%）、信号传导活性（4.69%）、转录调控活性（4.69%）、酶活性（2.08%）和翻译调控活性（1.56%）。在细胞组件分类中，差异表达的基因主要定位在细胞（42.5%）、细胞器官（31.1%）、大分子复合体（16.1%）、细胞膜（7.33%）和胞外（2.93%）。

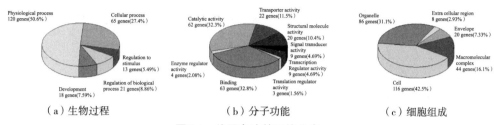

（a）生物过程　　　　　　　　（b）分子功能　　　　　　　　（c）细胞组成

图3.4　差异表达基因的分类

上调基因的生物学途径分析

如图3.2所示，上调基因主要参与调控了细胞增殖、细胞周期、细胞骨架的组成、细胞激活、骨形成以及骨重建等生物学途径。MTT实验证实了MPLA材料表面的羧基官能团能促进成骨细胞的增殖，这是通过调控细胞增殖的生物学途径来实现的。在骨重建和骨形成调控中，显著性上调了Cbfb基因的表达。Cbfb对维持骨骼正常发育发挥着重要的作用，虽然本身不与DNA结合，但可激发Cbfa1，增强其转录活性。Cbfa1是近年来骨生物学研究中发现的重要因子，研究表明它是成骨细胞发生和分化的特异性转录因子，骨形成的关键基因，调控成骨细胞发育、分化和骨的形成，对骨的形成及发育有着重要的作用。ALP活性实验证实了MPLA材料表面的羧基官能团促进成骨细胞分化，这可能是通过上调有关骨形成基因的表达实现的。另外，对细胞周期和细胞骨架的调控将在下文的KEGG通路分析中介绍。

下调基因的生物途径学分析

如图3.3所示，下调基因主要参与调控细胞死亡、负调控凋亡、染色质的修饰、细胞生理途径、代谢途径，以及生物合成等生物学途径。Hdac1和Hdac5基因表达的下调调控了染色质修饰、转录、细胞激活、细胞发展、骨发展、骨形成、成骨细胞分化，以及白细胞和肌细胞的分化等生物学途径。

KEGG通路分析

核糖体蛋白

真核核糖体由4种rRNAs和80种核糖体蛋白构成，负责蛋白质合成、细胞周期调控、细胞分裂和发展。核糖体蛋白和rRNA组成核糖体亚基，参与蛋白质翻译过程。22个差异

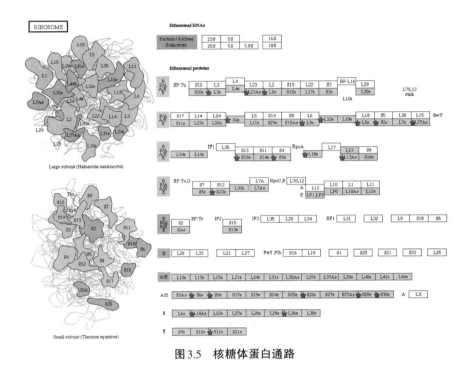

图3.5　核糖体蛋白通路

基因参与调控核糖体蛋白通路,其中上调了 14 个基因表达(Rps18、Rpl36、Rpl18a、Rps12、Rpl23a、Rps4x、Rps8、Rps26、Rps23、Rps2、Rpl8、Rps28、Rpl32 和 Fau),而只下调了 7 个基因表达(Rpl9、Rpl18、Rpl5、Rpl27a、Rps6、Rps13a 和 Rps9)。可见,显著性上调细胞的核糖体蛋白基因的表达(图3.5)。在增殖或分泌旺盛的细胞中增加了核糖体蛋白的表达,相反,研究发现,抑制核糖体蛋白水平将对细胞发展和生理活性产生不利的影响。结果表明,MPLA材料上的羧基能促进核糖体蛋白生成,有利于细胞生长。

氧化磷酸化

线粒体可看作是"细胞能量工厂",是有氧呼吸产生能量的主要场所,其主要功能是将有机物氧化产生的能量转化为ATP。在生物氧化中伴随着ATP生成的作用,有代谢物连接的磷酸化和呼吸链连接的磷酸化两种类型,生物体内95%的ATP来自呼吸链连接的磷酸化。14 个差异基因参与氧化磷酸化通路的调节(图3.6),其中上调了 10 个基因表达(Atp5a1、Atp5g1、Atp5o、Ndufb2、Ndufb9、Ndufv3、Cox7b、Cox5a、Cox6c 和 Cox8a),而只下调了 4 个基因表达(Atp6v0b、Atp6v0c、Atp5h 和 Atp5k)。可见,显著性上调细胞的氧化磷酸化基因的表达。最近有研究发现,在诱导骨形成阶段增加了线粒体DNA的数量和细胞内ATP含量,从而促进线粒体的代谢。相反,导致线粒体氧化磷酸化破坏的突变会减少能量的输出,并有可能损

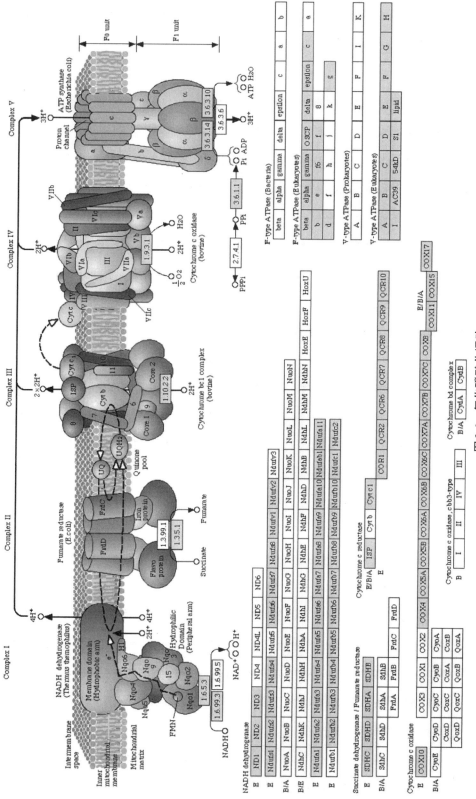

图 3.6 氧化磷酸化通路

害多种细胞的过程。电子传递链受到抑制有可能提高活性氧类的产生和氧化应力,氧化应力的提高和能量水平的减少可以激活 mtPTP,诱导细胞程序性死亡。这些结果表明,MPLA 材料表面羧基官能团促进细胞氧化磷酸化,有可能是其潜在调控机制。

细胞周期

细胞周期是细胞生命活动的基本过程,在周期时相的变迁中细胞进入增殖、分化、衰老和死亡等生理状态。对细胞周期的研究发现并确立了细胞周期素(cyclin)、细胞周期蛋白依赖性激酶(cyclin dependent kinase, CDK)和细胞周期蛋白依赖性激酶抑制因子(cyclin dependent kinase inhibitor, CDKI)在真核生物细胞周期调控中的重要作用。其中,细胞周期素的周期性积累与分解对细胞周期进程起着关键作用,而 CDKI 通过在细胞周期适当时间点上抑制 CDK 的活性而在细胞周期进程中起重要作用。

在细胞周期通路的调控中,上调了细胞周期蛋白依赖性激酶抑制因子 p21 基因的表达,下调了 Hdac1、Orc5l 和 Bub3 基因的表达(图 3.7)。p21 是首先被发现的 CKIs 家族成员,是一种 CDK 的广泛抑制物,对 G1/S 转换中所需 CDK 均有抑制作用,可抑制细胞过度增殖。p21 基因表达的上调诱导细胞滞留在 G1 期。Hdac1 通过结合 Rb 蛋白形成复合体,抑制 E2F 活性来调控细胞周期的进程。下调 Hdac1 基因的表达可促进细胞周期滞留在 G1/S。Orc5l 是起始识别复合物成员之一,启动 DNA 复制的关键因子,是真核细胞 DNA 复制的起始蛋白。下调 Orc 基因的表达,可抑制细胞周期进入 S 期。Bub3 参与纺锤体装配检验点调控,其表达的下调会抑制 APC 的活性,引起细胞周期中断。

细胞周期检验点是细胞对复杂的细胞内外信号作出的细胞内部自我调节机制,比如生长因子以及 DNA 损伤情况等。结果表明,MPLA 材料表面的羧基官能团可能调节细胞周期的检验点,进而对成骨细胞分化增殖和骨形成发挥重要的作用。

肌动蛋白细胞骨架

肌动蛋白细胞骨架参与细胞形态维持和多种细胞功能,其结构重排、聚合和解聚的动态变化在一定程度上反映了细胞的功能状况。在肌动蛋白细胞骨架调控中,上调 Cfl1、Ppp1cc 和 Tmsb4x 基因的表达,下调 Fn1 和 Bcar1 基因的表达(图 3.8)。Cfl1 是肌动蛋白解聚因子 ADF/Cofilin 蛋白家族的成员,可结合和解聚 F-肌动蛋白,从而调节肌动蛋白骨架的重组,对细胞迁移起到重要作用。

Phalloidin 荧光染色实验也观察到细胞微丝明显变粗变长,数量增多,这使成骨细胞 Factin 表达增加,从而导致细胞骨架发生重排。而细胞骨架的重组和分布的改变,将直

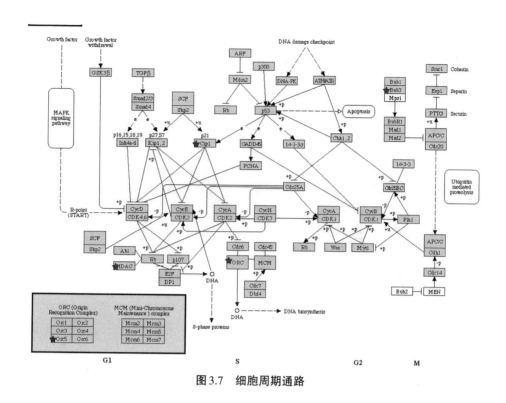

图 3.7　细胞周期通路

接影响细胞内信号的整合和转导、细胞周期的改变和基因表达，进而影响细胞增殖和分化。

蛋白酶体

在蛋白酶体(proteasome)通路调控中，下调了 Psma1 和 Psmd2 基因的表达，而上调了 Psma3 和 Psmb1 基因的表达(图 3.9)。蛋白酶体是一种在真核生物和古菌中普遍存在，在一些原核生物中也存在的巨型蛋白质复合物。在真核生物中，蛋白酶体位于细胞核和细胞质中。蛋白酶体的主要作用是降解细胞不需要的或受到损伤的蛋白质，这一作用是通过打断肽键的化学反应来实现，发挥这一作用的酶被称为蛋白酶。蛋白酶体是细胞用来调控特定蛋白质和除去错误折叠蛋白质的主要机制。蛋白酶体降解途径对于许多细胞进程，包括细胞周期、基因表达的调控、氧化应激反应等，都是必不可少的。研究表明，泛素-蛋白酶体系统的抑制可调控成骨细胞分化，刺激骨的形成。另一研究也发现，Psmb10 基因的下调促进成骨细胞的分化。另外，阿龙·切哈诺沃、阿夫拉姆·赫什科和欧文·罗斯 3 位研究者因发现蛋白质酶解在细胞中的重要性和泛素在酶解途径的作用而获得 2004 年诺贝尔化学奖。

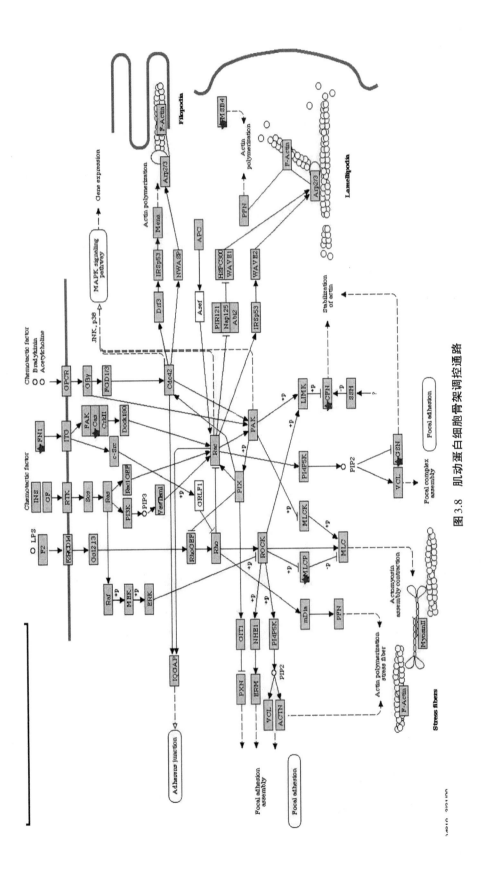

图 3.8　肌动蛋白细胞骨架调控通路

本系统性的研究利用了先进的基因表达系列分析(SAGE)技术,从转录组水平全面分析生物材料与机体(细胞)相互作用的机制,建立了一种新的评价生物材料生物相容性的方法。本研究采用马来酸酐(MAH)对聚(D,L-乳酸)(PDLLA或PLA)进行化学改性制备一种新型的马来酸酐改性聚乳酸(MPLA)材料,研究MPLA和PLA材料亲/疏水性和材料表面形貌,采用LongSAGE方法从分子水平探索MPLA材料与细胞相互作用的分子机

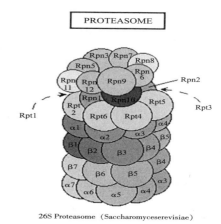

图3.9　蛋白酶体通路

制及评价其分子生物相容性,并考察了MPLA和PLA材料的细胞生物相容性。结论如下:

①MPLA和PLA材料亲/疏水性研究表明,MPLA材料的水接触角小于PLA材料的水接触角,而MPLA材料的吸水率大于PLA材料的吸水率,这说明,与PLA相比,MPLA材料中引入—COOH活性基团,明显改善了材料的亲水性。表面形貌研究结果表明,PLA和MPLA材料表面形貌并没有发生变化。

②研究首次构建了在MPLA和PLA材料上MC3T3-E1成骨细胞的LongSAGE文库,为生物材料的生物相容性评价提供了一个新方法。

③对MPLA和PLA材料作用的MC3T3-E1成骨细胞的LongSAGE文库分析表明,共获得了38 484个标签,PLA文库标签为19 438个,特异性标签为6 964种,而MPLA文库标签为19 046个,特异性标签7 205种。相对于PLA文库,MPLA文库中共有202个显著性差异表达的标签,其中上调表达的标签有92个,而下调表达的标签有110个。实时定量PCR检测结果与LongSAGE实验结果基本一致,验证了LongSAGE实验结果的可靠性。这些结果显示,MPLA材料化学结构的变化能调控成骨细胞基因的差异表达。

④对PLA和MPLA材料作用的MC3T3-E1成骨细胞的LongSAGE文库中筛选出的差异表达基因进行GO分析表明,MPLA材料调控的差异表达基因主要富集的功能分类为细胞生理过程、细胞通信、细胞过程的调控、蛋白质结合、核酸结合、离子结合、细胞内、膜和细胞内器官等。MPLA材料调控的上调基因主要参与调控了细胞增殖、细胞周期、细胞骨

架的组成、细胞激活、骨形成以及骨重建等生物学途径；MPLA材料调控的下调基因主要参与调控细胞死亡、负调控凋亡、染色质的修饰、细胞生理途径、代谢途径以及生物合成等生物学途径。KEGG通路分析结果表明，MPLA材料调控的差异表达基因主要参与调控了核糖体蛋白通路、氧化磷酸化通路、细胞周期通路、肌动蛋白细胞骨架通路、蛋白酶体通路及溶酶体通路等。这些结果显示，MPLA材料化学结构的变化所调控的成骨细胞基因的差异表达，必然会影响细胞生物学行为。

⑤从细胞形态学、细胞黏附和铺展、细胞骨架、细胞增殖、细胞周期、细胞总蛋白含量以及细胞分化和矿化等几个方面，对PLA和MPLA材料进行了细胞生物相容性的评价。结果表明，MPLA材料有利于成骨细胞黏附和铺展，对成骨细胞的增殖、成骨细胞的分化和矿化都有促进作用。

⑥MPLA材料与成骨细胞相互作用的分子机制总结如下：

a.MPLA材料表面的亲水性—COOH基团，通过调控细胞的肌动蛋白骨架调节通路及相关基因的表达，有利于细胞早期的黏附和铺展；

b.MPLA材料作用后，细胞通过调控其核糖体通路，上调了核糖体蛋白基因的表达，促进了核糖体蛋白的合成，同时增强了细胞内DNA合成和细胞分裂，促进了细胞的生长和增殖；

c.MPLA材料作用后，通过调控氧化磷酸化通路，增加了细胞的氧化磷酸化水平，增强了细胞内的能量代谢；

d.MPLA材料通过调控蛋白酶体通路和溶酶体通路，有利于细胞的DNA损伤的自身修复和防御功能，同时调控细胞周期通路和p21基因表达，防止细胞过度增殖和细胞凋亡；

e.MPLA材料作用后，抑制Hdac1和Hdac5基因的表达，增强了细胞的转录活性，促进了碱性磷酸酶和无机钙的合成，促进了成骨细胞的分化。

上述结果显示，MPLA材料比PLA材料具有更好的生物相容性。

但是值得注意，MPLA和PLA二者仅是在侧链上引入了极为少量的羧基（由马来酸酐水解而产生），其量在$p-f$摩尔浓度之间，所引起的生物响应却十分深刻，一直持续到成骨的过程。显然这在生物材料的生物学观念上还需要给出更深刻的解释。

生物学观念的系统分析

从力学和化学表达相关生物学行为而深入到分子水平或者基因水平时,根据我们的探索和文献的报道,可以得到如图3.10所示的生命调控轴网图,这是一项尚未发表的研究成果。

从这张图可知,生物的调控并非简单的纵向调控(细胞信号通路),它还有复杂的横向调控(各种横向的信号交流:cross-talking),包括细胞信号通路的相互交流(singnaling pathways cross-talking)组织的相互交流(tissues cross-talking)、器官之间的相互交流(organs cross-talking),即在生物系统内部进行着纵横向的各级水平的相互交流。

这些相互交流是否有规律可循呢? 这个问题的答案如下:

第一,力学载荷可以导致生物学的可变剪接(alternative splicing,AS)行为的改变,换言之,力学载荷可以导致生成与原来产物(IGF)不同的产物(MGF),也就是力学载荷导致了不同的生物学行为的发生。生物相容性将力学的相互作用作为重点乃至核心内容考察是现代的进展(2018)。我们虽然早于2018年展开了这项研究,但仍有许多问题需要回答。

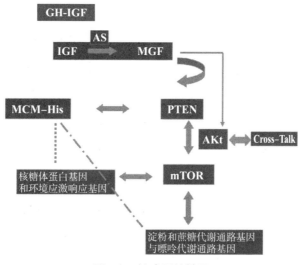

图3.10　生命调控轴网

第二,IGF与激素为生理轴性质的主导要素,生长激素(growth hormone,GH)和胰岛素样生长因子-1(insulin-like growth factor 1,IGF-1)的分泌会持续下降,因为在大于60岁的个体中测出的水平都是低的。这种现象叫作生长激素缺乏,人们重组出GH,广泛用作抗衰老药物,但缺乏有效的证据。相反,有几个GH-IGF轴单调下降产生的突变,则与实验小鼠的寿命延长有关。在人体中,也检测到相应的或类似的突变,但这些突变是否能延长寿命还需进一步研究。在小鼠实验得出的生命期延长是因为GH下降的强效应,产生出如下设想(假设):药物的作用抑制了而不是增强了GH的作用则可能延缓衰老。因此,小数量的变化使人体GH-IGF-1轴的活性下降,以免患上癌症和糖尿病,这两种疾病都是与人体老化相关的高发病。对大鼠试验观察期GH-IGF-1轴的改变以及对其生命期的影响,表明所述人体相应于或类似于突变的克服,以及医学阻断人体内的GH-IGF-1轴以增加寿命和治疗的潜在机制,还需就所得数据进行综合讨论后给出定论,换言之,目前还不能给出确切的定论。

但是无论如何,GH-IGF轴在整个生命期中有着重要的调控作用,同时GH和IGF的功能是相反调节的,这与本调控网结构研究的结论是一致的,即在整个生命轴网中正负同时调节在随时进行,GH-IGF是其中之一。

第三,调控服从正负同时调节的机制,这可能与其能量综合利用有极大的关系,同时生命把正负调控所需的分子按照需求进行储存,达到既能充分发挥其功能所需,也不浪费的目的。这就需要整合优化整个生命体系,而不只是局部优化问题。这还需要进一步地研究。值得注意的是,GH-IGF轴从下丘脑运作开始,贯穿人的发育、生长、衰退和死亡的全过程。

第四,正负调控机制存在于DNA的复制中。这个机制是十分重要的,它与另外两个正负调控机制,即应急响应正负调控机制和代谢响应正负调控机制密切关联,这里有必要作出更加详细的阐述。

MCM(微小染色体维持蛋白复合物)是DNA复制的起始点定位的主要复合体。MCM由Mcm2,Mcm3,Mcm4,Mcm5,Mcm6和Mcm7等6种蛋白组成,它们在真核生物中是高度保守的。这些蛋白是随着细胞周期蛋白的调节而进展的,也是DNA复制起始和延长所必需的,其目的是保证DNA链的准确复制和延长。譬如,MCM4/CDC54,MCM5/CDC46,MCM7/CDC47这3个基因,最先是在细胞分裂周期突变中识别出来的,在酿酒的酵母中,6个Mcm2—7蛋白(分别由MCM2,MCM3,MCM4/CDC54,MCM5/CDC46,MCM6和MCM7/CDC47编码)都是细胞存活所必需的。

Mcm2—7p(微染色体维持蛋白复合物)会形成一个同源六聚体的环形结构,被称为MCM复合物。在细胞周期的G1期,MCM复合物结合在染色体的复制起点上,组装成复制起始复合物的一部分。复制起始复合物其他部分包括原点识别复合物(ORC;Orc1—6p),Cdc6p和Tah11p (aka Cdt1p)。DNA中的ORC复合物激活后会结合到MCM蛋白上。从

G1 期到 S 期的转变过程中,ORC 复合物和 MCM 蛋白都会被 S 期特异性的周期蛋白依赖激……酶会转换复制起始复合物成为激活的复制复合体(replication……沿着 DNA 用复制叉(replication fork)进行移位。在其他的……令到染色质上,直到有丝分裂完成,防止复制重新……位,在 G1 期的细胞核内累积起来,之后从细胞……类中的 AAA + 的一员,并具有 ATP 结合位点。虽然单独的 MCM 蛋白是没有显著 ATP 酶的活性的,ATP 酶活性至少由两个 MCM 蛋白结合产生。

MCM 与核心组蛋白处于正负联动调控。染色质由一系列的核小体组成,核小体是两个 H2A-H2B 二聚体和两个 H3-H4 二聚体形成的八聚体。在酿酒酵母中,每个典型的组蛋白均由两个基因编码:H2A 由 HTA1 和 HTA2 编码,H2B 由 HTB1 和 HTB2 编码,H3 由 HHT1 和 HHT2 编码,H4 由 HHF1 和 HHF2 编码。这 8 个基因分成 4 对趋异转录位点:HTA1-HTB1 和 HTA2-HTB2 ,每个编码组蛋白 H2A 和 H2B,HHT1-HHF1 和 HHT2-HHF2 ,每个编码组蛋白 H3 和 H4。由于这种冗余性,任意一个组蛋白基因座的缺失都不会致死。H3-H4 蛋白二聚体通过四螺旋束在 H3 的 C 端进行相互作用;H2A-H2B 蛋白二聚体通过相似的四螺旋束在 H2B 和 H4 的 C 端与中间的 H3-H4 四聚体相互作用。约有 150—bp 的双链 DNA 被缠绕到组蛋白八聚体上作为负超螺旋(negative superhelix)的两圈。

Clb-Cdk1 的调控可能是微染色体维持蛋白复合物基因和核心组蛋白基因形成负相关模式保守性的原因。

因此我们的研究从生物学的调控关系上找出了 6 个 MCM 家族基因与 8 个组蛋白家族基因形成负相关模式的生物学证据,如下:

其一,在微小染色体维持蛋白复合物 MCM 基因的转录过程中,于 M 后期和 G1 前期,两个同源抑制子 Yox1 和 Yhp1 不表达,同时,MCM 基因的启动子被解除抑制。转录因子 Mcm1,不需要 DNA 结合其他激活蛋白,就能明显驱动 MCM 基因的转录。

除了 M/G1 期以外,在绝大部分的细胞周期中,转录因子 Mcm1 与具有同源结构域的抑制子 Yox1 和 Yhp1 结合,形成 Yox1-Mcm1 和 Yhp1-Mcm1 复合物,在这些 MCM 基因的启动子区,共同抑制 MCM 基因的表达。

以上发现表明,两个同源的抑制子 Yox1 和 Yhp1 在 MCM 基因的转录过程中发挥着重要作用,然而文献还表明,当前还不知道 Cdk1(Cyclin-dependent kinase 1)是否直接控制同源抑制子 Yox1 和 Yhp1 的活性,但是这两个抑制子特别是 Yox1,是 Clb-Cdk1 调控的对象,这些事实表明同源抑制子Yox1和Yhp1至少是被Clb-Cdk1间接调控的。

其二是核心组蛋白基因的转录过程。在G1后期和S前期,细胞周期信号解除SWI和SNF对HIR复合物的抑制作用,抑制HIR,Asf1,Rtt106因子的核小体组装活性。同时细胞有丝分裂的Clb细胞周期调节蛋白也会特异性地减弱HIR复合物的抑制作用。细胞周期信号将由Hir1,Hir2,Hir3和Hpc2组成的HIR复合物从共抑制子转变为共激活子,组蛋白特异性的转录因子Spt10,在G1期到S期的激活子SBF(Swi4细胞周期结合因子)和MBF(MluI细胞周期结合因子)的共同作用下,通过组蛋白上游激活序列元素,激活组蛋白基因的转录过程。

除G1/S期外,RSC复合物以细胞周期和HIR复合物依赖的方式被招募到HTA1-HTB1的启动子区。在细胞周期信号的作用下,转录抑制子HIR复合物,在RSC复合物、RTT106等的抑制作用下,共同抑制histone基因的转录。

组蛋白基因转录的抑制,主要是由进化保守的HIR复合物组成性地结合到4个组蛋白基因启动子区的负调控元素上来完成的。目前,有关HIR复合物抑制组蛋白基因转录的详细机制仍在探索之中,HIR复合物很可能是通过在G1/S期外创建一个抑制结构参与染色质结构的修饰的。

以上事实表明:HIR复合物不仅作为共抑制子,而且还作为共激活子,共同调控组蛋白基因的转录过程。文献还表明HIR复合物是Clb-Cdk1激酶直接调控的对象,这个调控过程通过Cdk1激酶将HIR复合物的残基进行磷酸化。而Clb细胞周期调节蛋白正是通过识别HIR复合物残基是否磷酸化来调控HIR复合物,进而调控核心组蛋白基因的转录。Clb-Cdk1激酶在MCM基因和核心组蛋白基因的转录过程中扮演着极其重要的角色,它通过一个共调控和一个负调控来控制这个保守的负相关模式中MCM基因和核心组蛋白基因的抑制或激活(图3.11)。

在有丝分裂的后期和G1期的前期,Clb-Cdk1激酶会激活一套完整的调控程序,通过抑制核心组蛋白基因的转录,以提供能量来最大化地激活微小染色体维持蛋白基因的表达。在G1期的后期和S期的前期,Clb-Cdk1激酶减轻对HIR复合物的抑制作用,使核心组蛋白基因的表达达到峰值。微染色体维持蛋白基因用来编码微染色体维持蛋白复合物,核心组蛋白基因用来编码组蛋白。这两种蛋白在酵母菌的细胞周期过程中都是同等重要的。微染色体维持蛋白复合物对DNA链复制的起始和延长,特别是复制叉的形成和延长起着重要作用,而且微染色体还是维持蛋白复合物和复制前复合物的主要组成部分,

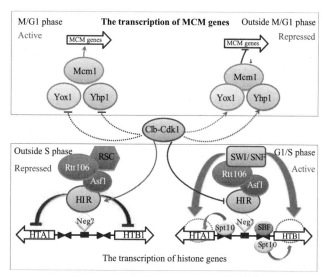

图3.11　MCM基因和核心组蛋白基因的调控关系

而核心组蛋白是染色质组装所必需的。在S期,细胞必须复制它的DNA和染色体。在G1期的后期,核心组蛋白基因必须提供足够的核心组蛋白,以组装复制的基因组到染色质中。微染色体维持蛋白基因和核心组蛋白基因这种功能上的相似性恰恰反映了一个事实:核小体组装是在有复制叉复合物伴随的情况下进行的,其中复制叉复合物就包括这些微染色体维持蛋白。

微染色体维持蛋白复合物基因和核心组蛋白(histone)基因虽然具有相反的表达趋势,但是它们具有显著的功能富集性,而且这两组基因功能富集的显著性要比微染色体维持蛋白复合物基因或核心组蛋白基因的高,主要体现在:共同参与DNA构象变化;蛋白质-DNA复合物的组装;细胞的大分子复合物的组装;细胞成分的组装和合成;等等。本文推测这两组基因可能都同时参与某一生物学过程或构成某一组分,但是它们的表达因为能量供求关系的平衡,需要在酵母菌细胞周期的各个不同时期维持此消彼长、时而激活、时而抑制的状态,但依旧维持相反的变化趋势,以在不同时期最大化地激活微小维持蛋白复合物基因或核心组蛋白基因的表达。

总结起来有如下几个方面的发现:

①微染色体维持蛋白家族基因与核心组蛋白家族基因的表达是负相关的,但在MCM或核心组蛋白组内是正相关的,称为正负相关调控机制。而且这个模式均发现于alpha 26,alpha 30和alpha 38三个数据集。

②传统观点认为,负相关的两组基因一般来说没有功能上的相似性,然而将这两个基

因家族的基因一起作基因集富集分析之后发现,这两组表达相反的基因之间也具有显著的功能相似性:共同参与DNA构象变化;蛋白质-DNA复合物的组装;细胞的大分子复合物的组装;细胞成分的组装和合成;等等。

③将NCFCA算法应用于酵母菌12个其他细胞周期过程的表达数据[GSE14565, GSE12822, GSE16911, GDS2347, GDS2350, GSE4987, GSE3182, alpha, cdc15, cdc28, E-TABM-587(alpha-factor), E-TABM-587(cdc28)],通过处理分析之后发现,在这12个数据集中也发现微染色体维持蛋白家族的基因与核心组蛋白家族的基因也会形成负相关模式,这两个家族基因之间的负相关模式可能在细胞周期过程中是保守的(不变的)。

④进一步分析表明:这两个家族基因之间保守的负相关模式很可能是由Clb-CDK1激酶通过一个共调控和一个负调控来实现的,Clb-CDK1主要在细胞周期过程的不同时期激活或抑制这两组基因的表达。

另外,进一步的研究发现,上述正负相关调控机制还存在于应急响应和代谢响应过程之中(详细研究情况,请阅读涂旭东的博士论文)。

如果把GH-IGF轴和我们发现的3个基因正负相关调控机制(微小染色体维持蛋白复合物基因-核心组蛋白基因、核糖体蛋白基因-环境应急响应基因、淀粉和蔗糖代谢通路基因-嘌呤代谢通路基因)联系在一起,并考虑细胞信号通路的相互交流(cross-talking)乃至组织器官的相互交流,就可以总结出如前所述的"生命调控轴网"。说这个生命调控轴网就是生命的全部信息也不为过。

所以,有足够的理由认为,生命全部信息的调控机制都源于一个中国人早就认识的"太极"(机制)。关于这一点,后面章节还将进一步讨论。但是,作为生物材料学研究所遵循的生物相容性原则也一定会遵循这个机制。我们建议将"生物相容性"概念更替为"生物谐变性"概念,因为生物谐变性表达出的体内多种相互作用关系,与前述威廉姆斯的表达是一致的,而且表达更形象。

总之,生物响应系统均具有相互(相反)作用的要素,它们是三元谐变性质特征的运行规律,或许生物深谱大自然的规律,那么三元谐变就是大自然的运行规律吗?若是,这个规律又怎样与种种现象深刻关联起来的呢?这是我们要深入讨论的问题。

4　能量相互转换关系

物质的运动体系都是能量相互作用的结果。不过,在这个体系中始终存在着物质、能量和信息三者的联动,这与还原论科学的物质演化历程是不一样的。这里,我们可以作一些简单的讨论。

迄今,还原论科学只认为物质是由电磁波运动演化而成的,最著名的例子是"真空零点能"实验(朱国华 等2005),该实验认为物理真空中什么都没有,只有电磁波,所以电磁波成了还原论科学的物质基础。而整体论认为物质的起始运动和演化是电磁波和声波共同构成的,否则许多现象都无法解释。

如果只有电磁波,电磁波相干会有波动振幅增强或减弱等变化,却无法阐述角动量的产生,而重要作用的角动量在现代物理学中是默认存在的参量。在整体论中,电磁波与声波的相干会产生"曳引效应",即有拽曳而改变方向的运动产生,如图4.1所示。

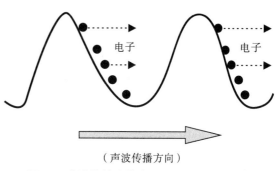

（声波传播方向）

图4.1　声波的拽曳效应(此图引自百度百科网)

所以,可以认为,电磁波–声波相互作用才是物质运动演化的必要前提。理解了这一点,才可以进一步去理解《易》,所以说《道德经》是在解释《易》,有许多先贤是这样认为的。在此不再一一列举。

王洪吉的新量子力学还强调,用八元数表达量子力学波函数是运动方程的统一,但并不是力学的统一。然而,力学也可以是波动表达。例如,一根细的弹性杆,密度为ρ,当两端受到拉伸载荷(张力T)时,这根细杆产生波动(频率v),这三者的关系为$v = (T/\rho)^{1/2}$,可以转换为$T = \rho v^2$,这个方程与牛顿运动方程$E = 1/2(mv^2)$在形式上是一致的。值得注意的是,密度通常被看作均匀的,或者质量是恒定的,现代发现它们都是可变的。因此,在运动中的不变量是特定条件下的产物,变量才是通行的规律。换言之,物理世界中不存在不变量,这才是真实的运动观念。

看来从物理学角度认识生物材料也显得很复杂,或许从能量的角度看问题可能简单一些,但是可以得出物质反应、演化或运动中所有的能量都是相互转化的。图4.2即是蛋

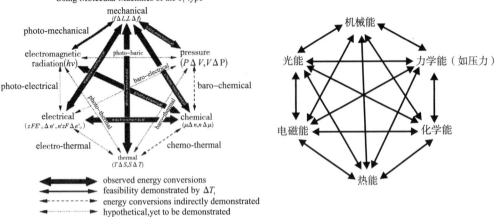

图4.2　蛋白质分子的能量转化图

　　左图出自Urry（1997），右图是根据左图翻译的。左图有如下的图解：自由能转换的六边形线图，依据蛋白质和用肽基高分子工程合成多肽链的疏水折叠与自组装转变温度（T_t）图画出。粗箭头表示已有直接证明的能量转换，虚线箭头表示有不那么直接证明的能量转换，点形箭头表示尚未见到明确的能量转换。

白质或人工多肽的能量转变图，表明各种能量间的相互转换关系，说明能量体系是一个能量互相作用、转化、演生的系统，单一的能量表征应该都是有不足的。需要指出的是，该图中并未给出声能，需要补充。

　　总而言之，回顾生物材料中的生物相容性问题都反映出：无论是从化学的、物理的，还是生物的角度，我们都还没有把握住生物的大自然运行本质，但总体的信息表明，三元谐变是其核心。这需要我们花费足够的精力去理解。

5 大自然演生规律的探讨

从对心脏的新近解剖及其研究可以看出,人们开始注意到心脏的3个"8字形"即双螺旋形构造及其临床意义。然而我们要思考的是,这种双螺旋构造的基本要义是什么? 这对我们设计医用生物材料有什么重要的意义吗? 人们经常拿同种移植病理学作为器官移植的"金标准",与这种构造有关吗? 答案是肯定的,因为这是大自然的演进规律所决定的。

大自然的演进规律一直是自然科学家们致力探索的基本问题。在这个问题上,中西方的科学家有不同的认知。西方科学家致力于把"黑箱"变成"白箱",采用了分解、探索的方法试图还原物质的本质,目前已经达到微粒子阶段,试图找到"基本粒子",进入"信息"(即协变量子场)分析的前沿(如图5.1所示)。

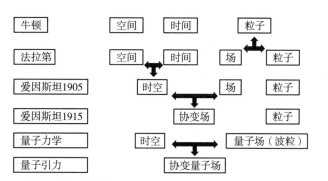

图5.1 量子引力之旅(《现实不似你所见 量子引力之旅》图7.8改编)

5.1 大自然演生模型

大自然按照什么模型演生的问题实际上就是"物质、信息、能量"三者之间应该是什么关系的问题。这也是科学中最基本的问题。其答案当然只有两种情况:一种是分立模式[图5.2(a)];另一种是联立模式[图5.2(b)],即"三元谐变"模式。西方科学家们习惯采用分立模式来分析问题,即两两相互作用关系,因而忽略了三元谐变模式;中国从古自今喜好采用三元谐变模式[例如太极图5.3]。那么,大自然究竟是按照哪一种模式在运行呢?这就是这一章要探讨的问题。

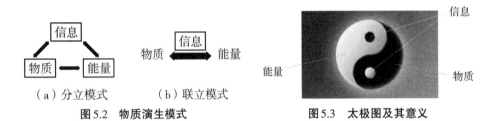

图5.2　物质演生模式　　　　　　　　　图5.3　太极图及其意义

为什么太极图是联立模式,是三元谐变的? 这就需要请教我国古代先圣老子了。《老子》(亦称《道德经》)关于太极图的著名论断是:"万物负阴而抱阳,冲气以为和。"(篆文本《老子·德经》第5章)显然有"阴、阳、冲"的作用在其中。这里需要关注"冲"与"为"两个字的本义。

冲字的甲骨文字如图5.4所示,《说文解字》对"冲"的解释是:"冲,涌摇也。"人们通常所说的太极图即"阴阳鱼"是不准确的,因为忽略了"冲"的涌摇作用,与太极图表达的本义相去甚远。

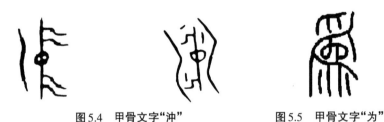

图5.4　甲骨文字"冲"　　　　　　　　图5.5　甲骨文字"为"

而"为"字在甲骨文中字形比较多,本书选择东汉许慎《说文解字》中的字样(图5.5),其解释是"古文为,象两猴相对形",特别像两猴相互"拥抱"在一起的样子,带有亲密无间的意义,也可释为"纠缠在一起"。

"万物负阴而抱阳,冲气以为和"的解释是:万物都是由阴气和阳气两个部分组成的,在冲气的涌摇作用下纠缠在一起构成的和谐的整体。所以,这个体系正是三元谐变的准确描述,而且表明"阴""阳""冲"三气缺一不可,它们和谐地稳定存在。这可以用现代数学

中的复共轭函数来表达,即:

$$f = a + ib$$

而且必须满足黎曼–柯西规则,即:

$$a^2 + (ib)^2 = 常数$$

值得注意的是,这样的表达会产生"演生"的后果,也就是会出现与 a 和 b 均不一样的物理特性。例如化学反应的电子亲合能 A 和电子解离能 I,在化学反应中都是参与相互作用的,这样化学反应才能进行,于是有

$$f = I + iA$$

当满足黎曼–柯西规则时有:

$$I^2 + (iA)^2 = 常数$$

$$i^2 = -1$$

所以有

$$I^2 - A^2 = (I+A)(I-A)$$

这在量子力学算法理论的密度泛函理论中表达的是化学势

$$\mu = -1/2(I+A)$$

和化学硬度

$$\eta = 1/2(I-A)$$

显然化学势和化学硬度与电子亲合能和电子解离能不在一个能量层面,却又是由前两者共同构成的后两者。后两者为新生成的能量层级,其物理性质与前两者是不相同的。如此,阴(A)阳(I)冲三者缺一不可(充分必要条件:黎曼–柯西规则)。但需要再次强调,有"演生"出的新物象(物相)在其中,所以有"三元谐变"之说。

《老子》第1章就给出了与《结构中波的传播》相同的结果。这是十分令人称奇的事情。

道,可道也;非,恒道也。名,可名也;非,恒名也。

无,名,万物之始也;有,名,万物之母也。

故,恒无,欲也,以观其眇;恒有,欲也,以观其所噭。

两者同出,异名,同胃玄之。有,玄,众眇之门。

理解《老子》的这段话,至少需要正确理解如下六个字,一是"眇",二是"噭",三是"所",四是"玄",五是"门",六是"非"。值得注意的是,我们对《道德经》之类的经典解说,不能够按照现代的字义去解说,而要采用最古典的《说文解字》或《说文解字注》之类的字

典释义来解释。还要注意《老子》时代大多运用的是"单字",要在完整的语义中去理解。这里给出所述的六个字的理解。

"眇"字为一个会意字,一目小也,作"小目"来理解。人有双目(常说的眼睛),能感知实物,称为"视",即人的双目通过感知光(电磁波)来判断(看到了)物体的大小、颜色、形状等性质。而比双目小的小目,其感知则为"观",称为"谛视",与双目感知的"视"是不相同的。显然,《老子》用"观",不用"视"来表述,故"眇"就不是用眼睛来感知万物。那么,这个小眼睛指的是什么呢? 那是"第三只眼",比人的双目小,指的是松果腺体。据研究,松果腺体同样能够感知"电磁波",人在胎中,眼睛没有睁开,对光的感受就是通过松果腺体完成的,人出娘胎之后,还可以使用松果腺体来感知,但因双目的使用导致松果腺体逐渐退化、萎缩,于15岁左右就没有"谛视"的功能了。但是,在一些动物中一直保留着松果腺体的"谛视"功能,如鱼类、两栖动物、爬行动物和鸟类,这些动物的松果腺体终生都有光感受性能,而哺乳动物的松果腺仅在幼年时才有光感受能力。这里明确了"无"与"眇"的关系,所谓"无"这个"万物之始"乃是指现代物理科学中的电磁波作用。这与现代物质科学的表达是完全一致的。

"所"字,《说文解字》解释为"伐木声"。《诗》曰:"伐木所所。""所所"为伐木时发出的声音。

"噭"字,《说文解字》解释为"吼"或"呼",显然"噭"与声音相关。那么,"万物之母"的"有"是与声波运动相关的。"有"既然是"万物之母",我们有理由认为"有"即是现代物质科学中的"基本粒子"之类的含义。不过,"有"与声波的关联是"玄"的必需且必然的结果。

"玄",古文字的写法为"8",从甲骨文来,这个形象犹如双极旋转,很像现代的"量子纠缠",如果一个量子为左旋,另一个则为右旋。从《自然》杂志了解到,这样的量子纠缠在一定条件下可以使粒子或者原子聚集在一起,例如可以使多达3 000个原子纠缠在一起(麦克康奈尔 等,2015),这就是双螺旋的力量。双螺旋的物质机制还要在后续章节中详细讨论,涉及斐波那契数列。

"门"字,在理解《老子》时,被误解得最多,基本上是望文生义的结果。这里的"门"不是"开门"的门,而是闻听的意思,门者,闻也。如同"眇"需要"谛视"一样,"门"需要"谛听"。也就是说,"门"不是用耳朵听到的声音,而是"谛听",一般是指骨传感的作用。现在已知,许多动物有通过骨传感感知声波的能力,特别是一些耳朵不能听到的声波,例如次声波,耳朵听不到,但骨却可以传感。2004年,印度洋发生的海啸使斯里兰卡失去了3万多条生命,而动物却安然无恙。由此看来,现代人对声波的感知能力是远不如动物的。因此,这里的"门"是对声波感知的描述。

然后还有一个特别的字,也是最重要的一个字"非",这个字一般都会望文生义,作否定意义解,如"非常"就是不寻常。然而,《老子》文中的"非",是指鸟"飞翔"运动中"飞"这个形象。"飞"字的甲骨文字如图5.6所示。可以看出,"非"字是甲骨文"飞"字的下半部分(不含鸟的尾巴),那就是鸟的两只翅膀。

所以《说文解字》解释说:"非,违也"。因此,我们理解《老子》,需要正确理解"非"的字义,才能够理解后面引出的两个部分"无"和"有",因为飞翔是需要两个翅膀协同运动(谐变)的,而左右两只翅膀是相背的。另外特别要注

图5.6　甲骨文字"非"

意,鸟能够感知电磁波,还能感知声波(特别是人耳听不到的次声波),因此才有"无"与"眇"、"有"与"噭"的关联,还有"眇"和"门"的关联。由此用现代的科学语言正确地表达就是:物质为电磁波的聚集并形成结构,物质固有的结构是带空隙的,其中传递着电磁波和声波,电磁波和声波是可以被感知的,是同时存在于物体中的,而且是同时运动着的,电磁波是因声波而旋转的。

另外,还有一个"之"字,其字义是"上出"的意思,即是"产生出来"的含义。与现代"之"字当作"的"理解相差很远。

因此,宇宙间的万物都是电磁波与声波(纵横波)相互作用的产物,即"同胃玄之"——电磁波和声波相干作用而产生出和谐共振新系统。当"无"作为"无形"时,电磁波和声波都是无形的,不能被看见,却能被感知(观),现代可以用物理测试方法探测出它们的信息而做出科学的描述,如波动方程;当"无"作为"无质量"时,"无"则是指无质量的声波,因作电磁波运动产生出声波,声波是最终的"无",潜在的意义是:物质的有形结构是无质量的声波与有质量的电磁波作用的结果。换句话说,就是物质的有形体因纵横波相互作用才能够形成。

因此,这段话的意思是:

"道"是能够阐述的;例如鸟儿飞翔着的两只翅膀(非)的运动(规律)即是永恒的道。运动规律可以称呼,就像鸟儿飞翔着的两只翅膀能够称呼一样。一是"道"的一部分运动规律称为"无",代表着万物产生的初始状态;二是"道"的另一部分运动规律称为"有",表示万物产生的母体。要是恒定地处于"无"这个状态,那就表明是想去考究物质结构中的"电磁波"运动的规律;要是恒定地处于"有"的状态,那就表示是想去考察物质构造内的声波运动(所、噭)的规律。"无"和"有"二者如同一个硬币的两面,同是一个物质(体),称呼不

同罢了。这两者的相干(就像胃产生胃液与食物相互作用那样)导致"旋转"运动的发生。"有形体"作为电磁波能量聚集体(粒子性)物质的旋转运动,导致各种"电磁波"粒子运动产生出"声波"来。

这里再次强调,《老子》对宇宙物质运动规律的探索可以从三元要素开始,一是"无",二是"有",三是"旋转",即:电磁波、声波和旋转三元要素的运动规律是宇宙物质运动的规律。物质要素是电磁波和声波,它们在相干作用,旋转运动信息是理解纵横波动的关键要素,也就是说,物质的探讨是通过运动信息来表达的。这与现代科学的研究方式一样,所不同的是,《老子》把无质量的声波当作物质的基本要素了,这与现代科学中的物质科学是不同的。《老子》中把"声波"的作用看得尤其重要,把掌握了宇宙规律的人称为"声人"(通行本《老子》中称为"圣人")。

正是因为《老子》把"声波"作为物质的基本要素,形成了电磁波、声波、旋转运动(冲)这样的"三元要素"运动规律的科学系统,这"三元要素"是一个整体,又可以考察,因此构造出的"整体论科学"既是可以分析考究的,又是系统整合的,其整合就是《易经》的"六十四卦"模型,后面将看到这个整体论模型是完全可以用数学表达的,按照严格的科学即用数学语言表达的科学,所以中国的"整体论科学"是严格的科学体系。所以也可以认为,《易经》是中国整体论科学的"模型"版本,《老子》是中国整体论科学的"文字"版本。

这一部分内容还要深入讨论,那就是物质如何从"无"到"有"演生出万物,并贯穿在本书之中的。这里只是说明:一则《老子》是讨论宇宙物质的演生即运动转化规律的书籍,二则物质运动演化中两个要素("无"和"有")是同时出现并密切相互作用的(后称"关联对",经过提炼成"阴阳对"),关键的是这两个要素的紧密作用为最重要的"特征",是最值得关注的。

所以可以认为,细胞感知的是材料波动的(纵横波)信息。起关键作用,也最重要的,是可与细胞产生共振的那个部分。波动是力学的,《结构中波的传播》采用的就是力的频谱效应。这个频谱效应是生物材料结构设计需要重点考虑的内容,也就是需要从自然演生出的材料结构的仿生制造才可以达到这一目的。只有如此,才有可能设计出满足生物相容性的植入体(医疗器械)。这是本书的一个重要观念。

5.2 演生和谐的特征——双旋运动

上一节给出的演生基本模式以及《老子·道经》第1章的注释可以得出"太极"运动模式是三元谐变模式(在《老子·德经》第8章中给出了明确的表达)。在《老子·道经》第1章中还给出了极其重要的信息,那就是"玄"("8"字形的双旋运动),"冲"基本上是通过"玄"

(双旋运动)来实现的。

双旋运动是大自然的基本运动之一,1998年上海教育出版社出版的《数学趣闻集锦》一书大量引用《生命的曲线》中的内容,说明曲线与数学的关系,证实生命中到处充满着曲线、充满着数学原理。另外,2000年4月28日《参考消息》(报纸)的"科学技术版"刊登了"螺旋形林林总总、大自然鬼斧神工"的文章,其内容是英国罗伯特·马修斯在《焦点》(4月号)上刊登的"自然界的螺旋"文章。这篇文章概括了《生命的曲线》的内容,也增加了一些新的科学发现。由此可以认为,螺旋形的曲线是宇宙时空中生命起源、生命形态演生和演化的基本范式,所以在科学以及美学等诸多领域都成为重要研究内容,总结起来有如下3点。

1.宇宙在螺旋中诞生演化

宇宙起源的大爆炸理论告诉我们,在宇宙的早期,温度极高(在100亿摄氏度以上),物质密度也很大,而整个宇宙达到了平衡状态。这时的宇宙中只有中子、电子、光子和中微子等基本粒子形态的物质。但是,因为整个体系在不断地膨胀,温度很快下降。当温度降到10亿摄氏度左右时,中子开始失去存活的条件,要么衰变,要么与质子结合(形成重氢、氦等元素),这就是化学元素形成的开始。温度下降到100万摄氏度后,早期的化学元素形成过程结束。这时宇宙间的物质主要是质子、电子、光子和一些比较轻的原子核。当温度下降到几千摄氏度时,辐射减退,宇宙间的主要物质是气态的物质。气体逐渐凝聚形成气云、星系,最后开始形成宇宙的雏形。重要的是,宇宙中80%的星系都具有旋涡结构,称为旋涡星系。最早的旋涡星系是1845年由罗斯观测到的猎犬座星系M51。旋涡星系的特征是:中心区为透镜状(两面凸起),周围是扁平的圆盘。从凸起的核球两端延伸出若干条螺旋线旋臂,叠加在星系盘上。旋臂是旋涡星系外形的主要特征。大多数旋涡星系有两条旋臂,少数星系有三条及以上旋臂。

之所以如此,人们认为是无所不在的引力在其中起关键的作用。显然,宇宙中诞生的"旋转密码"一定遗传给了地球,让地球在螺旋曲线中演替进化。

2.地球在螺旋曲线中进化

地球始终在自转和公转,其运行轨道自然是曲线。地球自转时,其上的运动物体必然要承受一种作用力,这种力因法国物理学家科里奥利的发现而命名,叫作"科氏力"。该力的大小等于物体运动的速度、地球自转的速度和物体所在纬度的正弦这3个因子的乘积的2倍。地球自转速度越快,科氏力越大;反之,则越小。在北半球,它指向运动物体的右方90°,在南半球则指向左方90°。所以同样的物体在南北半球的旋转方向刚好相反;因此画出来的图形就像中国的"太极图"一样。

3. 生命在螺旋曲线中进化

既然天地都在旋转之中,地球上的生命自然同样要受到力的作用,无一例外,这些生物都能发现旋转的痕迹,小到生物分子,中到病毒和细胞的结构,大到生物器官乃至整个个体。不论动物、植物,还是人体都是如此。例如:

在双螺旋的DNA,在RNA、多肽、蛋白质、酶、淀粉等分子中都有多重旋转形态存在。

细胞的许多小"器官",如染色体、鞭毛以及纤毛中的微管、内质网、高尔基体、线粒体、核小体、收缩泡的收集管、细胞表面的纹路、精子运动等都呈螺旋形排列。

至于器官,其螺旋形态处处可见,水螅刺细胞中的刺丝、轮虫类的轮盘、软体动物的壳身(螺壳、贝壳等)都呈螺旋形等,不胜枚举。

特别地,人体皮肤是由三旋胶原(三条左旋原胶原分子复合成右旋的胶原单位)构成的,人体心脏具有三重螺旋构造,脑回路、肠道也都是呈螺旋状排列的。

因此,可以毫不夸张地说,无处不在的螺旋形是生物机体的基本运动形式,是生命存在的基本条件,而螺旋线形结构是物质体的基本形态。

那么,双旋运动作为"太极"形象的"三元谐变"模式是大自然的基本模式吗? 大自然为什么会采取这样的模式运动呢? 这需要更深入地认识大自然才能解释这些问题。而这样的认知似乎只有经典的《易》(亦称《易经》)才能够告诉我们关于这些问题的答案。

5.3 大自然的演生规律

现代物质科学研究已经表明,电磁波是物质的基础,而《老子》认为物质的基础是"纵横波对",至少物质的演生过程是如此,即物质的运动、演生和变化的基础除了电磁波的作用之外,还有声波的作用。那么这个认知从哪里来的呢? 也就是它源自何处? 通过文献的研究,发现这个答案是来自"太易"。让我们从《易》开始讨论。《易经》之前也称作《易》,后来才称作《易经》或《周易》。可以认为,《易》是描述宇宙演生演化的。

首先,自从人们认识了太阳,同时就认识了太阳风,形成了"易"这个字(如图5.7所示)。

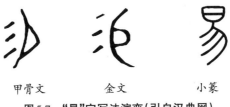

甲骨文　　　　金文　　　　小篆

图5.7 "易"字写法演变(引自汉典网)

从"易"太阳风的回溯(反向探究),达到了"太易"的境地,其结果恰与现代科学的结论一致。

图5.7中的小篆"易"和现代的"易"字形相近,但甲骨文和金文的"易"与现今的"易"字形相去甚远。那么最原始的"易",即甲骨文和金文"易"表达的是什么呢?

从甲骨文和金文来看,"易"字右边是"太阳"球体的表达,写成"日",日中的那一横据称表达的是太阳有"黑子"。"易"字的左边是平行的辐射线,太阳辐射为光。它描述的意境就是"太阳风",这肯定是可以领会的。就现今科学的理解:太阳辐射的光是电磁波,中间是太阳球体与辐射的边界。因此可以认为,中国人的"易"所指的是"太阳风"。在雷元星的著作《人类的科学:在这个星球上我们的探索》中也持这种观点。

依照上述,我们就能够理解,为何《易经》中的"乾"卦要画成三条连续线的了,即所谓的"乾三连",它也起源于波动的"线"(太阳辐射的电磁波)的示意,如同现今的表达方式一样,当然你也可以联想到"太极图"中的"S形"曲线,表达的意思同样出自此。但"乾"所指的太阳可能还有更深层的意义,那是包括太阳及太阳风在一起的,显示出太阳及其太阳风具有极高的活力——形成太阳系,含有"不易""变易"和"简易"三大规律在内。表明"易"即太阳风变化强烈,却有不变的基本规律,但可以简单地刻画。

所以笔者认为,中国人形成太极演生模式下的三元谐变论,并不是凭空想象,而是依据太阳及其太阳风的运动和演化规律而提炼出的一种科学模式,有充足的事实观察与考究的客观依据和理性提炼规律。这是科学的方法,目前的科学也是如此。但这些在科学文献中的确也是显得很不够的地方。

涉及中国古代与科学之间联系的事情,由于那时并没有"科学"这个词汇,所以一般认为是用"格物致知"来阐述的,这已是很后来的事情了,汉代以前并不是"格物致知"的。不过现代科学的基本方法是"格物致知"的模式,即通过分解来求其内在结构、寻其规律。因此,我们可以把古代的论述与现代"格物致知"的一些实验事实相联系,如果表达的内涵一致,我们就没有理由说"那"不是科学的了。

所谓"太阳风"就是太阳刮出来的风。先哲们把这个太阳风写作"易",而后将其运动演化及其规律总结归纳成书,再后来《易》被奉为经典,且摆在所有经典的第一位,可称作《易经》,也出现叫作《周易》的。对于《周易》中的"周"也出现了许多的诠释,看来周而复始、循环有道(波动周期)是一种贴切的诠释。

同样地,我们也可以追本溯源,从太阳风中探索出最本源的物质基础。这一点,中国先哲们也做得很出色,即"易"之前是"太易"。"太"与"大"字同义。参阅《老子》有"道大,天大,地大,王亦大",以及"人法地,地法天,天法道,道法自然"的论述。至少可以理解到"太"或"大"所指的是最本源的物质的运动规律,因为"天法道"。进一步理解就是"道法自然"了。然而,对于"自然"也有不同的解说,《说文解字》却说"自,鼻也","然,燃也"。看来燃烧是常见的物质转化方式,大火燃烧,火光冲天,大家一定是见过的,这里见到的光是可见光,是科学上电磁波谱的一个可视部分;而鼻子也与此相关,鼻子可嗅,嗅出物质燃烧所传出的"味道",这是能量波动给鼻子的传感效应,其中包含着电磁波和热源释放出的压力波(纵波),当然也有物质粒子碰撞的声波(纵波)等,"波"和"粒子"杂存一体的特征被描述为"波粒二象性",这是现代最为诡异的科学量子力学的功绩。看来"道法自然",即"道"效法的是波动(包括纵横波)和粒子混成一体的运动特征,所以"道"是物质运动演化的规律。这与现代科学的物质科学研究内容相同。

那么,我们是否可以从"太阳风"运动演化中找到电磁波和声波运动的踪迹呢?答案是肯定的。人类对太阳和太阳风的研究与探索一直进行着,迄今为止现代天文学已经获得了巨大的进步。现将一些要点归纳并分述如下。关于中国人对太阳系的形成与结构产生,可以参阅秦贵森的《周易科学探索》。

总之,太阳风是来自太阳的一种连续(来自太阳的光线可视为一种连续体)的存在,因为人们的常识认为太阳光是连续的,这从太阳光是电磁波的角度看无疑是正确的。然而,太阳风中含有以 $200 \sim 800$ km/s 的速度运动的等离子体流,这已经是不连续的粒子流了,所以太阳风可以视为"波-粒二象"体,或者说具有"波粒二象性",这恰是一个"阴阳对",因为波动具有主动意义者为阳;粒是电磁波经声波极化而凝聚,产物为非主动意义而为"阴"。然而,无论是电磁波还是电磁波的凝缩物,都是有质量的。这种物质是由更简单的比原子还小一个层次的基本粒子——现代称为微粒子,如光子、质子、电子等组成的等离子体,但它们流动时所产生的效应与空气流动产生的效果十分相似,所以人们称它为"太阳风"。

除了电磁波及其凝缩物之外,是否还存在与电磁波相互作用的东西或者是电磁波形成凝缩物必不可少的东西,而且这种东西是否有质量?答案是肯定的,这就是声波,因为大家都知道,声波自身是没有质量的,是由有质量的物质的运动引起的。所以可以认为电磁波是有质量的,可以简称为"有",声波是没有质量的,可以简称为"无"。在后述讨论中可以看出"无中生有"的本质意义。

其实,太阳风及太阳风中物质的运动与演化过程,早已有深入的描述,这就是"天五太"说,即"太易,太极,太初,太始,太素"。"天五太"说见于《易纬》,描述的正是太阳风中物质形成与演化的过程(后面将有专门的章节予以讨论),这种阐述比一般性的太阳风的描述似乎更为深刻。事实上,通过这个过程的描述,不仅能够让我们解释宇宙运行的真正规律(容待后述),还能够让我们发现其核心即是"太极"密码。

所以,在中国的远古时代,就有人对宇宙的逻辑进行了深刻的探索,以太阳系作为宇宙模型进行探索与领悟,形成了以《易》为代表的科学成果。尽管现今的科学知识也形成了庞大的体系,但是现今的科学知识体系全都可以用《易》来诠释,而且仅仅只是《易》所表达的部分成果。尽管《易》的六十四卦模式是如何形成的迄止尚无确切的说法,但现在还可以去领悟、去探讨。这也是"中国演生论"讨论的内容。但是,"易,与天地准"的宇宙逻辑,可以用来诠释宇宙间物质形成与运动的规律,这是毫无疑问的,至少秦贵森认为《易》是一部伟大的天文学著作。以"易,与天地准"的法则推演宇宙间万事万物的运动演化规律是"中国演生论"的精髓,是应当继承和发扬的。

用"太阳辐射说"或者"太阳风说"不仅是因为象形,还是因为在《列子》和《易纬》这两部书中都记载有"太易,太极,太初,太始,太素"学说(下文称为"天五太"说)。其中的"太易",可以认为就是《易》的本源,是天地混沌初开的起始状态的描述,也就是说,所谓"太易"乃是太阳风的能量(包括电磁波和声波)。"元""太"表示最初,如"元始天尊",就是最开始的天象。这里以太阳作为起始点,即"元""太",所以"太易"就是"易"的源头。

更重要地,将"易"描述为"太阳风"是《易》的科学物质论的必然选择,这几乎覆盖了现代物质研究所获得的全部知识,而且更为深刻。以太阳系为例,宇宙间的物质是恒星(太阳)释放的能量,人们观察到辐射线(构成太阳风),用三条连续的线条表示(如乾字就写成"三",还有电磁波,其可见连续的光谱线可以作证);辐射能量的波动(物质的运动),先产生"波-粒"二象不可分离的混沌态,处于温度下降的过程,逐步形成了微粒子,之后形成原子,再后形成分子(或离子),于是逐步形成物体,小到沙粒,大到星球,以及相关的星际物质等。在"易"中,粒子性的物质均用间断的短横线表示(– –),三条这样的间断短横线就是坤字。至于其他的字(坎离震巽艮兑)也是象形字,由连续线和间断线交错排列,它们都是太阳风辐射出来之后,向外运动且温度降低而逐渐形成了各种能量不同的分布状态,成为了"八卦"(一个科学模式)。

而且还需特别注意,双向旋转运动,在太阳爆发及其形成太阳风的过程中总是存在的。所以双向旋转运动是一种天演运动,是宇宙客观的规律。至于这是何道理,容待后述。其基本要点是,这种运动可以造成物质的聚集,形成物体并满足"黄金分割"的一种优化运动。

通过太阳风源头即太阳的热核聚变形成的太阳风,太阳风在中国被称为"易",其中的规律用"太易"来描述即"易"之源为"太易",包括物质热核聚变的"纵横波对"运动和双旋运动,至太阳风即有"波粒二象态"的运动了。与现代科学相比,物质的起源是"电磁波"(真空零点能实验)这个结果来看,中国演生论的物质起源于"纵横波对",单纯的电磁波从物质到物质是不完全的,也不满足"物质—信息—能量"整体性的基本事实。

5.4 大自然的演化机制

从太阳风"易"的讨论,已知中国演生论的基点与起源,特别是中国演生论认为,太阳风的运动和演化不能单靠电磁波,波与粒是同时存在的,这很像现代量子力学的描述对象"波粒二象态",显然粒子的振动即为声波。一般地,人们把电磁波称为横波,声波称为纵波,所以电磁波与声波相互作用称为纵横波。因此中国演生论的起源"太易"即是纵横波对。太阳的核聚变是太阳系物质能量运动演化的动力源,刮起的太阳风不仅会影响太阳系,也会波及银河系。这种类型的运动演化规律是具有宇宙普适性的,我国先哲们认识到了这一点,并将其凝炼成科学的模型传于后世。

前面已经指出,"中国演生论"的模本就是《易》,与《老子》同读才可以清楚解释"易",另外还要知道《易纬》是用来解读《易经》的,这是从于"经纬"而论"易",或者说《易纬》与《易经》是从不同角度来讨论"易"的。它们都是经典著作。

本章所述的"天五太"即出自《易纬·乾凿度》篇。该篇有如下记述:

> ……始有熊氏(有熊氏、庖牺氏亦名苍牙也)知生化柢,晤兹天心(天垂万物之心令群物不息)。虑万源无成,既然物出,始俾太易者也(太易:天地未分,乾坤不形也)。太易始著太极成,太极成,乾坤行(太易无也,太极有也,太易从无入有,圣人知太易有理未形,故曰太易)。太极者,物象,与天同极。

> 圣人观太易之太变,……有形之类生于无形者也,太初而后有太始(有形始生),太始而后有太素(万物素质者也,质素未离混元),……(太易气未分,太初气始见,太始物有形,太素万物素质)。……

这段记载的主要内容是"太易""太极""太初""太始""太素"的"天五太"。当然,这必然让现代人感到很陌生,诠释这些概念是本章的主要任务。不过,这里有必要先给出6点关于这段话的初步印象：

一是,这段话在描述"万物"的产生,因为"天垂万物之心令群物不息",说明是"天"—太阳产生的太阳风而形成了万物,并且万物始终处于不断的运动变化之中。

二是,万物产生的过程是一个序列事件,即"天五太"："太易""太极""太初""太始""太素",这个序列可以理解为物质演化的五个阶段。

三是,"太极成,乾坤行"表明只有"太极"的生成,才可能有乾坤(天地)的生成,而且是"太极"的运动使得"乾坤"不停地运动。

四是,太极具有"物"的象征,"太极者,物象"。而且"太极"具有"与天同极"的特征。

五是,物质生成过程是一个从"无"到"有"的过程。这里的"有"和"无"是两个层次的,一个层次是"有形"和"无形"的形象层次,另一个是"有极"和"无极"的"极化"层次。这里的"无""有"与《老子》中的"无""有"的内涵是一致的。

六是,"气"是"太初"之时的产物,因为"太初气始见",表明"气"的显现是物质生成的第三阶段。中国人把"气"当作物质组成的基本要素,所谓"通天下一气耳"(《庄子·外篇·知北游》语)。这与现代科学中研究的物质基础是一致的,所以"气"实际上所指的是"波粒二象态"(见后述)。

由此可以看出,《易纬·乾凿度》不仅介绍了物质的生成与演化过程,而且也给我们的讨论提出了相关的问题,例如这里的"天五太"是什么含义？它与现代科学是什么关系？诸如此类的问题显然需要我们深入地认知,而要阐述这些问题,我们需要从更加经典的中国著作《老子》入手,这是因为《老子》的论述可以为我们提供解答这些问题的思路。前面已经讨论过《老子·道经》第1章,也介绍了"易"(太阳风)和"太易"(纵横波),这里我们的进一步讨论就从"纵横波"开始。

"纵横波"是一对波,即电磁波(横波)和声波(纵波)的简称。那么,纵横波是如何相互作用的呢？这就涉及波动学说。

波动就像水波那样会出现波峰与波谷。依据波动学说,波动可以用数学上的正弦来表示,也可以用余弦来表示。横波以电磁波为代表,波的行进方向与传递波的介质振动方向不一致,介质上下起伏,所以波的行进方向与波动方向是互相垂直的如水波运动。而纵波(以声波为代表)的行进方向与波动方向是一致的,此时介质在原地振动,如弹簧振动。所有波的运动都存在折射和反射。再就是波动干涉(相干或叠加),两波峰叠加,波幅增加(两波峰值相加);两波波峰与波谷叠加,波幅减少(波峰值减去波谷值)乃至为零(波峰值与波谷值相等)。

特别值得注意的是波动干涉可以形成驻波—反射波加上干涉形成。我们观察到的往往只有一个波峰在运动。另一个是谐波,就像用手拨动一根单弦那样出现的波动称为简谐振动,谐振可以出现多次,故有多次谐振之说,会出现多次驻波。这些在物质特性和功能方面尤其重要(此后还将深入讨论)。

谐波共振可能是大家比较熟悉的概念,例如周期性的驱动力与振动"合拍"(振动频率相近或者相等)时,每次驱动力都跟物体的速度方向一致,驱动力做的功都是正功,故振幅越来越大,能量也越来越大。当驱动力不与振动合拍时,它做的功一部分是负功,振动系统所得能量越来越少,从而不引起共振。也就是说,系统在周期性外力(强迫力)作用下发生受迫振动。在受迫时,如果外力的频率与系统的固有振动频率接近或者相等,则受迫振动达到极大值,这种现象叫作共振。波动共振有振幅共振和速度共振。

因此,纵横波对就有了上述各种波动性质。最为重要的一点是横波与纵波相互作用会出现的"拽曳效应"(图4.1)。

很显然地,这种"拽曳效应"可以改变电子的运动方向,有了切向运动,从而影响电磁波的运动,在一定"拽曳"条件下,电磁波的行进方向会发生改变,于是会产生角度的变化,产生切向运动,这或许是角动量来源,从而形成"旋转"运动。若在物质振动的两个方向上都形成"旋转"运动,即形成双旋运动。由此我们知道,物质运动的"极化"、角动量的产生、双向旋转运动产生的根源,那就是声波导致的"拽曳效应"使得电磁波运动方向改变,因为纵横波恰在90°或$\pi/2$,所以创造了最容易产生波动相干或共振的条件。

这在太阳风的研究中已经得到证明。

不仅如此,现代科学还证明了物质起源于电磁波(被称为"真空零点能"的实验证明了),"真空"中什么都没有,只有电磁波。太阳热核聚变辐射出的是电磁波,同时伴有粒子振动即声波,那么纵横波相干是必然的。值得注意的是,实验中的真空是两块足够大的金属平行板,当电磁波在其间运行时,像在物理真空状态一样,问题是电磁波运动必定会引起金属板中晶格包括原子的振动,声波的出现是必然的,但其影响可以忽略不计。然而,声波的出现引起电磁波的相干似乎也是必然的,忽视它的存在在一定意义上是不合理的。

太阳风"易"的最初状态,是电磁波和声波及其"纵横波对",这是"太易"即物质演生的第一阶段。当产生"纵横波对"时,在声波的"曳引效应"作用下,出现纵横波相干导致电磁场出现"磁极化现象"。吴家荣的研究表明,在微粒子尺度下,其作用为磁力主导。所以,这里出现的是"磁极化现象",即产生了"磁性南北极对",这种"磁性南北极对"可以称为狭义的"太极"(磁极化的太极,见图5.8)。

由于声波相干的电磁波产生切向运动导致磁场"磁极化效应",磁性(南北极)的出现会使微观物质产生切向运动(横向拽曳作用)即旋转,导致物质产生聚集效应。这可能是吴家荣所指的"磁力塌缩效应",吴家荣还指出"磁力塌缩产生电子",在现代的研究还表明在磁力的边界或称"磁畴"会产生电子,并导致高导电性。这就意味着磁力使得粒子(电子)有序化,即形成电流。这时就具备了"波粒二象态"的特征。

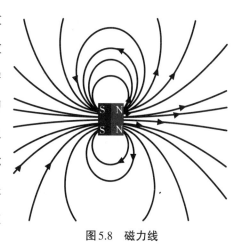

图5.8　磁力线

可以这样认为,"波粒二象态"的产生在磁极化之后,是所谓的"太初"阶段,也是我国先哲们称之为"气"的阶段。此后,物质的运动转化为电力主导的阶段。无疑地,物质会继续运动,聚集产生更大的物质,进入"原子"的阶段,也是吴家荣所描述的:"电力塌缩产生原子"(这里的"塌缩"显然是指波包的塌缩)。原子是由原子核和核外电子组成的。所产生原子的阶段,我国先哲们称其为"太始"。

再下一个阶段就是"太素",已知分子是由原子构成的,所以"太素"即是物质的分子水平,可能还可以是"离子"或"等离子体"这样的物质。

这就构成了由"太阳风"演化出的物质世界的基本状态。

至于分子的进一步聚集,所形成的物质也可以分作为五类,即金、木、水、火、土。这将在"地五态"物质部分阐述。这里仅讨论"天五太"。

"天五太"是我国先哲们以"太阳风"为宇宙的演化模型,形成的物质尚属"气态"的(即还没有实体状态的物质类别)演化的五个典型过程,或者说这是"太阳风"中物质的运动和演化规律。非常值得注意的是,在中国演生论中,纵波(声波)也是物质要素,尽管声波是物质量的能量振动形式,理论上声波不具有质量,现代科学中的"声子"就是一种"伪粒子",因为声子不具备质量特征。然而物质形态的形成与演化却必须要有声波这种具有"曳引效应"的纵波的作用。

第一,"天五太"学说中的五个状态的物质均没有实体形态,即是出于"气态"的、混沌态的物质形态。"太易"为此后所有物质的最初状态,它是完全的能量波动态,由电磁波(横波)和声波(纵波)构成,可以称为"纵横波对"。这是中国整体论科学的开端,也是理论抽象出的物质基本组成单元。这与现代科学的物质纯由电磁波构成的理论是有显著差别的。物质的运动与演化是"纵横波对"共同作用的结果,不是单一因素造成的。

"太易"物质"起点",是太阳的氢产生热核聚变释放巨大能量的写照,并非假设的理论抽象(如质点等概念这样的假设)。有两点值得我们特别注意:一是物质是由物质产生的,而物质的概念不仅仅是电磁波,现代科学中所谓的"零点能"表明,"真空"中什么都没有,只有电磁波,这只能说明电磁波是物质的基本要素之一。如果只是电磁波,没有另一个方向的作用,就没有"角"的形成,那么"角动量"(量子力学的参量之一)或切向运动(或者说旋转运动)就不会产生。这样一来,"粒子"这类物质如何形成? 没有粒子物质,就没有粒子聚集而形成的物质实体。那另一个方向的"曳引效应"是什么呢? 毫无疑问,是声波。而声波的出现却是粒子的振动,所以只能是物质生成物质,质能转换也只能是有条件地部分转换。一般地,电磁波称为横波,声波称为纵波,中国演生论提出的电磁波—声波这个"纵横波对",显然是物质的基本构成要素。这与现代科学中的物质观点是有所不同的,明确地表明所有物质的基本要素是"纵横波对"。

中国演生论也是从太阳的"大爆炸"开始的,但这不是现代的"大爆炸理论"所述的内容,现代科学的"大爆炸理论"是一个数学"奇点"的突发性展开的"大爆炸",现代的"大爆炸理论"只是数学特性的一种表征形式,是"虚像"而不是"实像",不是宇宙的真实写照,而中国演生论是类似于氢弹爆炸的大爆炸,是真实的写照。

究其根本原因,是因为中国演生论从宇宙实际出发,宇宙是由各种恒星系组合而成的,恒星系中的恒星是星系的根本,只有电磁波不能形成形体,因为形体都是旋转的。现代科学中的旋转是已被公认了的,例如量子自旋是因为有角动量,问题是这个"角"从何而来? 而声波的"曳引效应"恰好可以使横波产生变向运动,正是这种声波的"曳引效应"形成了"冲"(气)的描述。"冲",涌摇也。所谓前涌旁摇,乃是两个方向的运动且有切向的相互关联,即"曳引"作用。因此电磁波和声波是最容易构成耦合对即"纵横波对"的,从而导致旋转运动,进而形成物质的实体。这在《老子》中有明确的描述:"万物负阴而抱阳,冲气以为和。"这里可以认为无质量的声波为"阳",有质量的电磁波为"阴",而"曳引作用"使得体系产生新的特征,即产生"角动量"的切向运动,并在新的状态达成"和谐"系统。换言之,现代物质运动中产生的"演生"或者"涌现"是因为物质系统中有新的作用要素生成,否则就不会"演生"出新的物质系统特性,同时物质系统在一个新的物质状态下存在就表明这个物质系统达到了一个新的稳定态。

第二,"纵横波对"在有切向运动的过程中,造成磁性极化,必然地会出现所谓的"磁单极"和"磁偶极","磁偶极"通常被称为"南北极"。在现代科学中,"磁单极"的物像还是计算模拟"虚像",也就是没有试验证实"磁单极子"的存在。中国演生论认为磁性的单偶极是同时存在的,当以一个点构成磁性体时,这个磁性体既是"磁单极"又是"磁偶极"。所以,把"天五太"中因为"磁极化"产生的"太极"称为"狭义太极"。根据点、圆、球的几何观念,即点一维、圆二维、球三维得到的表征模式只不过是维度不同,本质是相同的,即都具备同构性,因此这个"磁极化"的狭义太极可以推广成"广义太极"。也就是说,只要是两个相互作用的"关联对"就可以都看作是"太极"的相互作用形式。

那么,就必然有通用型的"太极"了,这就是"太极"的由来。换句话说,我们常说的"太极"是"广义太极"或"通用型太极"。现今已有人证明了"太极"具有公理性的特征。

至于"阴阳太极"或者"太极图",那是由"阴"与"阳"的"阴阳关联对"构成的,显然这里的阴阳是相互关联的。特别地,"阴"和"阳"的文字解释的高超之处,就在于偏旁作为"土堆",太阳光照射一个"土堆",有阳光的部分为"阳",没有阳光的部分为"阴","阴"常用"月光"来表示,所以"阴"的右边是"月"字,这就显示出"阴"不是太阳光却是太阳光的反射(月光)的意义。因此,这里的"阴阳"是"关联对",言下之意,不具备关联的两个相反属性不能称为《老子》中的"阴阳"。所以,只要是"关联对"的两个部分都可以称为"阴阳对",可以简称为《老子》的"阴阳",因而"阴"和"阳"也是广义的。

所以,广义的"太极"可以用广义的"阴阳"来表示。

当纵横波对极化形成太极后,就自然地生成"气"及其衍生的物质体,进一步形成物质实体(如金、木、水、火、土),包括星球与星际尘埃等实像物体。所以有"太极成,乾坤行"之说。因此可以看出,"太极"的概念是何等的深刻、何等的重要。这将专门予以讨论,以便清楚"太极"的普遍意义。

第三,能量流形态的物质在"磁极化"后会进一步演化,至少有磁场的极化分布和旋转,从而形成"微粒子"成分,或者认为是"粒状"物质形成,这就具备了"波粒二象态"特征,也是现代量子力学表达的基本特征。这是特别有意义的阶段,在中国演生论中这个阶段被称为"气"产生的阶段,所谓"天下一气耳",就是说之后的实像物质体或实体均是由这个"气"形成的。或许这就是《庄子》所述"天下一气耳"的基础,抑或是爱因斯坦所说的现代科学成就"在中国都已经做出来了"的基本依据。值得注意的是,"波粒二象"中波和粒构成"阴阳对",是不可分割的。

这是非常值得注意的,波动的"纵横波"一部分被磁极化,进一步生成"粒子"状物质,仍然存在没有被"磁极化"的部分,也就是波动依然存在,相伴于电磁场和粒子,这个物质象只能是"波粒二象态",所以"气"即是"波粒二象态"的物质。

"波粒二象态"在现代科学中表示的是"波"与"粒子"的"关联对"。这是现代科学的一个巨大进步,物质具备"波粒二象态"特性,具备了"测不准"的关系,因为同一物质具备"波"和"粒子"两种状态,常被称为是"一个硬币的两面",这就显示了无法同时准确测试"波动态"和"粒子态"。

迄今为止,具备"波粒二象性"的量子力学是可以被全部实践检验的,具备普遍真理的特征。所以,"波粒二象性"被认为是宇宙间的普遍适用规律。

然而,非常值得注意的是,量子力学的波动方程用数学的最前沿方式即"八元数"表达时,总是呈现两个方程,当一个方程为"正"时,另一个方程即为"负",而且这两个方程是同时出现的,并不是现代量子力学的单一方程(薛定谔波动方程)所表征的,王洪吉用八元数表达的新量子力学方程仍然显示出"波粒二象态"的"阴阳关联对"规律,同时量子力学波动方程的"偶联对"或称"关联对"方程的出现,可以解决"量子"型粒子物质的"左旋"和"右旋"同时出现的问题。那么,这就进一步证明"阴阳对"具备"关联对"的普遍意义。另一个则是波动方程的"成对"出现,可以认为一个是横波"电磁波"波动方程,另一个则是纵波"声波"波动方程,也显示出八元数量子力学方程包含着"纵横波"波动方程的普遍科学意义。

于是,这证明了"天下一气耳"的论断是具有普遍科学意义的论述,而非《庄子》中的论述不可理喻。

第四,当"波粒二象态"之后,演生出更大的粒子物质如"中子""质子""电子"也是顺理成章的,它们构成现代科学中的"原子"即"太始"也是必然的结果。其中也包含着,磁极化后,在磁畴的边界产生电子,从此出现电力主导的特征,"电力塌缩产生原子"的理论包括在内。所以"太始"理解为生成物质实像的开始也是必然的。原子会生成分子或离子也是必然的结果。

要理解的是,在"太始"阶段,出现了中性的"中子",还出现了呈电性的"质子"和"电子",那么呈正电性的"质子"和呈负电性的"电子"构成了一个新的"关联对"即"质子-电子对"。不过,现代已经理解了"正电子",那么应该还有"负质子"的存在,才符合八元数量子力学的理论。换言之，新出现的"质子–电子"关联对，要么是"正电性质子–负电性电子"的"关联对"，要么是"负电性质子–正电性电子"的"关联对"。这才是物质电性质的普遍表达，同时也说明了"关联对"的普遍科学意义。

第五，产生分子或离子的阶段，按照前述，这是顺理成章的。但是，在理论上这也许是"量子纠缠"的巨大威力。所谓量子纠缠是量子成对出现，一个是左旋态，另一个则是右旋态，它们纠缠在一起的状态就称为"量子纠缠"态。更为重要的是，量子纠缠竟然可以纠缠3 000个原子之多，这已经是分子象或离子结晶的形象了。

这时，新出现的"关联对"是什么呢？对于离子结晶状态的物质"正负电荷对"是很好理解的，例如食盐是氯化钠结晶体，钠离子为正电荷的携带者，氯离子是负电荷的携带者，"正负电荷对"关联在一起形成了氯化钠结晶体，即食盐。在有机物质中需要采用广义的"正负电荷"概念。在化学中可以出现分数电荷，也就是物质相互作用可以是分数电荷的给出或者接受，这就是"氧化还原反应对"，也是成对出现的；抑或用广义酸碱理论即"软硬酸碱"理论来理解，也就是运用电子-亲和能和电子-解离能的反应能量平衡，这就是电荷以电子形式表达的"亲和—解离能量对"，显然这是个新的"关联对"。

上面的论述表明："天五太"学说是我国整体论科学理论的重要组成部分，换言之，我国整体论科学或许就是从认识太阳风开始，进而抽象出"天五太"学说，再进一步形成完整的科学体系的。这个"天五太"学说给出了全新的物质运动演化规律的物质科学。其中最为核心的是具备公理性特征的"太极"学说和"气"学说，它们都建立在"阴阳关联对"概念的基础之上，而且符合八元数表达的新量子力学的法则或规律，足以证明"天五太"学说的科学性，较之现代的量子力学理论具有更为普遍的意义，不是某种假说基础上的科学，是从太阳风演变过程得来的真实宇宙科学。

为了更加清晰地说明物质的演化和存在状态，我们将"天五太"的基本内容概括为表5.1和图5.9所示。这就是我们要知道的"天五太"学说的内容。所谓"天五太"是物质演生出的五个气相物质状态，因为《易纬·乾凿度》表明这五个物质状态是气态的且是混沌态，所以有万物的"质素未离混元"之说。这与现代科学理论相一致。

由此知道，"天五太"学说从认识太阳风开始，由太阳风的电磁波—声波相干对（"纵横波对"）形成的"太易"是中国整体论科学的物质科学的开端，之后渐次形成"四太"物质，而"纵横波对"会一直贯穿整个物质体系，这是最为重要的基点。

现代科学只是在"声子"理论提出后，才开始将电磁波和声波放入物质体系进行相关

表5.1 "天五太"各层次太极综合表

	太易	太极	太初	太始	太素
阴阳对	纵横波	纵横波 磁极体	纵横波 磁极体 波粒体	纵横波 磁极体 波粒体 质子-电子体	纵横波 磁极体 波粒体 质子-电子体 正负电荷体

的研究。最近一段时间,在结晶材料特别是在热融合材料中,"声子"的行为显示出了重要性质,还出现了"电子声子""光子声子""声波声子"等重要概念,而且"声子"还成了目前最热门的凝聚态物质理论中的激发基元("元激发")。我国演生论在建立科学体系的过程中从一开始就把声波看作是物质运动演化的必需要素,足以证明我国整体论科学是极其先进的科学。这激起我们对先哲无比崇敬的心情,伟大的祖先造就了伟大的中国整体论科学,造就了伟大的中华民族。

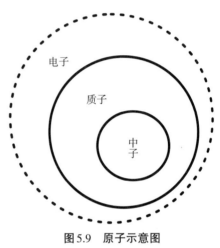

图5.9 原子示意图

其次,"天五太"有着深刻的内在规律,并且层层递进,逐步展开,在"太易——纵横波对"之后提出公理性的"太极","太极"已经成为我国的标志之一,具有普遍意义。

再者,"天下一气耳"的科学依据是波粒二象性,它是物质的基本特征。同时,"气"被称为"太初"可以理解成物质的初端态,这也就显示了中国特有的基本概念"气"的来源及其深刻的科学内涵,具有普遍的科学意义。"波粒二象性"物质为"气"是所有物质的基本要素,这才是"真元"之气。

下一个层次为"原子——太始",原子是物质有质量的第一个呈现物,此后才能够演化成物质实体的基本要素即分子("太素"),这样就完成了不能目视的物质的演化历程,这是一个完整的历程。

通过前两部分的学习,我们认识到生物材料的设计与应用涉及的远不止化学成分、物理力学性质那么简单,重要的是其还包括复杂的生物(主要是细胞)作用,是一个细胞感受周边的载荷(包括化学的和力学的)环境变化,从而产生相应的调整来适应载荷环境的过程,于是利用整合化学、物理学、生物学和生物材料学知识来设计生物材料的理念应运而生,进一步地,找到生物体内进化形成过程中材料结构控制的规律再来设计生物材料成为需要。所以从这一部分开始,将从人体最重要的分子(胶原)和器官(心脏,骨)展开后续的相关讨论,以期认识人体组织器官的大自然运动的本质。

这一部分主要是认识从人体发育过程中演生出来的分子、组织和器官的基本特征,目的在于通过深入认识提炼出一些基本规律,在此基础上提出生物材料的设计原理和制造加工对策。从广泛存在于人体组织器官的胶原分子及其组装形成原胶原纤维与组织形态的特征开始,过渡到组织与器官存在的特征,以心脏和骨为例展开更深入的讨论,进一步提炼出一些共有的生物材料科学特征,以利于后续讨论的展开。

前面章节的完整论述,可参阅由重庆大学出版社出版的《中国人的医学智慧——用量子力学观诠释中医学》一书。这里主要讨论生命中的三元谐变演生论的规律,也就是"太极"所表达的内容。

作为中国人,对"太极"并不陌生,但是对"太极"的诠释却不是那么令人满意。这里再次强调:"太极"最为正确的诠释是春秋时期的老子给出的。他在《老子》(亦称《道德经》)中指出"万物负阴而抱阳,冲气以为和",换言之,大自然的运动规律不仅是由"阴、阳"完成的,还必须要有"冲"的协同,所以是"阴、阳、冲"三元协同完成的。这才是真正意义上的"太极"本质。关于这一点,希望能够切记。

事实上,我们的相关研究证明,生命的运动也是"太极"运动。"太极"运动最典型的特征实际上是旋转运动,特别是双螺旋式运动。双旋体构成生命体的有序部分、无序部分和协同运动部分,协同部分是前两者相互作用的力或其他能量形式,如氢键、范德华力等。因此,物质的构成是有序部分、无序部分以及这两部分之间的协调作用。这是三者协同体系。下面将以生命体中的分子层面(以胶原为例)和组织或器官层面(以心脏为例),以及现代最为关注的基因层面来作进一步的讨论。

6　人体生物材料的分子特征(以胶原及其细胞外基质为例)

从本章开始,我们将陆续讨论几个关于人体生物材料的特征。本章以最近发表的一篇非常有价值的综合性讨论文章为蓝本讨论胶原。

组成人体组织/器官的分子主体上是蛋白质,酶也是具有催化功能的蛋白质。蛋白质的主链结构为—N—C—C—三段式,相互连接为酰胺键即羧酸与氨基脱水形成的—C—N—连接形态。在分子水平上,这种连接方式并没什么特殊之处,重要的是20多种氨基酸构成了各种各样的蛋白质,呈现了千差万别的折叠形态,这就具有了特殊的意义。认识这种折叠形态的特殊意义,需要专门讨论这类分子的基本特征。不过在这里不再讨论生物化学中学过的内容,而把注意力集中在它们的构成及其在组织或器官中的一些重要特征上。理解这些内容对生物材料的设计和制造都具有特别重要的意义。

生物体中各种胶原结构都具有螺旋形态,这种形态具有增韧的物理机制。这种机制可以保障组织/器官的相对稳定性,以此构造构成具有刚性和韧性的协同体(组织或器官),显而易见,这种构造材料的方式具有特殊的意义。

胶原蛋白是脊椎动物中最常见的用于构建生物体组织结构的蛋白质,这些结构具有多种构造和性能的梯度层次,为各种力学功能提供了所需的刚度、强度、延展性和韧性的理想组合。柔性胶原蛋白使生物材料具有了抵抗拉伸牵引和在力学变形下耗散能量的能力。这里试图从胶原分子、胶原原纤维、胶原纤维以及其他天然层次结构要素装配的角度来理解胶原材料的结构、变形和增韧机制,总结胶原材料的结构设计(重点是Ⅰ型胶原蛋白,这一形成线性排列的最丰富的细胞外蛋白),并通过说明自然界如何在纳米、微观和宏观上利用层次结构和梯度赋予生物体不同的功能来研究其变形和增韧机制。为了说明胶原蛋白功能和力学特性的广泛性,讨论了它们在不同组织中的结构状态,包括皮肤、动脉、眼角膜、鱼鳞、骨骼、韧带和肌腱,也有涉及人体以外生物的胶原部分,如鱼鳞。最后,强调合成和天然胶原蛋白被纳入人体结构的组织工程的重要发展。相信这些见解可以为设计下一代具有前所未有的功能特征的合成结构材料提供指导。这个下一代生物材料的模式,已经不再限于材料的结构与功能,重要的是突出生物材料的智能,即能够与应用部位的环境构成协同和谐演化与再生。

胶原蛋白在生物材料的结构中起着重要作用,在自然界的生命体中胶原无处不在,是脊椎动物中最常见的蛋白质。在脊椎动物的结构中具有重要的功能和智能。胶原蛋白一词来自希腊语:kola(胶水)+gen(生孩子),这很形象,将胶原蛋白比喻成一种有机体黏合在一起的胶水。事实上,它的起源是胶,过去的胶是用煮熟的兽皮制成的。在下述讨论中将胶原蛋白简称为胶原,其黏合作用遍及所有的组织和器官,故遍及全身的细胞外基质中的主体就是胶原蛋白。

人体中25%~35%的蛋白质(占体重的15%~17%)是胶原,胶原和羟基磷灰石(占7%)是人体的主要结构物质。根据机体结构的功能和位置不同,胶原有多种构型,按照其差别分为Ⅰ型、Ⅱ型、Ⅲ型直至XXVIII型。胶原还可分为纤维状和非纤维状,Ⅰ、Ⅱ、Ⅲ、Ⅴ、XI、XXIV和XXVIII型属于前者,其他类型属于后者。①具有嵌段结构域的三股螺旋原纤维的相关胶原(FACIT):IX、XII、XIV、XIX、XXI型,其中的胶原结构域被非胶原结构域嵌断。②基底膜胶原:IV型,形成于上皮细胞内层的腔内、器官(皮肤等)表面和血管内皮细胞,它们由在分子过滤中起作用的薄片(40~50 nm厚)组成。③具有嵌段三股螺旋的膜的相关胶原(MACIT):XIII、XVII型。④跨膜胶原蛋白:IV型,它们横跨细胞表面、毛发、胎盘。⑤V型:细胞表面、胎盘。⑥Ⅰ型:形成三螺旋体构成组织和器官的主要成分。

胶原的类型多达28种。但迄今为止,最常见和最重要的结构胶原是Ⅰ型胶原,它广泛存在于皮肤、肌腱、韧带、静脉、动脉、器官和骨骼中,是长分子纤维型,为许多生物材料的刚性和韧性提供分子基础,因此极其重要。Ⅰ型胶原是许多天然材料包括皮肤、肌腱、软骨、骨和鱼鳞等的主要结构要素之一,由于其普遍性和通用性,也被称为生物材料的"钢架"。正如将要叙述的,胶原产生特定力学性能的机制是多种多样的,在一些生物材料中,这种纯的有机胶原与基质中的其他蛋白质形成弯曲纤维,通过解开、拉直和滑动可以产生大的应变。在其他材料中,胶原与无机相结合,在不同层次上构建形成各种复杂的层次结构,为生物体提供特定的力学性能和功能,还有在坚硬的表层下形成坚硬的下层区域,以防止外部渗透。

6.1　胶原纤维系统的分层结构和网络

胶原是一种从纳米级到微米级层次结构的材料。图6.1为一种典型的含和不含矿物质的直线型Ⅰ型胶原纤维的层次结构。图的左边显示出层次结构及其长度,右边详细说明了这些不同水平的非矿化和矿化胶原纤维的信息。

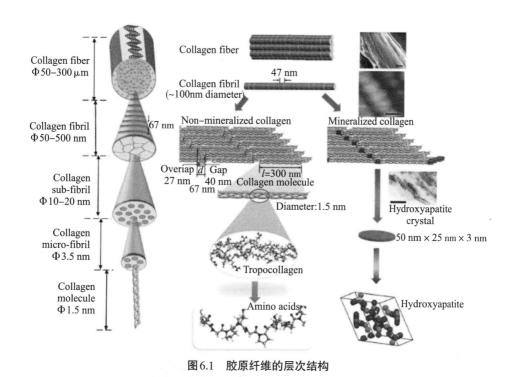

图6.1 胶原纤维的层次结构

左边是胶原纤维的层次结构,呈长鳞片状。右侧是在每个层次结构级别上的更详细的说明。图中胶原纤维SEM图像(标尺:500nm),胶原纤维AFM图像(标尺:100nm),羟基磷灰石TEM图像(标尺50:nm)。对于矿化胶原,除了间隙的体积空间外,平行原纤维之间还含有大量的矿质,如骨中含有40%~70%的羟基磷灰石(HAP)。

Ⅰ型胶原是一种纤维状蛋白质,由两个α1和一个α2肽链组成,每个链都有一段重复的氨基酸序列(如图6.1中下部分所示)。Ⅰ型胶原中的主要氨基酸是甘氨酸、脯氨酸和丙氨酸,长链氨基酸序列允许3个可能含有氢键的多肽链连接形成一个三螺旋结构,称为原胶原;胶原分子具有三个结构域,中间结构域为三螺旋,N端为含有—NH$_2$的非三螺旋末端,C端则是含有—COOH的非三螺旋末端。胶原分子长300 nm,直径1.5 nm,自组装成胶原纤维(直径100 nm),重叠27 nm,间隙40 nm,这样就形成了67 nm的特征性d片段(图6.1),这种装配是通过分子头和尾端的键合来实现的。无机相也可以参与这一生成过程,特别是纳米级羟基磷灰石(HAP)晶体(如图6.1右下角所示),其典型尺寸为50 nm×25 nm×3 nm(如图6.1透射电镜所示),可填补矿化胶原原纤维之间的空隙区域。在骨中,HAP晶体也以纤维内和纤维间的模式形成,见2.2节所述。为了继续这个层次的构建过程,数千(4 000)个胶原原纤维可以扭曲或聚集在一起形成胶原纤维,扫描电镜图6.1(右上)为典型的胶原纤维,原子力显微镜下胶原原纤维表面形态具有其特征性67 nm d片段。

图6.2中胶原分子的交错排列仅在平面上进行,在三维空间中,胶原分子必须形成一种

不同的结构才能最大限度地结合。5个胶原分子组成1个胶原微纤维,被称为四分之一交错,微纤维直径为 3.5~4 nm,图6.2(b)利用微纤维的电子密度图提供了更好的视图,这5个单独的分子不与微纤维轴对齐,而是形成一个右手螺旋状,且以有序的方式相互交织。有人开发出其原子模型来作分析研究[如图6.2(a)所示],在横断面中,标记了5个分子,这个序列有助于解释d-片段的形成。图6.2(a)还显示了1个红色碱基分子和4个相邻分子用不同方式交错形成的一个微纤维。微纤维的组装方式使胶原出现了特征性d片段。

微纤维的交错现象可以解释胶原纤维结构中存在的连续的间隙通道,这是由相邻微纤维中的间隙空间排列形成的;这种交错现象也可以解释为什么无法将微纤维分开,相比之下,原纤维明显结合得更紧密,并在它们之间形成大量滑动的(类似于意大利面条的)结构。图6.2(c)为微纤维的三维示意图,这5个分子分别标记为0、1/4、1/2、3/4和1,表示1/4的分子错开(因为300/67 约为4.5),可以认为螺旋的分布可以适应这种差异。

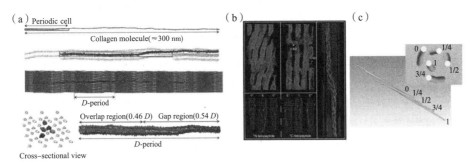

图6.2　胶原微纤维的结构排列

(a)胶原微纤维的原子模型。(b)显示分子结构及其排列的电子密度图。注意,为了清晰起见,前两个映射(绿色)沿着与x轴平行的方向被压缩了5次。(c)侧视图和上下视图中显示的微纤维。5个胶原分子交错排列,分别为:0,1/4,1/2,3/4,1。

从低温透射电镜(TEM)图像(图6.3)中可以明显看出胶原纤维内无机相的沉积,可见矿化的胶原纤维带 a—e,每个胶原纤维结构中重复的d片段。矿化后,无定形磷酸钙沿胶原纤维C端的a带[图6.3(a)—(c)]包围并进入胶原纤维,a带跨越胶原纤维C端重叠区和间隙区[图6.3(d)—(f)]。对透射电镜图像的分析表明,矿物晶体均匀分布在间隙和重叠区域,优选间隙区域中的d片段区。然而,这个区域仅相当于总体积的40/300(间隙区/胶原分子长度,约等于0.13),因此,在高度矿化的骨晶体(和非晶态)中,HAP必须在纤维内和纤维间沉积。胶原纤维中沉积的矿物相显著提高胶原材料的刚度,进而提供抗压强度;但这种矿物也非常脆弱,它不会降低骨头的韧性,因为它的纳米尺寸使它对骨折不敏感。整个胶原结构由纤维间蛋白聚糖连接在一起,蛋白聚糖由软骨素或硫酸真皮软骨素组成[图6.4(a)];胶原纤维之间的具体联系如图6.4(b)所示。

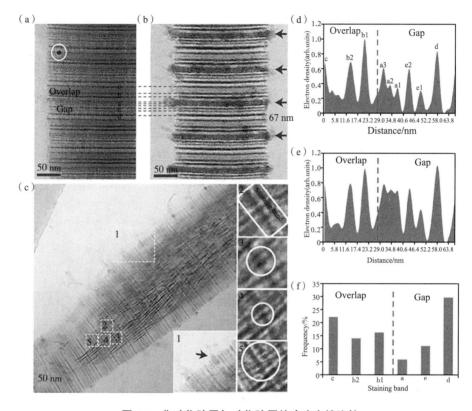

图6.3　非矿化胶原与矿化胶原的冷冻电镜比较。

(a)染色胶原纤维、非矿化胶原纤维、重叠区(27 nm)和间隙区(40 nm)的低温透射电镜。(b)染色矿化胶原的低温透射电镜,箭头所示为染色条带,典型的a、b、c、d、e条带分别标记于(a)和(b)。(c)染色矿化胶原的低温透射电镜。如插入图1箭头所示,磷灰石晶体穿透纤维结构(a带),并能在带上成核(插入图2和3)。(d)、(e)显示(a)和(b)中矿化胶原和非矿化胶原的变化。(f)每个带成核的晶体数量。(d)、(e)、(f)中的垂直虚线表示间隙区和重叠区的边界。

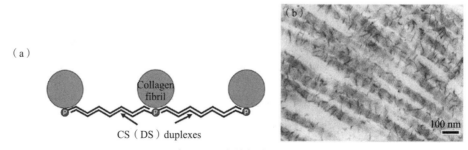

图6.4　胶原ECM中的纤维间蛋白聚糖桥

(a)由蛋白多糖(PG)→AGAG↔AGAG←蛋白质(图中(P))←PG组成的纤维间桥的结构;软骨素或硫酸真皮软骨素(CS或DS)是胶原纤维之间的桥梁和纽带。(b)戊二醛和0.1M氢氧化钠治疗后,兔角膜基质出现胶原纤维和纤维间桥。

6.2 三股螺旋的原胶原分子

单个胶原分子的变形起始于热力学熵的作用,然后是氢键断裂等能量机制引起的分子拉伸和展开。基于胶原的结构,计算模型预测单个胶原分子的基本变形机制是分子拉伸,同时氢键断裂。图6.5为单个胶原分子的拉伸力—应变曲线,施加的最大应变为40%,右边纵坐标为拉伸时所涉及的氢键数量。在变形的初始阶段,氢键的数量保持在30个左右,此时由于胶原分子旋转,所以它没有携带太多的负载,应变被限制在约小于10%;随后,胶原分子往往会随着氢键断裂而变直,在25%的应变下,所涉及的氢键数量减少了大约一半;超过这个点后,分子的主链就会伸展,此时没有额外的氢键断裂。氢键的断裂使胶原链的分子间产生滑动,这为胶原适应大的应变而不被破坏提供了基础。

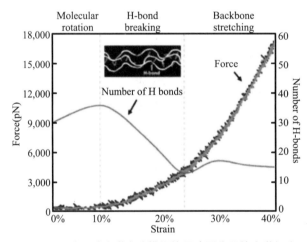

图6.5 用分子动力学方法模拟的原胶原分子的力学行为

6.2.1 非矿化胶原原纤维

一些研究利用应变能、数学拟合以及基于结构和物理观察的超弹性宏观模型,对非矿化胶原(在一般拉伸载荷下)的力学行为进行建模;表明单一的胶原蛋白分子的结构模型和变形包括含有刚性角模型(具有无限刚性固定尖端的平面之字形梁),正弦模型包含基质纤维相互作用的弹性成分,螺旋模型假设纤维不可伸展并在完全伸展时有非常大的刚度,最近的一个圆形模型假设纤维是不同半径和曲率的圆形段,该模型是基于对负载下胶原蛋白的直接观察而建立的。此外,还可以考虑胶原结构中的黏弹性(如使用Maxwell模型、Kelvin模型和标准模型)来模拟胶原原纤维之间的滑动,这种滑动是骨骼无弹性的主要机制。

变形第一阶段(应变<0.1),原胶原变直;氢键的数目保持在30个不变,每个氨基酸三联体大约对应1个氢键。在第二阶段,原胶原被拉直,氢键逐渐断裂(应变达到0.25)。在第三阶段,氢键的数目保持为15个不变,分子主链被拉伸,此时没有额外的氢键断裂。

此外,值得注意的是对一些单个原纤维进行的研究,如将纤维的两端粘在玻璃表面和原子力显微镜(AFM)悬臂的顶端,利用AFM测定的原纤维应力—应变曲线[图6.6(a)]。用此方法,将胶原纤维浸入磷酸盐缓冲盐溶液(PBS)中,用AFM悬臂梁以不同应变速率垂直拉伸。结果表明:当应变速率增加两个数量级时,纤维的弹性模量可提高30%。这种特性对潮湿环境的存在非常敏感,当去除PBS时,模量从0.2~0.5 GPa增加到(5±2)GPa。这种刚度随着脱水而增加的现象在结构水平上也很明显。如4.1节所述,这在宏观上对胶原材料(如皮肤)产生了影响。具体来说,脱水皮肤的力学响应与含水皮肤有很大的不同。

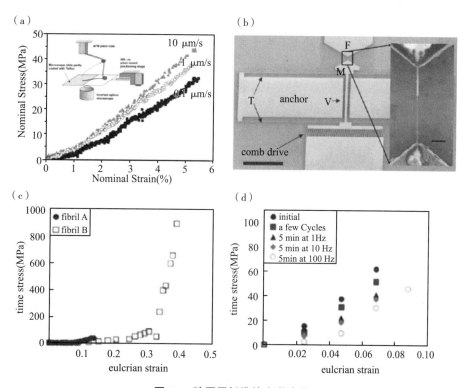

图6.6　胶原原纤维的力学响应

（a)在磷酸盐缓冲盐水溶液中采用原子力显微镜测定。(b)—(d)用MEMS试验机测量。(a)左上方的图片为实验装置。环氧树脂粘在原纤维的两端,连接到样品架的400 μm压电基定位台用于在原纤维中产生大的应变,结果观察到相当大的应变率敏感性。(b) MEMS力学测试平台,右边为放大的原纤维。(c)利用两个不同角度的SEM图像计算应力—应变曲线以确定横截面尺寸;原纤维A和B的测量长度分别是5 μm和20 μm。(d)按图中给出的频率循环前后测得的纤维的应力—应变曲线。刚度随循环载荷的增大而减小。测量的模量为:0.93 GPa(初始),0.78 GPa(几个周期),0.59 GPa(1 Hz时5分钟),0.55 GPa(10 Hz时5分钟),0.55 GPa(100 Hz时5分钟)。

6.2.2 矿化胶原原纤维

矿物晶体的存在显著改变了胶原原纤维的力学性能。事实上,矿物质含量(0%~40%)会影响硅模型中胶原纤维的力学行为。如图6.7(a)、(b)所示的羟脯氨酸沿胶原纤维轴的分布情况,表明HAP矿物的最大含量出现在30~50 nm的间隙区,这与前述实验(见1.1节)结果一致。应力—应变和模量—应变曲线[图6.7(a)、(e)]证实,在特定的应变下,这种矿物的存在增强了胶原纤维的强度和刚度,然而,随着矿物含量的增加,应力—应变曲线的特征性(J型)变得不那么明显。结合分子动力学模拟和理论分析可以解释非矿化胶原纤维和矿化胶原纤维之间的差异(图6.8)。

HAP晶体具有高强度和高刚度,在矿化胶原纤维中发挥着关键作用,且仍能承受较大程度的变形。在不含矿物质的情况下,纯胶原纤维的塑性变形从非常低的应变(5%)开始,经过7%的应变后呈现出持续软化。相比之下,矿化的胶原纤维硬度高25%,屈服强度高30%,且最小软化的应变延迟到更高值[45%;图6.8(10)]。在模型图像中[图6.8(b)、(c)],纤维屈服特征为分子间滑移。在没有矿物存在的情况下,滑移在物质密度较低的原胶原分子之间启动[图6.8(b)中的圆圈],进一步降低了密度,导致纳米级空洞的形成,最终导致结构破坏。然而,当矿物存在时,滑移开始于羟基磷灰石颗粒和原胶原分子之间的界面处,这使得屈服开始后产生大的耗散变形;此外,由于矿物和原胶原分子之间的界面具有额外的抗滑移能力,因此可以维持较大的应力。需要指出的是,胶原–HAP复合物的结构为纳米级,这与所观察到的高抗拉强度是一致的。

6.2.3 胶原纤维

胶原纤维可能包含数十或数百个含有氢键的胶原原纤维。水分子的存在可能导致胶原纤维中胶原原纤维之间的滑动。其相关机制包括氢键的滑动、断裂和氢键的再形成,可导致胶原纤维内应变的增加。与此滑动假设一致,图6.9(a)为胶原纤维与单个胶原分子和胶原原纤维相比的实验应力—应变曲线。

胶原纤维的曲线显示出更明显的J型曲线,这表明胶原原纤维之间有明显的滑动,这使胶原纤维在受拉时具有更大的应变和能量耗散。由胶原纤维组成的肌腱是一个很好的例子。用原子力显微镜(AFM)观察了肌腱d片段的变化(Rigozzi等),发现d片段的长度随着总应变的增加而增加,而其变化性随着总应变的增加而减小。人们普遍认为,在胶原纤维的简单拉伸过程中,有多种活性机制参与,包括胶原原纤维之间微观层面的滑动、单个胶原分子

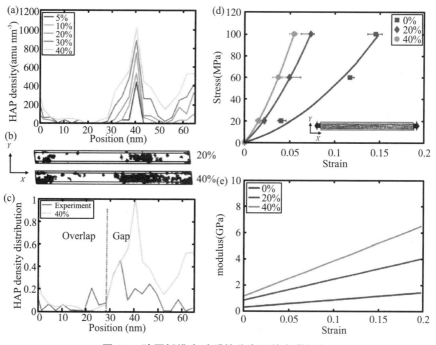

图6.7 胶原纤维中矿质的分布及其力学行为

（a）HAP沿胶原纤维轴的变化。大多数HAP位于间隙区（30～50 nm）。（b）20%～40%矿物密度下，HAP沿间隙+重叠区域的空间分布。（c）将40%中HAP密度沿纤维轴方向归一化，并与Nudelman等人的实验结果进行比较，证实最大沉积确实在间隙区域。（d）非矿化（0%）、20%和40%矿物密度胶原纤维应力应变图；插入图为含矿物的纤维细胞单元，由平衡时沿 *X* 方向的周期框长度的最大值和最小值计算（b）中的误差条。（e）矿物密度为0%、20%和40%时弹性模量与应变的关系；模量随矿物含量的增加而增加。

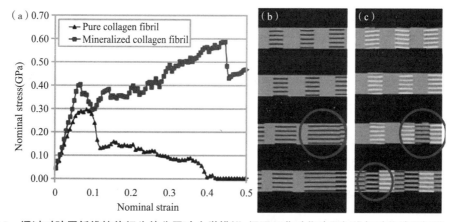

图6.8 通过对胶原纤维拉伸行为的分子动力学模拟，阐明了非矿化胶原纤维与矿化胶原纤维在拉伸过程中的增韧机理

（a）矿化胶原纤维与未矿化胶原纤维的应力—应变响应，显示出胶原纤维中的矿物晶体在其力学响应过程中有显著影响。（b）胶原和（c）矿化胶原纤维的变形反应。滑移是由分子间滑移引起的。在矿化纤维中，矿物颗粒与原胶原分子的界面发生滑移。滑移（圆圈）的重复产生会形成纳米级的空隙，并降低其密度。

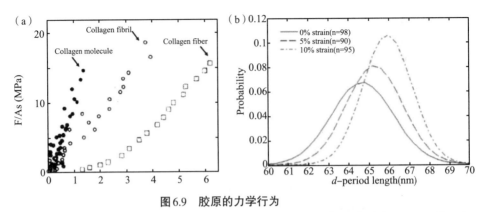

图6.9　胶原的力学行为

　　(a)胶原分子、胶原原纤维和肌腱(胶原纤维)应力—应变曲线比较[6,44]。(b)胶原原纤维d片段的概率分布与肌腱上测量的应变(0%、5%、10%)的函数关系。d片段随着肌腱总应变的增加而增大,分布变得狭窄。

和原纤维的拉伸、与氢键断裂相关的胶原分子之间的滑动以及胶原原纤维之间的纳米级桥接(图6.5)。

6.3　胶原材料的结构

　　胶原纤维根据其特定功能组成不同的层次结构。本文以动脉、眼角膜、基质、皮肤、肌腱、骨和鱼鳞的胶原纤维为例——它们有着不同的结构以及不同程度的矿化——说明这些生物胶原材料的增韧机理和功能。

6.3.1　动脉

　　动脉和静脉是人体最重要的心血管系统。动脉把含氧的营养丰富的血液从肺部输送到身体的各个部位,而静脉把耗尽氧和营养的(经脉的)血液送回体内,构成了循环系统。这种循环系统自古以来就困扰着医生;事实上,在1628年英国内科医生威廉·哈维(William Harvey)发表他的研究成果揭开动脉和静脉系统之谜之前,大多数理论都是错误的。虽然他没有发现毛细血管,但他推断这两个系统之间必定存在联系。但有趣的是,早在1242年,一位阿拉伯医生已经给出了这个解释。

　　图6.10为动脉系统和静脉系统示意图,可见到动脉—小动脉—毛细血管—静脉序列。动脉和静脉的结构明显不同;具体来说,动脉必须承受来自心脏的更高压力,因为血液需被泵入身体,这导致了管壁大小的差异。动脉和静脉都有特征性的层结构,称为内膜、中膜和外膜。靠近心脏的动脉直径更大,更有弹性;直径较小的则显示出明显的黏弹性和高的肌肉含量。

　　动脉和静脉的主要承载成分是胶原蛋白,胶原蛋白呈螺旋状排列在中膜层和外膜层中,如6.10所示。胶原蛋白的结构因膜层不同而异。在内膜层,胶原纤维方向分散,内膜主要作为血液循环与血栓形成的内皮下组织之间的屏障来控制止血;它很薄,但随着动脉硬化而变厚变硬。在中膜,胶原纤维与肌肉和弹性蛋白形成三维网状结构。它们被组织成具有10 μm厚度的同心圆薄片,胶原的取向呈螺旋状,螺距小,旋转方向交替,这对加压而不发生旋转至关重要。外膜也含有螺旋状排列的胶原蛋白。与皮肤相似(如2.3节所述),这些胶原纤维形成一个三维网络,呈曲线状。

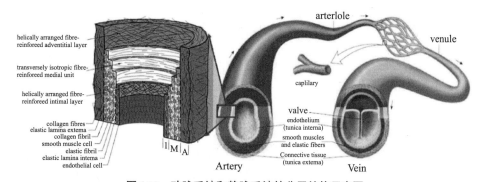

图6.10　动脉系统和静脉系统的分层结构示意图
丰富的血液从动脉流向小动脉和毛细血管,动脉壁的胶原结构如图所示。

6.3.2　眼角膜和巩膜

　　眼角膜中胶原纤维的排列十分明显,呈现两种功能:抗眼液压力和保证眼液透明。眼角膜厚度为500 μm,胶原蛋白是眼角膜的主要结构组分;基质约占眼角膜的90%。基质中的胶原纤维呈层状交错(薄片状),每层厚度为2~4 μm[图6.11(a)],这些层以偏正交的方式排列。测定结果表明,66%的纤维呈马尔他十字形分布,如图6.11(b)和图6.12所示,边界与水

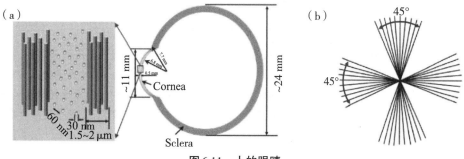

图6.11　人的眼睛
　　(a)带有角膜细节的人眼横切面示意图。注意基质由胶原纤维片组成,其特征直径为30 nm,片段为60 nm,短程有序,可在400~700 nm光谱范围内实现可见光的透过率;(b)片层按马尔他十字形交叉图所示的两个主要方向排列;66%的胶原原纤维在45°角的范围内。

平轴和垂直轴的夹角为22.5°,由此得到的结构是具有各向异性的。眼角膜与其他结构的胶原纤维直径及间隔有显著差异,眼角膜中胶原纤维直径较小(25~30 μm),它们被有规律的蛋白聚糖基质隔开[图6.11(a)],片段为60 μm。胶原蛋白约占眼角膜的15%,其他蛋白占8%,其余为水。瑞利散射随散射中心尺寸减小而减小,因此较小的胶原原纤维及其被蛋白聚糖隔开起着重要作用。显然,基质的折射率和胶原蛋白很接近。目前对眼角膜透明度的研究认为,胶原蛋白短程排列对其透明度有至关重要的意义。

眼压 p 因人而异,常为1.5~4 kPa。由下式计算的胶原层的应力远低于其强度:

$$\sigma_{max}=\frac{pr}{2t}$$

其中, t 是基质厚度(约500 μm), r 是角膜半径(约7 mm)。对于4 kPa的压力,应力等于28 kPa。 角膜能承受的最大压力为3 MPa,即高3个数量级;该最大压力对应于36 MPa的拉伸应力,这使其与其他角蛋白能够兼容。

另外,巩膜较厚且不透明,胶原蛋白的排列不规律,且其他成分也会促使其不透明。

图6.12为角膜(a、c)、巩膜(b)胶原原纤维透射电镜(TEM)显微图。角膜中各层的排列更有规律,纤维的片段也是如此。如上所述,这对可见光光谱的透明度至关重要。图6.12(d)为基质中相应的纤维排列,其平均距离见插图;其可见光光谱透射率(400~1 000 nm)如图6.12(e)所示。

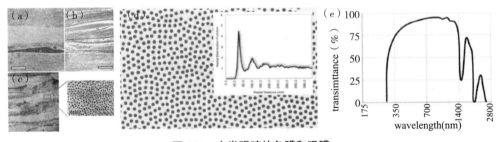

图6.12 人类眼睛的角膜和巩膜

(a)胶原原纤维排列整齐,角膜直径均匀;(b)胶原纤维平行于巩膜中的层状束形成;(c)野生型小鼠角膜基质横切面呈胶原层状,细节显示大小和片段规则的薄片,这对透明度至关重要。(d)基质中胶原原纤维的片段,由观测到的片段计算出的径向距离见插图,胶原原纤维最大片段为60 nm;(e)人类角膜光透过率与波长的函数。注意,低于300 nm的波长,透射率下降为零,最大透过率对应可见光波长400~700 nm。

6.3.3 皮肤和肌腱

皮肤作为人体的外层,具有特殊的抗撕裂性,以保证内脏器官的完整。此外,它还具有多功能性,可进行温度调节、伪装、热能收集以及隔离环境,保护人体,并进一步容纳大量嵌入式传感器。弹性蛋白和Ⅰ型胶原是皮肤的主要结构成分,主要存在于真皮层,具有力学上的抗拉性。图6.13(a)所示为兔子的皮肤示意图,它由3层组成,即表皮、真皮和内皮。

可以看到在扫描电子显微镜(SEM)图像(图6.14)中,真皮层包含弯曲的胶原纤维,直径5~10 μm,随机取向排列。其他一些类型的皮肤,如鸡颈部皮肤,胶原纤维也显示出一种具有两个取向的编织结构,如图6.14真皮层所示;双箭头线显示胶原纤维的一个方向(比兔皮肤中更宽,直径约20~30 μm),另一个方向大致在纸的平面外取向。此外,一些胶原纤维形成100 μm大小的束(或成簇),类似于肌腱结构特征。

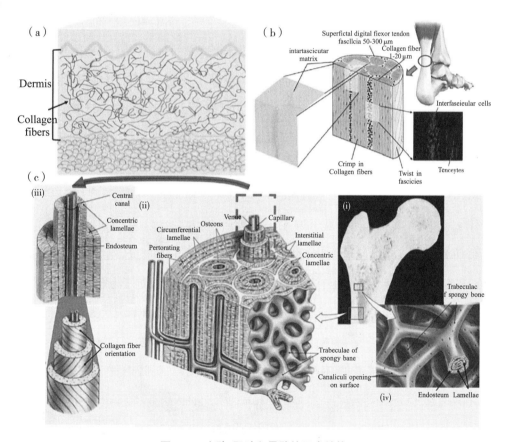

图6.13　皮肤、肌腱和骨骼的层次结构

(a)兔皮肤层次结构示意图,弯曲的胶原纤维主要存在于真皮层,呈随机方向排列。(b)成束的肌腱,是直径为50~300 μm肌腱的最大亚单位,由束间基质包围的胶原纤维束(直径为120 μm)形成。胶原纤维呈束状轻微卷曲和扭曲。束间基质由细胞组成,含有蛋白聚糖、糖蛋白和弹性蛋白,它们可能调节束间滑动。(c)密质骨含有骨组织单位,骨组织单位被胶原纤维同心片层包围。海绵状骨的骨小梁由胶原纤维片层构成。

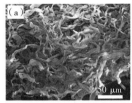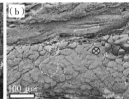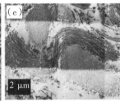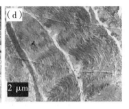

图6.14 胶原蛋白在兔和鱼皮肤中的排列

(a)兔皮中随机排列的胶原纤维,胶原纤维的直径5~10 μm。(b)胶原纤维大致沿两个方向排列,一个方向为双实线箭头所示,另一个方向为进入纸张的方向,如图所示。胶原纤维的直径20~30 μm;束间基质如虚线圈和箭头所示。(c)和(d)鱼皮胶原原纤维在(c)原始(未变形)状态和(d)拉伸(变形)状态的SEM图像。

猪皮的结构与兔皮相当相似,可能具有更大的复杂性。图6.14(c)为平行于表面的猪皮肤TEM显微图,胶原蛋白的10 μm波长和3 μm振幅的波浪特征很明显,结构似乎存在三维性,纤维在平面内外织入。67 nm的d片段可以在平行于平面的胶原原纤维中看到,而椭圆和圆形截面则显示出穿过平面的原纤维。这些原纤维分组为直径2 μm的纤维。这种三维的排列方式为真皮提供了一种类似织布的图案,人们认为这种图案可以增强真皮原有形状的恢复。当伸展达到破坏程度后,胶原纤维原有的波纹消失[图6.14(d)],并且由于断裂后的回弹其无疑会被更小的不规则形貌所取代。

青蛙和蟾蜍(半水栖动物)属于两栖类,与爬行动物大不相同,在某些情况下,它们的皮肤结构非常复杂,必须执行非常独特的功能。它们通过腹部皮肤呼吸,并直接通过皮肤吸收水分,有些青蛙和蟾蜍的皮肤上有毒腺。通过透射电镜(TEM)测定了海蟾蜍皮致密层的胶原排列,其由胶原纤维的正交图案组成(图6.15)。除了胶原原纤维的波状图案外,皮下组织还含有大量的弹性蛋白纤维,图6.15(c)中的箭头表示弹性蛋白纤维。

肌腱是连接骨骼和肌肉的组织,其结构如图6.16(c)所示。肌腱中的胶原纤维直径约1~20 μm,略有卷曲和扭曲,形成直径约50~300 μm的束,卷曲大约每300 μm出现。纤维周围的束间基质是由细胞组成的,含有蛋白聚糖、糖蛋白和弹性蛋白,它们可能调节束间滑动。

就肌腱和胎儿早期[图6.16(a)]、晚期[图6.16(b)]、成熟期[图6.16(c)和6.16(d)]带发育过程中产生的胶原形态而言,皮肤结构[图14(a)—(b)]与肌腱结构[图6.16(a)—(d)]之间存在明显的关系。具体来说,在胎儿发育的早期,胶原纤维的形态与皮肤相似,呈不规则的曲线形[图6.16(a)];在胎儿发育后期,纤维开始分裂成原纤维,但仍保持着明显的曲率,方向更清晰[图6.16(b)],而在成熟的大鼠肌腱中,胶原原纤维是直的,交织有一定程度的重

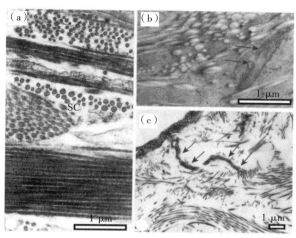

图6.15　胶原在致密层和皮下组织的排列

　　(a)海蟾蜍的致密层中胶原层的交叉排列。(b)胶原纤维间小弹性纤维(箭头所示)的透射电镜图。(c)具有大量弹性蛋白纤维的皮下组织的透射电镜图(箭头所示)。

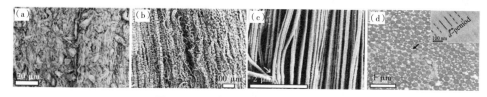

图6.16　肌腱中的胶原纤维和原纤维

　　(a)胚胎早期发育过程中牛髌骨肌腱和韧带原纤维的组织和结构。(b)发育后期髌骨肌腱原纤维形态。(c)成熟大鼠肌腱原纤维的组织情况和形态,箭头所示为原纤维重叠交织。(d)肌腱横切至组织长轴,可以看到原纤维呈圆形;右上角插入的图显示了原纤维在肌腱长轴侧位的d-片段。(数据来自普罗文扎诺和范德贝)

叠[图6.16(c)]。透射电镜研究表明,肌腱中胶原纤维的直径存在较大的差异。在图6.16(c)右上角插图中通过TEM成像的束间基质显示了与肌腱长轴对齐的胶原原纤维的d片段。在拉伸时,所有的胶原原纤维都被拉伸,d片段值增加到2%~3%。在较大的应变中,部分原纤维松弛回到无应力长度,而其余纤维继续伸长直至4%~5%的应变。与肌腱相似,皮肤中的胶原原纤维可承受约4%应变的拉伸,不包括拉直原纤维所需的应变。因此,由于这种矫直机制,皮肤中弯曲的胶原原纤维的局部应变可能远高于肌腱中的局部应变。

　　肌腱(连接骨与肌肉)和韧带(连接骨与骨)具有重要的结构功能,是脊椎动物肌肉骨骼系统的重要组成部分。皮肤在大多数情况下受到双轴应力(外来物体撞击和穿透除外,因为其中有第三个应力方向),肌腱和韧带主要受到单轴张力,这导致形成了一个不同的、单轴排列的体系结构,如图6.17(a)所示。层次结构从分子到微纤维再到原纤维和纤维,I型胶原的结构也类似。纤维组织成束,这些纤维束通过卷曲使刚度增加。纤维束的转动形成肌腱和韧带。髌骨和跟腱中的这种卷曲结构如图6.17(b)所示,它具有人字形图案,在矫直时,对外部载荷施加越来越大的阻力。与跟腱相比,髌腱的卷曲程度较小,闭塞角较大。

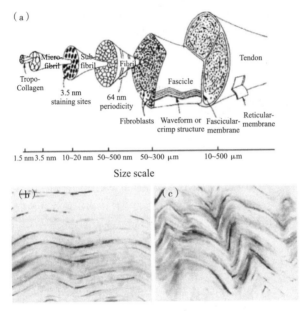

图6.17 肌腱

(a)肌腱的层次结构,成束的纤维呈卷曲状(Weiss等人修改)。(b)髌腱的SEM图像。(c)跟腱的SEM图像。

6.3.4 骨和鱼鳞:以矿化胶原作为结构成分

骨是一种矿化的胶原物质。其密度较低(约2000 kg/m³),在小梁构型上明显降低。具体来说,它是一种层状材料,具有复杂的层状结构,其特征是内部为海绵状(小梁)区域,外层为致密(皮质)骨,外表面覆盖一层骨膜,骨膜上被有渗透性的Sharpey(胶原)纤维覆盖。密质骨中含有骨组织单元,它们是密质骨可以重塑的功能单元,直径约200~300 μm;这些骨组织单元将血管保存在具有毛细血管和小静脉的中央(哈弗氏)管中。致密(皮质)骨由若干片层结构构成;靠近骨膜的称为环骨板层,在骨组织单元中的称为同心板层,而骨组织单元之间的称为间质板层。这些使胶原纤维不同方向的片层对骨的优异力学性能有重要贡献。

海绵状(或小梁状)骨充满骨的内部,具有一个开放的细胞多孔结构,层状矿化胶原蛋白作为细胞支柱覆盖在骨内膜(致密骨和海绵状骨之间的边界)上,它约占总骨量的20%,但面积却几乎是致密骨表面积的10倍。

在纳米/分子水平上,骨可以被认为是一种相互贯穿的复合材料,胶原蛋白和矿质形成连续体。已经确定骨中HAP晶板的大小和结构约为40 nm×50 nm×(3~5)nm。具体地,观察到3个位置的HAP晶板构造：

（1）胶原分子间HAP：首次假设分子间HAP位于胶原分子间隙中[图6.18(a)]，长约40 nm，直径约1.5 nm。这些间隙占体积百分比高达12%（40 nm/340 nm）。然而，由于只有一个尺寸满足要求，因此很难设想可以容纳晶板。更确切地，这种分子间的HAP最好以针形来描述。图6.18(a)右半部分为这些针形的传统描绘；其实际比例如图6.18(a)左半部分所示，典型长径比为30。根据这个模型，HAP在分子间隙中成核，并从那里开始生长。

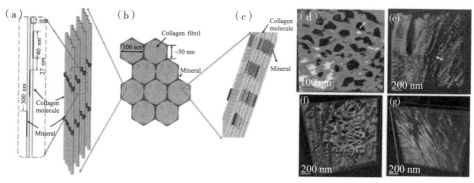

图6.18　骨胶原纤维中矿质的分布

（a）矿质填充空白的头尾胶原蛋白分子，左边的照片显示的胶原蛋白和矿质尺寸比。(b)形成原纤维的胶原分子进一步与矿质基质结合构成胶原纤维的一部分。(c)Alexander等人的模型声称胶原分子具有连续的三维矿质排列。(d)、(e)断层扫描显示HAP以原纤维间的方式围绕空（胶原）孔。(d)横切面。(e)纵切面。(f)、(g)成熟人板层骨的FBI研磨标本的不同投影的TEM断层照片。注意，没有原纤维内HAP证据。纵剖面显示一些67 nm的条带，归因于分子间矿化作用。

（2）原纤维内HAP：HAP晶板围绕胶原分子的位置如图6.18(c)所示。矿质晶板在胶原分子之间形成连续的三维网状结构。

（3）原纤维间HAP：这种形态的HAP可以位于纤维间的空隙中[图6.18(d)]。间隙占体积百分比为18%，考虑到最接近理想圆柱体阵列，很容易计算出其间隙。原纤维的直径为100 nm，考虑为六面体，则有一个侧面为50 nm，与实际测量值相对应。有对这类HAP提供了强有力的实验支持；事实上，这类HAP提供了一个连续的网络。图6.18(d)和(e)显示了通过扫描透射电镜产生的计算机断层扫描（CT）图像，显示了原纤维间HAP的清晰证据。如图6.18(d)的横切面所示，这种HAP围绕着与原纤维相对应的孔。没有明确的证据表明它们内部有HAP以及大多数位于原纤维之间。图6.18(d)纵切面CT图像显示胶原蛋白的条带特征，支持分子间HAP假说。

（4）骨组织单元的HAP：粗略尺度上，骨组织单元边界（称为水泥线）通常以骨组织单元的 HAP 形式矿化。这样的矿化水泥线可以提供额外的硬度，但在致密骨的早期裂缝往往会沿着这些位置偏转。这反过来又提供了双重功能；它为裂纹在横向（断裂）方向扩展提供了重要的外部增韧作用，但同时降低了骨的纵向韧性，因此，骨总是更容易分裂而断裂。

最近，利用三维电子断层成像和高分辨率二维电子显微镜研究了骨矿物相的连续性[图6.18(f)]。这些证明了骨矿质是在纳米水平开始分层组装的；针状矿质单元横向合并形成片晶，这些片晶进一步组成几乎平行的片晶堆。片晶排列在胶原原纤维上[图6.18(f)]，并跨越相邻的原纤维，形成连续的、跨原纤维矿化。

另一个高度矿化胶原的例子是甘尼德鱼鳞，例如，在雀嘴鳝中。硬鳞是鱼鳞的几种类型之一，还包括扁鳞、宇宙鳞和弹性鳞（摆线鳞和栉鳞）。扁鳞是鲨鱼和鳐鱼的典型鳞片，它们的表面结构能在水中产生小漩涡，从而减少阻力；它们的核心由牙质包围的牙髓和外部外皮层组成。宇宙鳞与扁鳞相似，可能是由它们融合进化而来；它们含有牙质、外骨素和被称为整列质的组织复合物，有相互连接的管道和瓶状腔，但没有牙髓核心。弹性鳞由摆线鳞和栉鳞两类鳞片组成。它们有相似的形状，但摆线鳞片有一个光滑的表面，而栉状鳞片有梳状的外表面。硬鳞是一种改进的宇宙鳞，也是两层菱形的、刚性、多节的节理鳞片。它们是由一层薄薄的硬磷质表层构成的，硬度类似于牙釉质，附着在更软但更坚韧的骨质基础上。这些鳞片是鱼类鳞片中最坚硬的，是雀嘴鳝和塞内加尔多鳍鱼的特征。

成年雀嘴鳝硬鳞片的中心最大厚度 4.5~5 mm，沿菱形长对角线长度 30~40 mm。长宽比（等于总长度/厚度）为 8.7，覆盖程度（等于暴露长度/总长度）通常为 0.78。鳞片分为两层，外层为硬磷质，内部为骨层，如图 6.19(a) 所示。硬磷质是一层坚硬的外层，成年鱼硬磷质厚度约 600 μm；中心的鱼鳞覆盖面积 40%~70%，含有宽度为 40 nm 的 HAP 棒。骨层厚度大于 3 mm，由 65% 的矿质和 35% 的胶原蛋白组成；含有不同大小的小管，其中一些含有胶原纤维。最大的小管（直径约 200 μm）在硬磷质中通常不能完全覆盖的中心。骨层中其他小管的宽度平均为 3 μm，在靠近鱼皮的内表面上片段为 5 μm（图 59a 所示）。

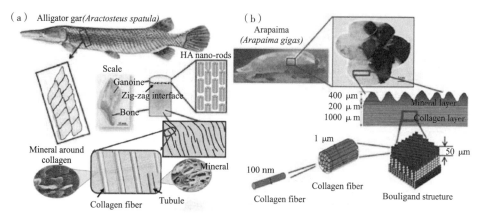

图6.19 鱼鳞的层次结构示意图

（a）雀嘴鳝鳞片含有一层硬磷质，其矿质棒朝向外表面排列，内层为骨结构。小管和矿化胶原纤维大致沿厚度方向排列，原纤维周围的矿质薄片和小管周围的矿质垂直于它们形成。（b）巨滑舌鱼鳞片，鳞片的外层为矿质层，内部为胶原层，呈Bouligand型结构。

许多小管含有胶原纤维，胶原纤维大致沿厚度方向延伸，弯曲曲率如图6.20（b）所示。该矿物不仅存在于胶原原纤维中，还附着于胶原原纤维上[图6.20（c）]。为了更好地了解雀嘴鳝鳞片的结构，脱蛋白和脱矿质鳞片及其形态分别如图6.20（d）、（e）和（f）所示。该矿物存在于原纤维间基质中[图6.20（d）]，并显示出在最初就充满蛋白质的多孔结构。脱蛋白胶原

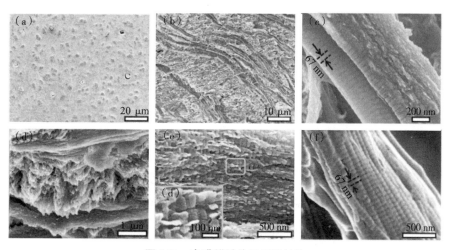

图6.20 雀嘴鳝鳞片骨层的结构

（a）剖面胶原纤维和雀嘴鳝抛光鳞片的小管俯视图，（b）通过骨层厚度的胶原纤维弯曲轨迹，（c）含矿质基质的胶原原纤维，（d）脱去蛋白质的雀嘴鳝鳞片，（e）脱去蛋白质的胶原纤维，胶原纤维周围的矿质晶板显示不同的取向排列的圆柱形胶原蛋白；左下角插入的图片显示了放大倍数的尺寸为75 nm×25 nm×3 nm的矿质晶板；（f）d片段为67 nm的脱矿质胶原纤维。与（c）中矿化胶原纤维的间隙相比，脱矿质胶原纤维的间隙区域明显更深（虚线所示）。

纤维由不同取向的纳米级矿物薄片组成,这些矿物薄片与胶原纤维形状一致,表明该矿物与胶原紧密相连。薄片尺寸约 75 nm×25 nm×3 nm[图 6.20(e)]。图 6.20(f)为胶原脱蛋白原纤维,d 片段为 67 nm。从矿化[图 6.20(c)]、脱蛋白[图 6.20(e)]和脱矿质胶原原纤维[图 6.20(f)]的表面可以看出,矿物倾向于沿着胶原原纤维的间隙填充。如果没有矿质,雀嘴鳝鳞片的胶原基质弹性会很大,与皮肤相似,抗撕裂性高,弯曲时不易断裂。矿物的存在降低了弹性,但提供了更高的抗压强度,从而提高了它抵御捕食者牙齿攻击的能力。

巨滑舌鱼的大小与雀嘴鳝差不多;然而它的鳞片比雀嘴鳝的要大得多(50～120 mm),也比雀嘴鳝更灵活。它们的弹性鳞有两层:一个高度矿化层,包含 55%、400 μm 厚的矿质;一个胶原蛋白层(胶原蛋白 85%),厚度 1 mm。巨滑舌鱼鳞片的长宽比为 50,远高于雀嘴鳝,这使得它们弯曲时鳞片可以弯曲;鳞片重叠程度为 0.4,低于雀嘴鳝。

外层矿质层表面有脊状图案,它表征了表面的形貌[图 6.21(b)]。内层胶原蛋白为层状 Bouligand 型(扭曲的夹板)结构[图 6.21(a)、(b)]每一层相对于相邻一层都发生了旋转。这种结构以 Yves Bouligand 的名字命名,他是第一个描述这种扭曲胶夹板结构的人。这种螺旋(螺旋形楼梯)结构可以在许多不同的物种中发现;节肢动物的外骨骼和骨组织单元层就是主要的例子。巨滑舌鱼鳞片中,层与层之间胶原纤维的取向是不同的,每层厚度为 50 μm。图 6.21(b)显示了胶原蛋白层,标注了 A—E,它们之间通过 α_1,α_2,α_3,α_4 角度形成 Bouligand 型层次结构。脱蛋白后,一些直径 2～5 μm 的孔展示着这个结构。图 6.21(c)中,箭头表示矿质在孔隙周围的不同方向,也表示胶原蛋白在孔隙周围的 3 个方向,这些孔隙可能通过产生相邻层中纤维的连续取向变化来调节纤维的取向。原纤维的矿物通道宽度为 150 nm,而脱矿质样品中原纤维的矿物通道宽度为 120 nm;因此,它们能很好地适应矿物通道。在脱矿质后的样品中可以观察到一根原纤维与另一根原纤维的撕裂处蛋白的连接[图 6.21(f)],这说明胶原纤维并不是简单地堆叠在一起,而是由蛋白链和矿质紧密连接在一起的。这种结构类似于骨结构,如图 6.18 所示。原纤维嵌入到连续的 HAP 网络中,HAP 晶体的尺寸由胶原结构中空隙的大小决定。

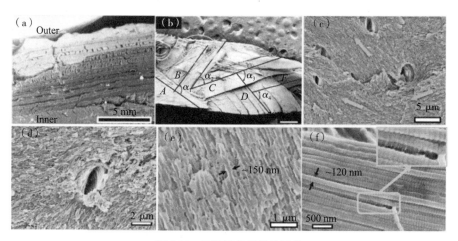

图6.21 巨滑舌鱼鳞片的结构

该结构分为两层,外层为矿质层,内部为胶原层:(a)胶原蛋白层包含几层螺旋楼梯方向的胶原蛋白亚层,称为Bouligand结构,(b)鳞片撕裂后暴露的表面显示胶原纤维的不同方向,(c)脱去蛋白质的胶原蛋白层显示出含有不同方向的矿质的多孔结构,指示着矿化胶原纤维的方向,(d)这些孔调整着矿质的方向,(e)矿质显示出裂缝的形态,即隧道宽度为150 nm,与胶原纤维直径相对应,(f)直径120 nm的直线型脱矿质原纤维;一根原纤维被抽出,原纤维间的连接被放大,如图右上方所示。

弹性鳞(如腔棘鱼)中存在的另一个类似的层次结构是双Bouligand结构,对束间纤维和增韧机制有了新的更详细的发现。图6.22(a)和(b)比较了单股和双股扭体结构的体系结构。双Bouligand结构不是简单的扭曲夹板结构,而是以正交双层为单元,如图6.22(c)的插图所示,进一步形成扭曲夹板结构。纤维束之间的空间充满垂直于层状结构的纤维,主要沿着厚度方向[图6.22(d)],称为束间纤维。这些纤维的特点是填充松散,并倾向于围绕纤维束排列,以确保进一步约束结构元素。图6.22(e)为圆形纤维束,纤维束间纤维呈随机方向排列[图6.22(f)]。

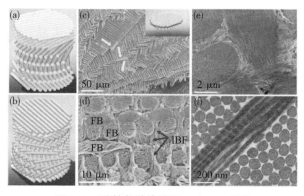

图6.22 腔棘鱼鳞片的双Bouligand结构

对比(a)单一Bouligand型和(b)双Bouligand结构,(c)—(e)含有特殊束间原纤维的双Bouligand结构SEM图像,(f)具有纤维束的束间原纤维TEM图像(只能看到圆形截面)。

6.4　矿化/非矿化胶原层的力学响应

6.4.1 基于自然设计体系结构的力学响应比较

天然胶原材料中的各种结构会产生各种变形及增韧机制,从而产生不同的力学功能。几种胶原材料的拉伸响应如图6.23所示;对矿化材料(致密骨、松质骨、巨滑舌鱼鳞片、雀嘴鳝鳞片)和非矿化/脱矿质材料(兔、鸡、脱矿质巨滑舌鳞片、脱矿质骨)进行了比较。图的右边是这些材料结构的简化示意图,以及它们所受拉力的方向。拉伸应力—应变曲线表明了胶原层(鱼鳞不含外矿物层)在不同层次结构下的单轴拉伸性能。非矿化胶原材料的曲线[图6.23(b)]为J型曲线,刚度随应变增加;相反,矿化组织呈线性行为。

当动脉受压时(结构如图6.24所示),胶原纤维趋于伸直,这是由小角度X射线散射测量得到的。动脉的纵向和圆周的力学行为如图6.24(a)所示。如果外部施加的位移(横坐标)完全由胶原纤维的拉伸来调节,那么d片段引起的应变(纵坐标)将与外部位移引起的应变相同。但实际情况并非如此,因为d片段内的应变仅为外部施加位移的10%。对兔皮肤也有同样的效果,并将这种差异归因于胶原纤维的矫直、重新定向和滑动。

图6.24(b)为动脉的特征J型曲线。生理负荷范围明显低于最大强度。超过一个临界应力,在点Ⅰ,变形成为永久性的。这与坡度的减小有关,并伴随着明显的滞后现象(加载和卸载路径的差异),这与黏弹性有关。真实(标记材料)和工程应力应变如图6.24(b)所示。有趣的是,当加载到第三点重新加载时,卸载本质上仍然是弹性的,具有最小的黏弹性(小的滞后)。这表明动脉具有类似于加工硬化的响应,因为原纤维在第一个周期中经历了永久性的重新定向。

纤维的螺旋缠绕产生"中国指尖"效应,该效应通过内部加压的周向膨胀呈纵向长度(负拉伸)的减小。计算结果如图6.24(c)所示。压力在周向产生正拉伸,在纵向产生等效的负拉伸。3种纤维分布建模的分散参数 κ : $\kappa=0$,对应于完全对齐的纤维; $\kappa=0.33$,对应于各向同性取向的纤维; $\kappa=0.23$,中间情况。角 γ 纤维的圆周方向也不同: γ 在约40°、50°和60°。对于 $\kappa=0.33$,没有 γ 的影响,纵向收缩(轴向拉伸比约为1)是适度的。相反, $\kappa=0$ 的纵向延伸是最低的(0.4~0.7)。

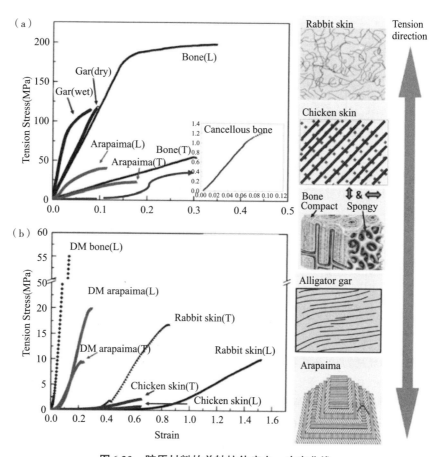

图6.23 胶原材料的单轴拉伸应力—应变曲线

（a）矿化胶原结构的拉伸应力—应变曲线包括片状密质骨的纵向和横向方向,多孔松质骨（右底部插入图[80]）,雀嘴鳝的干、湿鳞片的骨层,巨滑舌鱼鳞片的Bouligand形胶原蛋白层。（b）兔皮肤非矿化胶原结构的拉伸应力—应变曲线,包括胶原纤维的随机取向,鸡皮中胶原纤维的两个垂直方向,脱矿（DM）板层致密骨和巨滑舌鱼鳞片中DM Bouligand型结构胶原纤维。

在矿化胶原材料中,33%~43%矿物含量的致密骨（表6.1）沿纵向强度最高,塑性区较长;这可以消耗大部分能量并提供最高的（内在的）韧性。然而,横向骨并不是为拉伸行为而设计的,其韧性要低得多。在胶原材料中,雀嘴鳝鳞片（矿质含量64.67%）硬度最高。通常,在水合状态下水分子作为增塑剂,因为胶原蛋白和水分子之间形成了氢键。因此,湿雀嘴鳝鳞片的拉伸响应表现出明显的可塑性,而干鳞中胶原分子之间形成了氢交联。这些增韧机制对胶原材料力学行为的影响将在6.4节中进一步详细描述。具有Bouligand型结构的巨滑舌鱼鳞片矿物含量仅为15%,模量较低,接近致密骨。松质骨显示出非常低的拉伸延性,因为它设计用于夹层结构的压缩载荷;在6.5节中还将更详细地讨论这一点。非矿化胶原材料不是矿化材料的线性响应,而是具有3个区域（脚趾、脚跟和线性）的J型

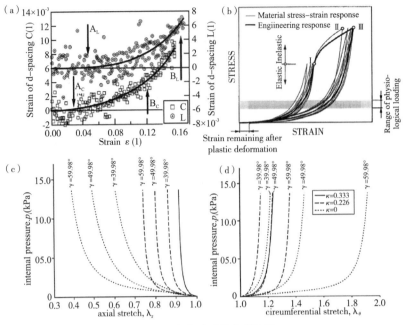

图6.24 人主动脉的力学性质

(a)人主动脉胶原d片段的测定。人主动脉胶原d片段的增加表现为外施纵向和周向拉伸作用下的拉伸应变的函数,使用小角度X射线散射测定。(b)—(d)健康弹性动脉的力学行为。(b)被动状态周向动脉条(来自中间层)的典型单轴应力—应变示意图:循环加载和卸载,与软化效应相关,(c)—(d)当施加不同胶原排列的内压时,动脉在轴向和周向的响应作为开发的模型的γ参数和k参数的函数。

表6.1 一些胶原材料的力学性能

Collagenoets materials	Structure	Loading direction	Mtneral content	Young's modulus (CPa)	Strength(MPa)	tCrack initstion boughness(MPam$^{1/2}$)
Rabbit skin	Random atlgned colltagen		None	0~0.05	8~17	—
Chicken skin	waven		None	0~0.006	0.5~2	—
Compact bone	Lamellar mineralized collagen	Longitedmal	86%~97%	11~12	140~250	2.0~7.0
		Tramsverse	—	2.5	25~50	6.5
whole femurs		Tramsverse(beading)	—	3.44±0.68	158±23	2.16~2.89
DM compact bone	DM lamellar collagen		None	0.21~0.75	7~55	—
Allgator gar fish scale	Collagen fibers allgning along thickness approximately		64%~67%	1.8~3.1(dry)	72~132(dry)	2.5~5
			—	1.9~3.8(Wet)	85~120(wet)	2.2~6
Arapatnss fish scale	Bouligand structure+mineral		44%~60%	0.86±0.32	23.6±7.2	—
(eatire scale)	layer		—	0.21±0.02	14.2±1.1	—
Arapainss(collagen layer)	Bouligand structure	Longitedmatl	15%	0.47±0.25	36.9±7.4	—
		Transwerse	—	0.21±0.03	21.8±2.4	—
DM collagen layer of arapaima seaie	Bouligand structure	Longitedmatl	bone	1.1~1.4	18~21	—
		Transwerse	—	0.6~1.1	8~13	—
Striped tess scale		0,45,90°	—	0.7	44	3.2~3.5'
Collagen layer of striped bass scate			—	0.45	62	4.2'

*Data was calculated usiing the mode I *K–J* equivalence relationship: $K_e=(J_cE)^{1/2}$.

应力–应变曲线。应力—应变曲线开始处的J型细节将在6.4.1节通过皮肤实例进一步讨论。即使在脱矿质后,鱼鳞因其具有层次结构良好的整齐胶原纤维为其提供天然护甲或骨的保护性支撑,仍然比弯曲胶原纤维的皮肤表现出更好的拉伸性能。另一方面,在拉伸载荷作用下,由于弯曲胶原纤维的矫直和水化原纤维之间的滑动,皮肤表现出更大的最大应变。兔皮和鸡皮在Langer线方向(Langer线对应皮肤真皮胶原纤维的自然取向,并确定其较硬的方向)均表现出较高的强度和较低的最大应变。然而,由于兔皮胶原纤维的多重排列,兔皮的能量耗散比具有编制结构的鸡皮要高。猪和人的皮肤有相似的特征;最大应力20～40 MPa和应变为0.4。这些例子展示了自然如何优化许多不同生物体的结构体系结构,以开发特定的力学功能。

6.4.2　一些胶原材料的韧性测量

具有保护和支撑作用的胶原材料的一个必要特性是断裂韧性,它的定义是在载荷下含有裂纹和/或对灾难性断裂结构的抗性。下面将描述一些胶原材料的韧性测量,重点是具有板层结构的骨头、具有管状穿透厚度结构的雀嘴鳝鳞片和具有Bouligand型结构的硬骨鱼鳞片。

通过研究小裂缝(大小在数十至数百微米之间)与长裂缝(毫米尺寸)之间的行为,以及它们如何与皮质骨的层次结构相互作用,可以研究皮质骨的韧性。图6.25为小裂纹[图6.25(a)]和大裂纹[图6.25(b)]的抗裂性或R曲线。通过汉克斯平衡盐溶液(HBSS)中的非原位测试和在环境ESEM内潮湿环境中的原位测试,在纵向和横向进行裂纹扩展试验。从这项研究中,我们推断骨骼的韧性主要产生于两种不同的方式:(1)通过纤维滑动(促进延展性和裂纹萌生韧性)等机制产生可塑性,在纳米尺度下进行内在增韧;(2)通过裂纹偏转和桥接等

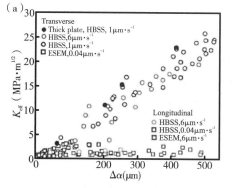
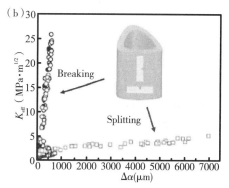

图6.25　人类骨骼的韧性裂纹扩展的函数$\Delta\theta$;显示横向和纵向取向的R曲线响应(断裂韧性随亚临界裂纹扩展$\Delta\theta$增加)

(a)生理短裂纹长度($\Delta a <$ 550-μm)和(b)较长裂纹($\Delta a <$ 7000 μm)。在环境SEM中测试得到的原位结果和在汉克斯平衡盐溶液(HBSS)中得到的原位结果都包括在图中;个别位移率在左上角给出。插图显示了来自肱骨的样本的方向。显然,骨在横向(断裂)方向明显比纵向(断裂)方向更坚韧。

机制产生裂纹尖端屏蔽(主要通过裂纹路径与骨—基质结构相互作用来促进裂纹扩展韧性),在微尺度上进行外部增韧。沿骨块矿化水泥线边界存在较大的裂纹偏转,横向抗裂纹扩展能力比纵向增长快得多,可导致裂纹扩展韧性值超过20MPa·m$^{1/2}$。实际上,约500 μm的裂纹扩展后,由于主要的裂纹偏转和扭曲,沿着水泥线的裂纹扩展驱动力在横向(断裂)方向上比在纵向(分裂)方向上高5倍以上。

另一种类型的胶原骨结构是硬鳞鱼的骨层,如雀嘴鳝鳞片,其结构如图6.20(e)所示,它们不是骨单位,在内层中沿厚度方向排列了直径为6.5 μm的小管,其中一些小管充满了胶原纤维。对该组织研究的重点在水化和脱水条件下时,裂纹在小管中、小管之间和跨小管间的扩展,如图6.26所示。当裂纹试图通过小管和胶原纤维传播时,抗裂纹生长能力最强,这与骨中裂纹试图通过骨组织单元传播的情况类似,即名义上垂直于水泥线。填充有胶原蛋白的小管可能与裂纹扩展前沿略微成角度/倾斜,从而导致抗裂纹扩展能力的差异,如断裂韧性抗裂性R曲线的斜率变化所示。

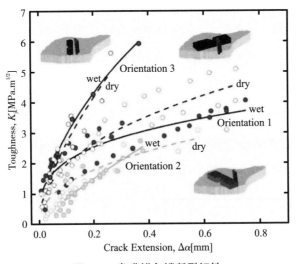

图6.26 雀嘴鳝鱼鳞断裂韧性

在环境SEM中对缺口三点弯曲样品进行测试,表现出随着Δα增加(R曲线行为)而增加的抗裂性能。R曲线以断裂韧性表示断裂阻力,并随裂纹扩展而变化。在湿(水)和干(弱真空)环境下,对鳞片结构进行了3种不同裂纹方向的测试。

设计一种测量硬骨鱼鳞片韧性的方法(显示出Bouligand型结构),进行拉伸试验时,由于矿物含量较低,缺口尖端的胶原纤维被拉出,如图6.27(a)所示。由于减弱、除颤和大量的非弹性变形,裂纹在扩展之前或之后不久,非弹性区域就会在短时间内横跨整个尺度,使得尺度韧性的数值测量存在一定的问题。当裂纹打开时,纤维会拉伸,并继续从裂纹面分层,如图6.27(b)所示,使用Kendall模型计算无量纲参数$J_i/(E_f d)$的函数的剥落纤维角θ;几何图形显示在插图中。θ、J_i、E_f、d分别表示剥落纤维与鳞片的夹角、界面韧性(纤维间)、纤维模量和直径假定横截面为正方形。刚性纤维和弱界面[低$J_i/E_f d$]导致脱层距离长、脱层角小、纤维变形小。但是,软性胶原纤维(矿质含量较低)与硬性界面结合的鳞片,脱层角大、脱层距离短,意味着在较大的裂纹开口下,纤维离完全脱层仍有较大距离。虽然这是一种测量柔性胶原鱼鳞韧性的聪明方法,但加载平台对加载系统施加了约束,使测得的结果在定量上有人为迹象。测试几何如图6.27(a)所示。然而,实验清楚地表明,Bouligand结构通过阻止裂纹扩展来提高刚度,如图6.27(b)所示为非线性弹性断裂韧性J_c值。通过将一种对上下表面约束较小的改进技术应用于鱼鳞研究的改进方法,鱼鳞可以通过自由旋转夹具约束在同一平面内旋转[图6.27(a)]。

　　除了韧性测量外,还可记录弹性鲤鳞片的抗撕裂强度以及鳞片位置和温度对其的影响。

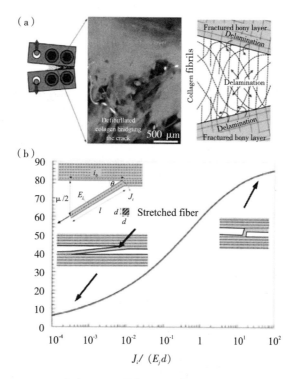

图6.27　硬骨鱼鳞片的韧性行为

　　(a)硬骨鱼鳞片的韧性测试,光学图像显示纤维去纤维化和分层的断裂骨层;右边的示意图显示了裂纹张开过程中除颤和分层的模式。(b)分层纤维的角度作为无量纲韧性参数$J_i/E_f d$的函数;左上方插入的图片显示了用于开发力学模型的图解。J_i是层间界面的非线性弹性断裂韧性,E_f是纤维的模量,d是纤维的直径,θ是纤维距被拉离原来位置的角度,l和i_0分别表示分层的纤维长度和垂直映射长度。

撕裂靠近鱼头的鳞片比撕裂鱼的中部和尾部的鳞片需要更大的能量[图6.28(b)]。这种高断裂韧性是Bouligand结构的一个特征。由于每一层都是各向异性的,具有不同方向的抗裂性,因此裂纹在结构中难以传播。

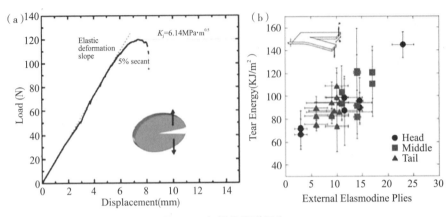

图6.28　鱼鳞的断裂行为

(a)巨滑舌鱼鱼鳞的断裂韧性。(b)鲤鱼鱼鳞的抗撕裂性。

如6.2节所述,腔棘鱼鳞片为双扭的Bouligand结构,具有束间纤维,其抗裂机制不同,束间纤维在荷载作用下倾向于约束纤维的不同方向。图6.29为裂纹扩展过程中纤维重排的演

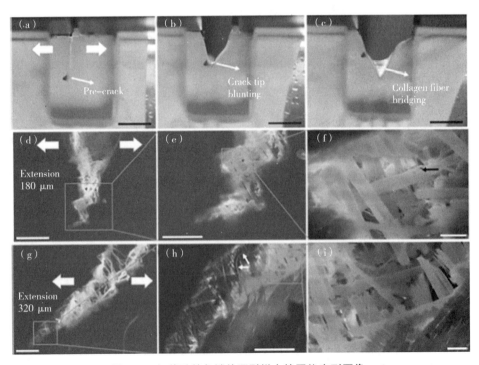

图6.29　加载腔棘鱼鳞片预裂样本的原位序列图像

(a)—(c)通过光学显微镜观察裂纹开口,裂纹尖端的详细结构和在180 μm(d)—(f)和320 μm(g)—(i)的裂纹扩展处通过原位SEM观察到的裂纹扩展。

化过程,其中包括荷载作用下的自适应结构重排。最初,裂纹尖端很容易打开和变钝,但随着进一步加载,胶原纤维(束)倾向于旋转,最终导致纤维的拉出和分层。

表6.1总结了这些天然胶原材料的力学性能,部分试样的去矿化结果突出了矿物含量的重要性。在矿化胶原材料中,尽管骨的模量(2~12 GPa)比Bouligand结构的(0.2~0.7 GP)更高,但骨的韧性(例如密质骨、雀嘴鳝鳞片的骨层)却类似于Bouligand结构的条纹鲈鱼的鱼鳞。在这些天然材料中,矿物含量越高的结构越坚固。有趣的是,在不含矿质的情况下,脱矿巨滑舌鱼和条纹鲈鱼鳞片样本的强度要高于脱矿骨和皮肤,这表明其中胶原的Bouligand结构对其抗损伤力学性能至关重要。生物天然材料的韧性—弹性模量阿什比图如图6.30所示,它证明了,尽管在结构中增加胶原纤维的取向似乎能使这种材料具有更高的韧性,但高度矿化的胶原材料,如骨骼和雀嘴鳝鳞片,会表现出更高的模量。

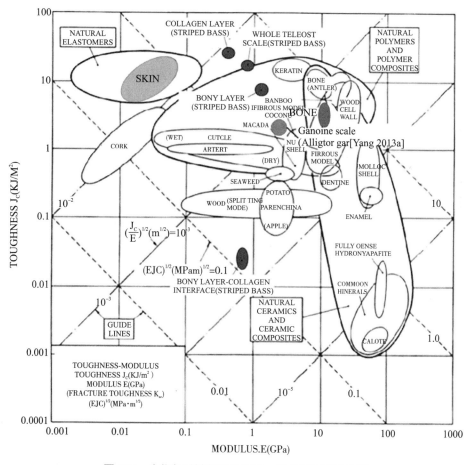

图6.30 生物(天然)材料的韧性—弹性模量阿什比图

皮肤、骨骼、雀嘴鳝鳞片和条纹鲈鱼的特性如图所示。不同的胶原材料由于其不同的尺度结构而表现出不同的力学性能,这就导致了不同的弹塑性机理,从而导致了不同的刚度、强度、延展性和韧性。

6.5 结构胶原材料的增韧机理

前所述已经证明,通过改变矿物含量,胶原材料可以具有不同的硬度、弹性模量和韧性/抗撕裂性,这是在自然界中用来赋予特定力学功能的过程。例如,在皮肤和肌腱中,使用内部能量消散器作为吸收能量的手段;许多鱼鳞的内层矿化程度往往低于外层,矿化较高的外层是为了抵御捕食者的攻击,而更软、更韧的内层则可以通过变形吸收额外的能量。所有这些不同的力学功能都是不同形状、大小、形态和矿化程度的层次性胶原结构的结果,从而导致了不同的增韧机制。这些机制为工程师们设计具有广泛力学性能组合的新型合成材料提供了一个迷人的调色板。如下将展示一些胶原材料中的典型、有效增韧机制。

6.5.1 皮肤:兔子、鸡、青蛙、犀牛、猪和人

皮肤的抗撕裂性的力学量化研究,确定了导致复杂失效机制的潜在结构特征。当用小角度X射线散射(SAXS)技术实验时,在X射线同步加速器束流实验中观察到拉伸作用下皮肤的结构变化。兔皮肤的典型拉伸应力一应变曲线如图6.31(e)所示,包括脚尖、脚后跟、线性阶段和破坏阶段(虚线表示);用X射线检查黑色方块数据点,选取其中4个数据点,如图6.31(a)—(d)所示。在右上角的拉伸测试中,衍射图形中的弧显示了原纤维的方向和样品的图像。图6.31(f)和(g)详细分析了4种SAXS模式6.31(a)—(d)下SAXS峰值强度、取向角、d片段和半最大峰值宽度(FWHM)的变化情况。原纤维朝着拉伸方向旋转,强度逐渐增加(这意味着更多原纤维在张力方向上排列),直至达到最大应力[图6.31(f)];测量得到的可能是局部应变,因为随着原纤维的拉伸,d片段增加。线性阶段(Ⅲ)原纤维应变扩大至0.037(从64.5 nm到66.9 nm)。然而,在这个阶段,皮肤的总应变要高一个数量级(0.5),意味着变形主要通过原纤维间和原纤维内滑动的机制发生,以适应施加的应变。图6.32为皮肤拉伸过程中不同阶段出现的现象示意图,由SAXS数据分析得到。当皮肤被拉伸时,有几种机制参与其中,包括旋转[图6.32(a)]、拉直[图6.32(b)]以及最初弯曲的胶原纤维拉伸、滑动和分层[图6.32(c)]。胶原纤维的分层与SAXS峰变宽相一致。FWHM增加[图6.32(g)]是由于之前有序的原纤维中引入了缺陷。在试验结束时[图6.32(f)和(g)所示的第4阶段],胶原原纤维断裂和卷曲的比例增加[图6.33(d)],d片段减小,这是由于胶原原纤维破裂,而胶原原纤维的松弛和恢复又使d片段增加。这些胶原蛋白的多种机制,包括原纤维拉直、重新定向、拉伸和分层,为增韧,特别是能量吸收提供了一个特别有效的序列,该机制可用于诱导皮肤显著的抗撕裂性和韧性。

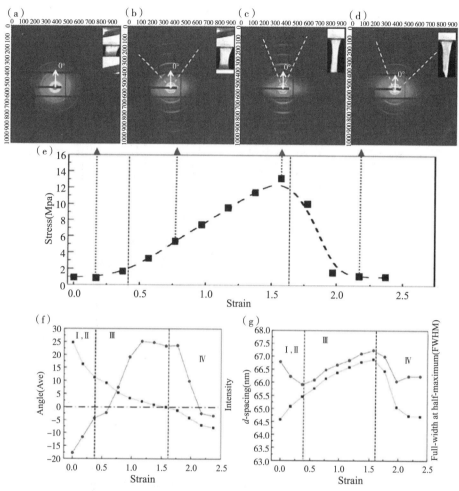

图6.31 兔皮肤小角度X射线散射图,原位单轴拉伸实验,显示胶原纤维强度、取向(角度)、d片段(拉伸)、FWHM随皮肤应变的变化

(a)—(d)衍射模式:从中心开始的第一个弧的位置和半径显示了方向(角度范围)和原纤维的拉伸,样品的图像显示在右上角,(a)拉伸轴为随机取向的原纤维显示恒定的衍射图案强度,形成连续的圆圈,(b)原纤维在拉伸方向上逐渐对齐,(c)沿拉伸轴排列的原纤维,(d)原纤维断裂和松弛。(e)拉伸试验曲线,具有13个数据点;确定了4个变形阶段。(f)胶原纤维的方向(从拉伸轴测量)和原纤维强度与应变的关系。(g)d片段和原纤维FWHM与应变的关系。

与6.1.2节中描述的脱水胶原纤维的性质变化相似,当皮肤脱水时,其硬度显著增加。胶原之间的水分子使原纤维之间的滑动更加光滑,增加了弹性和延展性(图6.33)。水分的流失使皮肤成为一种类似橡胶的材料。因此,没有水分子,原纤维之间的直接滑动受到了限制。

拉伸应力—应变图如图6.34所示。由于皮肤的拉伸性能会随着样品在体内的位置和方向而变化,所以我们用散射带曲线来显示不同动物皮肤的拉伸性能趋势。有趣的是,尽管从动物身上提取的皮肤样本的方向和位置不同,但实验发现,随着动物体型的增大,皮肤的硬度和强度会增加。这可能与体重有关,因为皮肤是保护身体内部器官的最大组织。

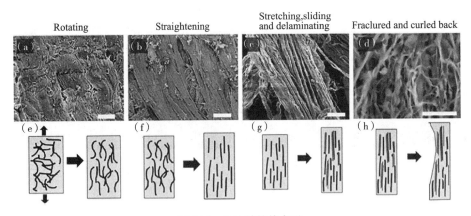

| Rotating | Straightening | Stretching,sliding and delaminating | Fraclured and curled back |

图6.32　兔皮的拉伸变形

采用SEM图像(a)—(d)和示意图(e)—(h)对兔皮拉伸加载过程中的4种变形机理进行了研究。(e)中的黑色箭头表示拉力测试的方向。(a)、(e)弯曲的原纤维沿拉伸轴方向排列;(b)、(f)原纤维变直,越来越多的纤维重新定向并与拉伸轴对齐;(c)、(g)胶原纤维拉伸、滑动、脱层,完全随拉伸轴重新定向;(d)、(h)胶原原纤维断裂后卷曲。标尺(a)—(d)分别为20,20,20,50 μm。

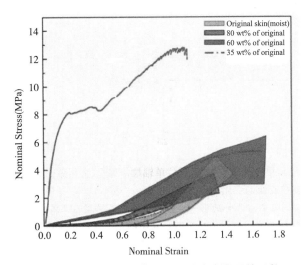

图6.33　兔皮肤的力学反应,作为水合作用的函数

灰色曲线带表示新生皮肤的应力—应变行为;随着皮肤失水、胶原蛋白的质量下降逐渐变硬。所示的皮肤应力—应变曲线对应于新生皮肤的含水量为80%,60%和35%。

6.5.2　肌腱和韧带

韧带的应力—应变响应如图6.35所示。在图中可以看到4个阶段:脚趾段、脚后跟段、线性段和破坏段。肌腱具有类似的响应,其最大应变由卷曲结构确定。皮肤的力学反应也是相似的,然而,韧带的强度由于胶原纤维的取向排列而大大提高,其所有的纤维都在拉伸方向上被拉伸和排列,皮肤和弹性鳞片则只有一小部分胶原纤维在拉伸方向上排列,发生了

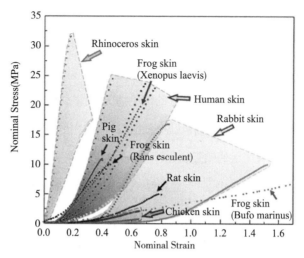

图6.34 不同动物皮肤样品的单轴拉伸应力—应变曲线

数据显示了犀牛皮、人皮、猪皮、兔皮、大鼠皮、蛙皮、鸡皮的单轴拉伸应力—应变曲线。

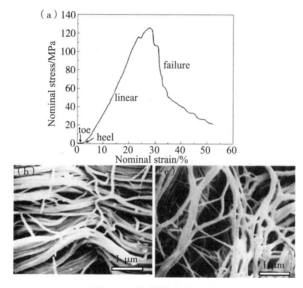

图6.35 韧带的张力行为

（a）韧带单轴拉伸应力—应变曲线（根据参考文献数值经重新计算得到）；（b）和（c）前交叉韧带张力试验前后。

显著的旋转、剪切和滑动。图6.35(c)为前交叉韧带失效时胶原纤维组织破坏情况；纤维分离，一旦发生故障，就会弹回一种杂乱无章的状态。

6.5.3 骨和硬鳞鱼鳞片

如6.2节所述，骨骼具有许多结构包括骨组织单元、矿化的胶原纤维、多层次的矿物，甚至作为非弹性机制的微裂纹过程特征，这些特征有助于增强其韧性。矿化原纤维的变形使骨组织在裂纹样缺损周围形成塑性区，使组织增韧；这种变形包括原纤维的拉伸和滑动(纤维滑动),是骨的塑性和延展性的主要来源之一。然而,在稍大的微米级尺寸下,骨骼的韧性可以通过阻止裂纹扩展的外部机制产生(图6.36)。最显著的例子是,裂纹在其路径上遇到一个弱界面,使其偏离最大拉应力平面,并沿该界面分层。如上所述,这是人类密质骨在遇到骨组织单元时向横向扩展的裂缝的常见情况,更矿化的骨单元界面(水泥线)则提供了首选的偏斜裂纹路径。实际上,裂纹路径的这种偏转和更强的扭转可以将韧性提高两倍或更多[图6.36(a)]。受约束的微裂纹也可以通过扩展宏观裂纹周围的区域来增加韧性,从而压缩裂纹。这种机制虽然对保护裂纹免受外加应力($0.05\ \text{MPa}\cdot\text{m}^{1/2}$)的影响很小,但很重要,因为它会产生影响其他一些对骨骼健康至关重要的现象。微裂纹被认为可以切断骨小管,而骨小管是骨细胞之间的通信纽带,从而发出骨重塑的信号。此外,在裂纹尖端增长之前的微裂纹区域的存在会导致未开裂的韧带桥的产生,而韧带桥可以承载原本用于传播裂纹的载荷。此外,许多微裂纹本身可以由跨越其表面的原纤维桥接[图6.36(d)],这对于孤立的微裂纹($0.1\ \text{MPa}\cdot\text{m}^{1/2}$)来说,同样代表了一个相对较小的屏蔽效应,但是对于一系列微裂纹来说,累积起来可以在抑制微裂纹损伤转化为骨中的大裂纹方面产生显著的效果。

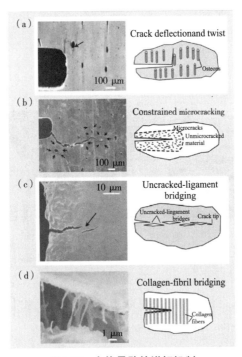

图6.36　人体骨骼的增韧机制

显示(a)裂纹偏转/扭转、(b)受约束的微裂纹、(c)未断裂韧带桥接和(d)原纤维桥接(改编自参考文献)。所有这些机制都是外在增韧机制,它们在相对较大的长度尺度(典型>1μm)下运作,以保护任何初期裂纹的尖端免受施加的应力;骨中最有效的机制是裂纹偏转和桥接。

与骨相比,雀嘴鳝鳞片采用了更简单的机制来增强对折断的抵抗力。雀嘴鳝的鳞片只包含矿化胶原纤维、小管以及矿物基质,在干燥的鱼鳞中裂纹一般会穿过小管传播[图6.37(a)和(c)],而在湿雀嘴鳝鳞片中,裂缝一般以相对不偏转的方式传播[图6.37(b)和(d)]。这里增韧的机理有一个更大的内在特征。具体地,水的存在使胶原蛋白和水分子之间形成氢键,起到增塑剂的作用,这导致原纤维滑动,为组织提供塑性的来源,从而产生一定程度的延展性。

6.5.4　梯度形成:鱼皮和弹性鳞片

弹性鳞片比硬骨鱼鳞更具弹性,因为从鱼皮到弹性鳞片的外层,都有一个完整的梯度保护结构体系。最近研究发现鱼皮中含有跨层排列的胶原纤维(图6.38),胶原纤维也是弯曲的,具有24%~31%的拉伸应变。

有趣的是,没有外部高度矿化层的鱼鳞的抗拉强度高于完整鱼鳞,这似乎是违反直觉的,因为矿物提供了额外的渗透阻力。然而,在压缩条件下矿物的存在很有利,其抗拉强度远远低于抗压强度。因此,它对拉伸强

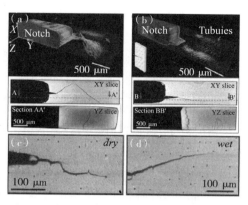

图6.37　雀嘴鳝鱼鳞的同步X射线微层析成像图

利用同步X射线计算机微层析成像技术,对干的(a)和湿的(b)雀嘴鳝鱼鳞实现了鱼鳞裂纹的三维可视化。(a)顶部:断层图,显示裂缝沿干试样厚度s弯曲路径的路径(左侧);(b)湿试样裂纹传播相对较直(右上)(裂纹、预裂纹和缺口)。底部的图像是裂纹路径的二维切片,分别在干燥和潮湿条件下加强了扭曲和笔直的路径,蓝色代表预裂缝和缺口。底部的图像是裂缝路径的二维切片,再次显示分别在干燥和潮湿的鳞片扭曲和笔直的路径。干燥(c)和潮湿(d)条件下裂纹路径的SEM图像。湿鳞的裂纹路径相对较直,似乎不受小管、胶原纤维等微观结构特征的影响,而干鳞的裂纹始终沿小管方向发展。这是由于在潮湿条件下,小管周围产生塑性变形,降低了它们的应力集中。在干燥的样品中,小管周围的应力集中作用吸引裂纹,这类似于牙本质的行为。

度的贡献很小。矿物降低了具有丰富矿物表面的复合材料的抗拉强度。当整个鳞片拉伸时容易产生裂纹。图6.39显示了巨滑舌鱼和鲤鱼(b)的差异。这两个图中的虚线表示单独的胶原层的响应,并且高于包含矿质和胶原层的等效全量程的效应。

亚马逊水域发现的大型鱼类巨滑舌鱼鱼鳞的增韧机制也有人研究。具体方法是在X射线同步加速器中使用SAXS对鱼鳞进行原位拉伸测试时对鱼鳞进行检测。对样品进行了13次小角度X射线衍射测量,直到样品呈现出0.1应变的线性曲线[图6.40(b)]。图6.40(a)为拉伸试验中采用的5种代表性SAXS图形。与皮肤测量结果相似[图6.31(e)],弧线表示原纤维的方向。通常,研究两组胶原纤维的取向,其中一组与拉伸方向接近(i向v方向),另一组与拉伸方向成大角度(i向v方向)。积分强度与距SAXS图案中心距离q的曲线图(q等于

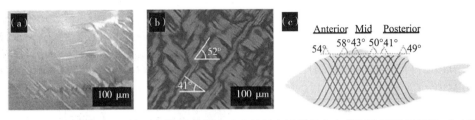

图6.38 （a）标准和（b）数字图像相关模式下条纹鲈鱼皮肤染色矢状面胶原排列情况；（c）鲈鱼皮肤原纤维排列示意图。

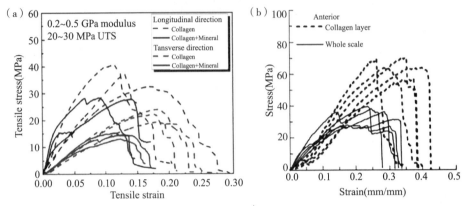

图6.39 弹性鱼鳞的单轴拉伸应力—应变曲线

显示了胶原层与（a）巨滑舌鱼和（b）草鱼整个鳞片之间的差异。

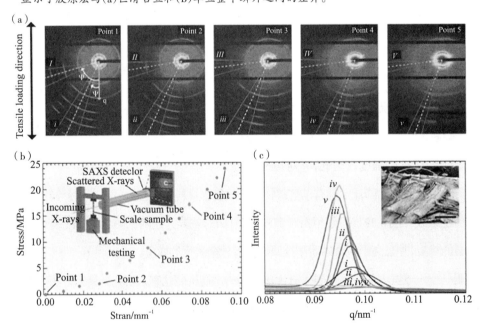

图6.40 巨滑舌鱼鱼鳞的小角度X射线散射

　　（a）原位力学测试中5个应变水平的SAXS谱［见（b）插图］。应力—应变曲线（即，组织应力与组织应变）如（b）所示，其中5个代表性数据点突出了所示的衍射模式。（c）分析二维衍射图形［通常在弧（i—v）和（i—v）处］，并将其转换为一维强度与q的关系，这是胶原蛋白d片段的倒数关系。可见，从i向v拉伸的胶原原纤维呈q的负迁移，强度的增加表明更多的原纤维向加载方向排列；相比之下，另一组数据（i到v）显示压缩应变，消失在更高的峰值应变表示原纤维间分离（见（c）插图，标尺，规模500μm）。

$2\pi/d$，d是胶原蛋白特征 d 片段）表明接近拉伸方向的胶原原纤维被拉伸和对齐，或者朝拉伸方向旋转，而远离拉伸方向的那些则会分层或分离［图6.40(c)的插图］；后者在图像中很明显，弧线变得更暗（强度降低），并基本上消失。图6.41总结了在巨滑舌鱼鳞拉伸试验中观察到的4种自适应结构重定向机制：旋转、拉伸、拉伸开口和板层旋转。靠近拉伸方向的原纤维通过纤维间剪切朝向拉伸方向旋转并被拉伸。胶原蛋白从远离拉伸方向的旋转是由于胶原原纤维之间的间隙开口，从而在撕裂的一半中增加了从ψ_0到ψ_1的角度。这些角如图6.41 (c)所示，表示胶原层分离时在旋转；分裂的结果导致产生ψ_1和ψ_2。通过向加载拉伸方向旋转，原纤维能够承载施加于鱼鳞上的更多载荷；这种主动机制为自然界有效提高鳞片的抗裂性提供了一种手段。

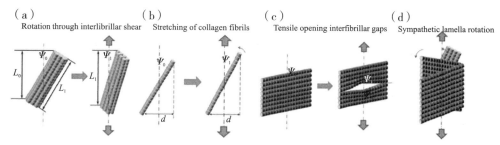

图6.41　巨滑舌鱼鱼鳞Bouligand型结构中纤维的变形和旋转现象

通过4个主要机制来解释。(a)原纤维旋转朝向拉伸轴，随着纤维间的滑动，长度为L_1的原纤维在从ψ_0的拉伸轴的原始方向上重新定向到ψ_1；(b)纤维旋转（从ψ_0到ψ_1）可能是由薄片的弹性拉伸引起的，假设投影长度d保持不变。Bouligand型结构内的其他结构可能导致远离拉伸轴的旋转。(c)在初始取向ψ_0处原纤维的拉伸分离可以迫使一些原纤维重新定向到拉伸轴，可能迫使一些纤维拉伸的轴向（ψ_2），而其他原纤维旋转远离它们（ψ_1）。此外，(d)夹层与相邻层一起向拉伸方向旋转。

根据组织是未矿化的（或矿物含量低的）还是高度矿化的来总结胶原材料中活性增韧机制。图6.42(a)为皮肤增韧机理示意图。由于胶原纤维弯曲且有多个方向，当被拉伸时，纤维向拉伸方向旋转并变直。在这一阶段，纤维的应变增加，但应力增加最小；随后，胶原纤维经历拉伸、旋转、滑动和分层，这对应于线性区域。裂纹最初不会在皮肤中传播，因为它会因胶原纤维的拉伸和重新排列造成的过度无弹性而变钝；当纤维的滑动范围太大而使它们分离时，最终会发生断裂。由于结构中的残余应力，它们在破坏后会向后卷曲。这种原纤维的矫直、拉伸、旋转和分离机制代表了一种非常强大的增韧形式，赋予了非凡的撕裂阻力，这是皮肤的特点。这与Bouligand型结构的变形机理有相似之处。

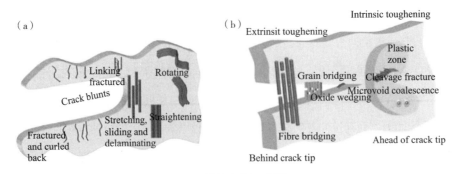

图6.42　增韧机制示意图

(a)皮肤的断裂机制(b)合成材料的增韧机制,内部增韧在裂纹尖端之前起作用以抑制微观结构损伤(这些主要由可塑性/非弹性机制驱动),外在的增韧机制在裂纹尖端处或后面运作,以保护其免受施加的驱动力。

值得注意的是,尽管皮肤等非矿化胶原材料由于具有广泛的非弹性变形机制而表现出延展性(从应变到破坏),能够抵抗折断,但在延展性有限的组织中也可以产生韧性,例如骨等矿化胶原组织。事实上,大自然在这方面尤其擅长。在图6.42(b)中,增韧过程按照内在(塑性)和外在(屏蔽)机制进行了分离。其内在机制总是与裂纹尖端之前发生的纳米级现象有关;它们主要涉及塑性机制,可通过扩大塑性区来抑制损伤和(或)吸收能量。外在机制是完全不同的,它们通常是在裂纹尖端或裂纹尖端后面的微米级尺度上的机制(如上所述),通过裂纹挠度和桥接等过程来减少(屏蔽)裂纹尖端实际的局部应力和应变。事实上,骨等许多天然材料的增韧涉及内在和外在机制的产生,这是它们结构完整的主要原因。

6.6　组合结构的保护功能在自然界中的演变

如上所述,生物材料胶原是通过多种机制增韧的——实际上是材料的层次结构提供了额外的支持和保护功能。天然材料的一个重要特征是:这些构型通常包含结构、组成或性能上的梯度,如坚硬的外保护层和用于抗冲击或穿透的内部柔性吸能元件组合;这样的例子有天然的皮肤盔甲,例如鱼鳞和鳄鱼的膜质骨板。下面讨论几种胶原材料的设计和配置实例。

6.6.1　外紧内松的骨骼设计

骨由致密的(皮质)外层和海绵状(有小梁)的内层组成。对松质骨的拉伸和压缩行为进行表征,发现尽管松质骨表现出较差的拉伸行为,但在压缩载荷下,其吸收的能量明显增多[图6.43(a)]。事实上,椎体的能量吸收明显大于髌骨[图6.43(b)],这并不是因为骨的大小不同,而是因为松质骨在拉伸状态下吸收的能量比在压缩状态下少。在0.04应变下,致密骨比松质骨在压缩过程中表现出更大的能量耗散；然而，在0.04~0.5应变下，松质骨在压缩载荷作用下不断耗散能量，在0.5应变下可达到与致密骨相同的能量[图6.43(c)]。因此，研究整个骨骼的力学行为，特别是确定其韧性的来源，具有重要的意义。

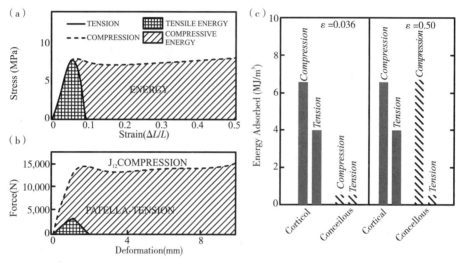

图6.43　骨的拉伸和压缩本构行为

（a）松质骨的拉伸和压缩应力—应变曲线，表观密度为0.4 g/cm³。（b）第十二胸椎压缩性骨折和髌骨的拉伸骨折的力—变形曲线。（c）低应变（0.036）和高应变（0.50）下皮质骨和松质骨的能量吸收能力。从此研究结果还可推导出皮质骨的能量吸收。

　　在这方面，利用三点弯曲加载后表面受拉和前表面受压缩的缺口样本定量可评估小骨的强度和韧性，特别是野生型大鼠和小鼠股骨[图6.44(a)]。将缺口、稳定裂纹扩展和不稳定裂纹区域标记出来，以及观察左上角示意图所示的骨横截面所标记的位置可得出由缺口引发的裂纹先稳定增长随后增长不稳定，如图6.44(c)所示的原位SEM图像所示。采用以下方法确定小骨的韧度值：①裂纹萌生的方法，通过在载荷/位移图中用载荷(P_Q)确定初始角(θ_{inst})与5%割线；②通过简单地考虑将最大载荷视为不稳定性的最大载荷方法；③不稳定裂纹方法，即当从原位SEM图像观察到裂纹不稳定时，分析裂缝不稳定性和角度(θ_{inst})（图6.44）。后两种方法被推荐用于评价小骨样（如小鼠股骨）的Kc韧性值。将致密骨与海绵状（小梁状）骨结合，评价大鼠和小鼠股骨的抗弯刚度、强度和韧性分别为3.4 GPa、158 MPa和2.2~2.9 MPa，在横向上优于致密骨（表6.1）。研究发现，由于外层硬磷质的取向特性，裂纹倾向于沿弱有机层扩展。垂直于表面并平行于杆状HAP（图6.45中为0）的加载使其产生了最高的强度和刚度，由此证实了硬鳞片的保护机制；在另外两个方向（图6.45中的45°和90°），硬磷质呈现应变硬化。由于HAP晶体形状不规则,晶棒间的连接以及晶体间的摩擦在硬磷质层的增韧机理中起着重要作用。

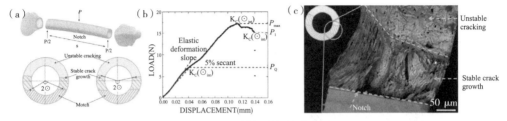

图6.44 小骨断裂韧性试验

(a)制备小骨(小鼠或大鼠)并测试其断裂韧性的示意图。从截面上可以看出缺口区域和预测的稳定裂纹扩展和不稳定裂纹区域。(b)锐角弯曲试样的典型载荷—位移曲线。断裂韧性K_c是由载荷P_Q(载荷曲线与斜率比弹性变形斜率低5%的线的交点)、P_{max}(最大负载)和P_f(不稳定断裂处的载荷)决定。(c)SEM图像反映了(a)中的示意图并显示了加工切口,稳定裂纹扩展扩区域和不稳定裂纹扩展区域用于测量裂纹尺寸(半裂纹角)以确定断裂韧性的测量方法。

6.6.2 有坚硬外层和强韧内层的鱼鳞

鱼鳞是鱼类的天然皮肤保护层,在富含胶原蛋白的内层之上有一层坚硬的富含矿质的外层。简单地说,坚硬的外层抵抗渗透,而强韧的内层则吸收外来的变形。塞内加尔多鳍鱼的硬鱼鳞就是一个很好的例子;它们具有较硬的HAP纳米复合材料外层,由各向异性棒状HAP组成,方向近似垂直于表面平面[图6.45(a)],内层为硬骨(图6.46)。为了了解外层硬磷质所产生的保护机制,采用聚焦离子束(FIB)在不同方向对铣削HAP棒制备的微尺度柱[图6.45(a)]用微压头进行了测试。

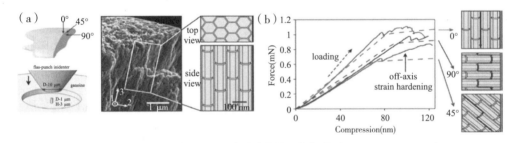

图6.45 硬磷质鳞片的结构与性质

(a)鳞片的形态,其结构含有直径100 nm的矿物棒,是加载方向和压头尺寸的函数。(b)与加载方向不同取向的矿物棒的典型受力—位移曲线。

这种坚硬的外层和较硬的内层之间的界面往往是分级的,以避免在不同材料之间的尖锐界面上出现任何奇异现象,内层(内骨层和骨)硬度较低,结构具有明显的梯度特征。另一种策略是在雀嘴鳝鳞片的尺度上,在外层和内层之间有一个粗糙的锯齿状界面,这可以阻止裂缝通过界面从硬磷质向内骨层传播[图6.46(a)]。纳米压痕结果显示,从硬磷质(3.5 GPa)到骨

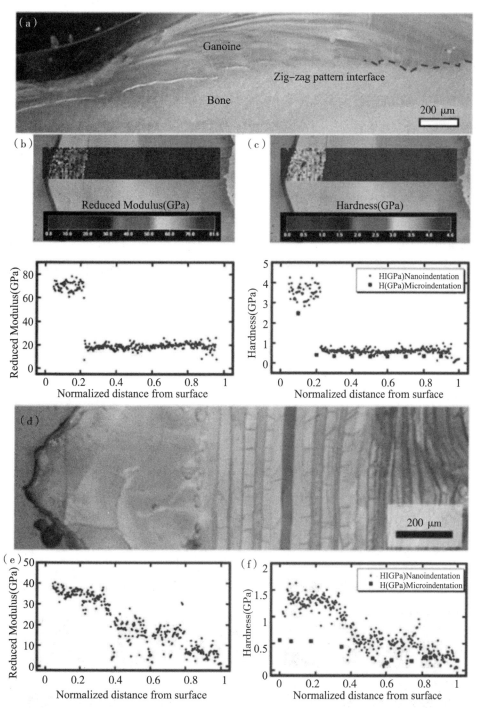

图6.46　(a)—(c)雀嘴鳝鳞片的硬层和软层,(d)—(f)巨滑舌鱼鳞片硬度和刚度的梯度

　　(a)部分雀嘴鳝鳞片的光学形态,外层为硬磷质,内部为骨层,交界面呈锯齿状。(b)从外层到内层的雀鳝鳞片的横截面上测量的模量降低。(c)从外层到内层的雀鳝鳞片的纳米硬度和微观硬度。(d)横断面光学显微图,显示在鳞片上纳米压痕的区域。(e)模量降低的梯度和(f)通过鳞片厚度的硬度。

层(1 GPa),硬度相对急剧下降,证实了两层的保护和增韧作用。从模量的下降可以看出,两层界面的模量变化非常剧烈(映射图像中的绿色数据,50 GPa),说明界面的梯度性质非常急剧。

相比之下,巨滑舌鱼鱼鳞的模量和硬度都要低得多,而且从外层到内层的梯度变化较为平缓,如图6.46(d)所示。其外层的纳米硬度为1.5 GPa,与雀嘴鳝鳞片的内层胶原层的纳米硬度相似,而在其具有Bouligand结构的内层,纳米硬度仅约0.5 GPa。除了由于矿质含量的减少而从外层到内层硬度明显降低之外,内部Bouligand型结构层中的性质(图6.46(e)和(f)中硬度和模量的变化表明来自不同(胶原)薄片的胶原纤维取向发生了变化。

为了了解坚硬的外层与强韧的内层是如何结合起来保护鲈鱼等鱼类的,用刺穿试验来研究鱼鳞的变形。鱼鳞被放置在模拟鱼肉的基质上,被一根模拟食肉动物牙齿的锋利钢针刺穿。记录受力—位移曲线[图6.47(a)]以及内外表面的变形[图6.47(c)],模拟鱼鳞产生保

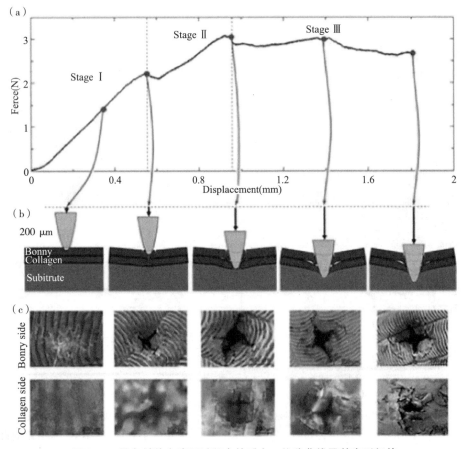

图6.47 鲈鱼鳞片在渗透过程中的受力—位移曲线及其变形规律

(a)从模拟牙齿的尖锐针(根部半径为25 μm)的穿透中加载条纹鲈鱼的位移曲线。在变形期间显示3个阶段:Ⅰ,弹性变形,Ⅱ,矿化层的断裂,Ⅲ,胶原蛋白层的渗透。(b)示意图显示了测试过程中压痕负荷如何损坏结构。(c)在穿刺测试中变形鳞片的表征(顶视图)。

护的过程。如图6.47(b)所示为穿透事件的顺序示意图。从受力—位移曲线可以明显看出，变形过程分为3个阶段，以荷载降为标志。由于鱼鳞的弹性，第一个阶段是弹性线性区域，在这一阶段，外层轻微受损，但内层完好无损。在穿透外层后，刺穿过程进入第二阶段，此时较薄的胶原层开始受损。当穿刺尖端到达内表面时，受力—位移明显下降，穿透过程达到第三阶段，穿刺穿透整个鱼鳞。力曲线上的每一个下降都显示出一种增韧机制，例如鱼鳞的分层。较软层的作用是吸收渗透过程中产生的多余能量，限制较硬层的完全断裂。这可以从图6.47照片的序列中看出，其中裂缝(4处，在90处)没有传播到鳞片的更深处。

6.6.3　鱼鳞的重叠机制

对不同底物对个体鲈鱼鳞片的穿透试验也进行了研究[图6.48(a)]。对于单个鳞片，(约4 N)发现底物刚度对穿透力没有显著影响[图6.48(b)]。穿透实验也是在鲈鱼身体一半的重叠鳞片上以及去除鳞片的鱼身上进行的，如图6.48所示。与单个鳞片相比，鱼身上重叠的鳞片在不降低穿透位移的情况下，将皮肤的穿透阻力提高了4倍。鳞片明显使皮肤变硬，具有减少穿刺时的偏转量的效果。因此，鱼的表层铠甲通过硬的矿化外层和更坚韧、更易变形的胶原内层的协同机制以及重叠鳞片的存在提供有效的保护性增韧。

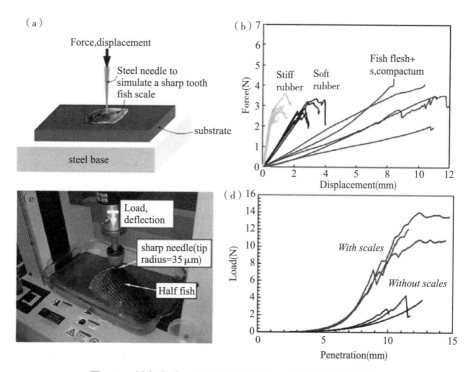

图6.48　鲈鱼在单一鳞片和重叠鳞片上的穿透能力的比较

(a)单个鳞片上的穿刺试验设置,(b)使用3种不同底物进行穿刺试验的力偏转曲线,(c)半只条纹鲈鱼上的穿刺试验设置;(d)力位移曲线显示鳞片使皮肤的耐穿刺性增加4~5倍。

6.7 仿生和生物医学(或组织工程)的应用

胶原蛋白是生物体中最重要的蛋白质,主要存在于脊椎动物中。它大约是动物干重的25%。胶原蛋白胶的使用可以追溯到早期历史,它具有热塑性的优点,也就是,在加热时软化,使黏着的部分松开。因此,这可能被认为是这一重要蛋白质的最先获得的利用。在其结构确定后,胶原蛋白的排列和结构层次激发了当代研究人员寻找新的材料问题的解决方案。同时,胶原蛋白还有许多重要的生物医学应用。

6.7.1 仿生和生物医学在纳米、微观和宏观水平的应用

胶原蛋白具有生物相容性和生物降解性,因此非常适合作为支架,当植入体内后,随着宿主细胞和结构的重建,支架会逐渐溶解。宿主细胞也可以附着在上面,如成软骨细胞、成骨细胞和成纤维细胞。胶原蛋白最重要和最成功的应用之一是20世纪80年代开发的人造皮肤。事实上,将组织工程皮肤植入人体是一项目前发展良好的技术(已有商品Integra、Alloderm和Oasis)。这些工程皮肤组织包含了黑色素细胞、毛细血管网络和感觉神经支配,融合了越来越多的功能。"自体移植""异体移植"和"异种移植"这3个术语分别用来表示来自宿主、另一个人或非人类的皮肤(xeno在希腊语中的意思是外国人,表示异种)。胶原蛋白还可用于牙齿修复、伤口修复、人造血管、骨替代品、真皮填充物和支架涂层。

在合成胶原蛋白上也付出了巨大的努力,尽管只是部分成功。氨基酸序列和三股链的分子已经合成。天然胶原分子的长度为300 nm,但是合成胶原蛋白的平均长度要小得多(约40 nm),尽管最近已经产生了长度超过400 nm的链。在胶原分子上添加黏性末端,使其形成长排列,与天然胶原分子中头尾相连的方式类似,其间隙为40 nm。这种方法可以通过自组装产生更长的链,因为正电荷端可以连接到负电荷端。

然而,天然胶原蛋白仍然是大多数生物医学应用的选择。使用的胶原蛋白主要来源于牛、猪和鱼。为了消除排异的可能性,胶原必须变性以去除所有的细胞;如果还没有完全变性,即细胞没有被破坏,就会触发宿主的免疫反应。迄今为止,已有两种制备替代胶原生物材料的基本方法被报道出来:

①保留组织的原始大小,同时去除所有细胞。这是通过瞬间冻结(在细胞中形成冰晶)、高压或化学方法实现的。

②用其他分子如糖胺聚糖(GAG)、弹性蛋白或壳聚糖形成胶原溶液。这种胶原蛋白可以用酸溶液或类似的技术提取。

胶原蛋白的主要用途是皮肤再生,这是一个重要的医学领域,已经开发了一些程序来实

现这一点,该程序(如图6.49所示,原来的烧伤伤口如图6.49(a)所示)包括:创建两层覆盖主体的硅橡胶表层(其由胶原—GAG支架组成),切除受损的皮肤;清洗伤口[图6.49(b)]和插入移植物[图6.49(c)],一段时间后(7~14 d),胶原—GAG支架血管化[图6.49(d)];硅胶层保护身体的组织免受细菌感染和消除体液损失,它可以作为感染的屏障,但最终可以被移除[图6.49(e)];自体移植物(来自同一生物体)被放置在胶原蛋白—GAG层上[图6.49(f)],胶原蛋白—GAG层被生物吸收并被宿主组织取代,然后自体移植物生长覆盖整个表面[图6.49(g)]。

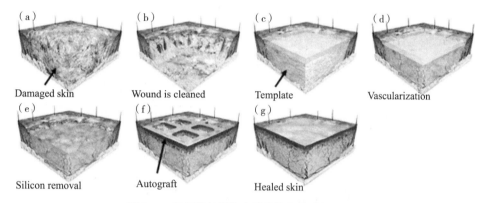

图6.49　用于修复损伤皮肤的整合皮肤再生程序

(a)受损皮肤;(b)切除(去除)受损皮肤组织;(c)植入整合生物材料;(d)种植体血管化7~14 d;(e)去除顶部硅胶层,生物材料被生物吸收并被生物体取代;(f)插入一系列连接的自体移植物带;(g)覆盖表面的自体移植物生长(改编自Integra网站)。

到目前为止,胶原支架在生物医学组织工程中的应用已相当广泛。胶原可以从许多来源中提取出来。胶原支架具有良好的性能,特别是低免疫原性、具有有利于细胞生长的多孔结构、生物相容性和生物降解性。然而,一个重要的问题是胶原支架具有较低的力学强度。

人体胶原蛋白的主要来源是周围神经组织或胎盘。然而,来自其他物种的胶原蛋白,如牛、猪或羊是常用的。鱼皮和鱼骨中的胶原蛋白也被发现是一个很好的来源。当然,材料必须变性,以消除任何可能的排斥由主机。一些先进的材料工程技术得到了成功的应用,如静电纺丝、冻干(冷冻铸造)、增量制造。从来源中回收的纯胶原蛋白很脆弱,因此应用交联来增强其强度。然而,这就产生了毒性问题。为了克服这些问题,利用天然生物聚合物如丝素蛋白、壳聚糖、透明质酸和藻酸盐使胶原支架具有力学强度,已经成功地实现。合成聚合物也与胶原蛋白混合,以生产更坚固的支架,最显著的是聚己内酯(PCL)、聚乳酸(PLA)、聚乙二醇(PEG)、聚乙醇(PGA)、聚乳酸-糖基乙酸(PLGA)和聚乙烯醇(PVA)。其中许多是生物可吸收的,这是非常理想的。

医用合成胶原的一个最好的例子是宏观/纳米多孔胶原支架,特别是由纳米纤维胶原丝组成的支架[图6.50(a)和(b)],因为它们更接近于原生组织的层次结构。这些可以通过3D绘图和胶原蛋白自组装过程的结合来实现。凝胶多孔胶原支架的宏观/纳米结构通过脱水过程和化学交联作用在结构上达到稳定,如图6.50(c)所示,这使得细胞能够附着,如图6.50(d)所示。

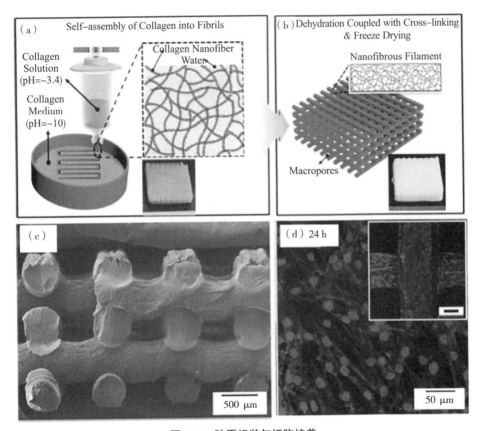

图6.50 胶原组装与细胞培养

(a)、(b)示意图显示了由纳米纤维胶原丝组成的宏观/纳米多孔胶原支架的自组装三维绘图;(c)胶原丝交联三维沉积;(d)细胞在培养24 h后附着在宏观/纳米多孔胶原支架上。

在纳米尺度上,胶原也可以合成矿化原纤维。应用聚L-天冬氨酸重建矿化胶原原纤维;通过透射电镜和电子衍射进一步研究了与原纤维轴共线的晶体的沉积和生长。原纤维中形成的初始矿物沉积物缺乏长程晶体学顺序,但随着时间的推移而会转变为晶体;这些无定形沉积物的形状和组成与成熟矿化原纤维中的晶体相似(图6.51)。胶原蛋白本身不影响矿物形成,而聚L-天冬氨酸则以浓度依赖的方式抑制矿化。

在微观到宏观的尺度上,胶原蛋白已经与矿质混合,如 HAP、磷酸三钙(TCP、$Ca_3(PO_4)_2$)或硅酸盐。这些添加物增加了支架的刚度。例如,将 PLLA 电纺丝产生的胶原蛋白与 HAP 进行浸泡,从而生成具有更好的成骨细胞捕获特性的支架,这对骨移植非常重要。

随着合成材料的不断深入,无处不在的碳纳米管和石墨烯已经被应用到胶原支架中,并取得了良好的效果。我们注意到,胶原水凝胶支架已经作为可能的血管移植物被制造和组装。与其他胶原基支架一样,目标是使移植物完全融入宿主组织。然而,胶原水凝胶的力学强度远低于其拟植入的颈动脉(图6.52)。这并不奇怪,因为凝胶 99.8% 质量是水。所制得的溶液的胶原蛋白浓度为 2 g/L;然后将混合物倒入模具中并在引入培养基之前使其凝胶化以使混合物凝胶化成管状模具,接着将管状模具插入生物反应器中。在此过程中,结构的刚度随着应力松弛的减少而增加。

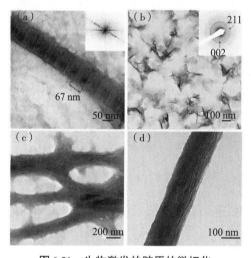

图6.51　生物激发的胶原的微细化

（a）胶原纤维;（b）矿化过程获得的矿物颗粒;（c）具有非晶态和晶态矿物相的矿化胶原纤维区域;（d）矿化原纤维的高倍放大图像。

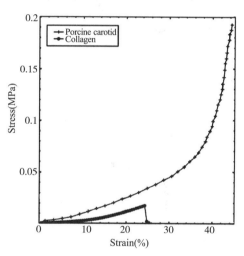

图6.52　猪颈动脉与胶原水凝胶支架的力学性能比较

注意支架的强度要低得多。

对于骨和牙齿等较硬的移植物,可以利用冷冻铸造技术组装胶原蛋白的混合结构,从而可以用增量制造技术生产 TCP。图6.53显示了如何结合 3D 打印和冷冻干燥方法来设计用于牙髓干细胞(DPCs)成骨分化的多相构建体来制备该复合物。受天然骨组织的各向异性微观结构的启发设计所得到的构建体由一个 3D 印刷的 β-TCP 支架组成,其具有类似于骨矿物相的互连空隙,这是为了实现骨的力学功能,另外嵌入胶原基质以模拟骨细胞外基质,以支持牙髓干细胞的黏附、增殖和成骨分化。

鱼鳞中也可提取出胶原蛋白,与藻酸盐混合形成可多孔支架。通过研究不同分子量的胶原蛋白,研究人员得到了一种针对皮肤再生的力学、物理化学和生物性能优化的结构。图6.54(a)和(b)为两种不同的孔隙度;图6.54(c)为暴露于活NHDF-neo细胞1 d后支架的荧光图像。7 d后[图6.54(d)],细胞活性显著增加,表明该支架具有良好的生物相容性。

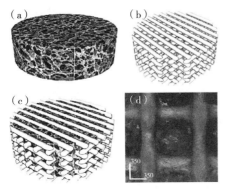

图6.53　3D打印胶原复合体

通过组合(a)冷冻干燥的胶原基质和(b)3D打印的β-TCP支架构建的β-TCP/胶原杂合复合物的示意图。(c)由此产生的结构。(d)3周后将牙髓细胞培养在3D打印的β-TCP/Col-TCP构建体上。

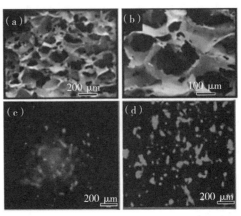

图6.54　胶原—藻酸盐支架

(a)和(b)鱼皮胶原蛋白和藻酸盐制备的支架的两倍放大SEM显微图。(c)细胞增殖培养1 d后支架荧光显微镜图像。(d)7 d后亦如此。

注:荧光来自细胞。

6.7.2　仿生在工程水平上应用的借鉴之处

人们曾多次尝试将鱼鳞模拟成合成材料,例如用于轻型盔甲,以获得同时具有灵活性和抗穿透性的材料。这是通过几种机制在天然鱼鳞中实现的。由于其矿物含量较高(表6.1),单个硬鳞鱼鳞片的柔韧性不强,因此叠积程度较高(0.78),通过连接机制保证了整体的柔韧性。P. senegalus鱼具有硬鳞,每一个鳞片都含有一个钉和穴,用于与其他的鳞片互锁。由于头部和尾部鳞片形状不同,相邻鳞片之间的运动也发生了变化[图6.55(a)—(h)],鳞片之间可以通过钉和穴联锁成一排[图6.55(j)],从两侧重叠;图6.55(i)所示为两排鱼鳞的重叠。

由于鱼在游泳时需要弯曲得非常灵活,这两种联锁和重叠的机制都有助于这种灵活性。通过联锁系统,鳞片充分接触,并提供保护功能。虽然互锁和重叠限制了弯曲和旋转运动,但是大的前部过程能够相对滑动,从而产生更大的灵活性。头部鳞片的明显形状特征可以提供更多的保护,而尾部鳞片的简单形状可以实现更多的运动。

通过模拟条纹红鲻鱼(Mullus surmuletus)皮肤上弹性鳞片的重叠机制,制作了一种仿生合成鱼皮,用于保护图6.56所示的软质材料。他们使用低模量的弹性网格来固定刚性和塑

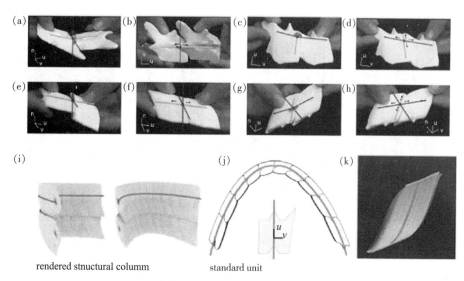

rendered stnuctural columm   standard unit

图6.55 合成仿生鱼鳞的灵感来自硬鳞鱼的鱼鳞

受 P.senegalus 鱼以及仿生相邻鱼鳞之间连接和运动的启发,相邻鳞片的移动包括(a)绕 u 轴旋转,(b)沿 u 轴平移,(c)绕 n 轴旋转,(d)沿 v 轴平移;尾部鳞片:(e)绕 u 轴旋转,(f)沿 u 轴平移,(g)绕 n 轴旋转,(h)沿 v 轴平移;(i)这些鳞片可以在两个重叠的环内以三维方式排列;(j)示意图展示了鱼鳞之间是如何连接和互锁形成弯曲以及连接的弧线;(k) 3D打印的连接鱼鳞形成了一个大的模拟片,这个模拟片符合鱼的曲率。

性鳞片,从而模仿了质量轻的鱼皮,鳞片可以在鱼皮上旋转,并与相邻的鳞片相互作用。

图6.56(a)、(b)分别为卷取的天然鱼鳞和合成鱼鳞的平面图和横断面图,可以清晰地看到天然鱼鳞和合成鱼鳞之间的连接、重叠程度和相互作用。合成皮肤用690片鳞片制作而成[图6.56(c)]。通过表征合成鱼皮的各向异性、有无鳞片、平面变形[图6.56(d)—(h)]、弯曲和压痕等力学响应,对鱼皮本身以及变形过程中鱼皮与鳞片之间的相互作用有了一定的了解。例如,在平面内变形试验中[图6.56(e)],皮肤在纵向上显示出相对柔软和应变硬化的响应,但随着鳞片的存在表现出更高的刚度[图6.56(d)]。研究者建立了一个简单的模型来描述这种材料的行为,旨在指导新的工程上的有鳞片的皮肤设计[图6.56(g)和(h)]。

另外,研究人员还建立了重叠鱼鳞的微观力学模型,用于测量对钝性和穿透性压痕载荷下的力学响应。由于不同鱼鳞的矿物含量和层次结构不同,它们自身表现出的灵活性也不同;然而,大自然会根据单个鱼鳞的灵活程度调整鱼鳞的排列,包括长宽比和覆盖程度,以提供保护功能。重叠的鳞片将应力分布在大量的材料上,并提供了穿透阻力。

鉴于此,通过使用多材料3D打印机可制造具有分层硬板和软基质的复合材料,并在基质表面将板排列成不同角度(分别为10°,20°,30°,45°),以某种方式模仿鱼身上鱼鳞的重叠(图6.57)。通过对一系列仿生叠合板进行三点弯曲试验,以及基质剪切和弯曲变形机理,揭

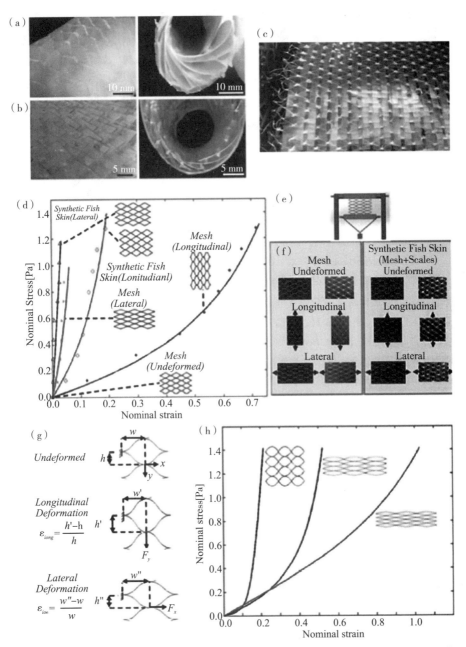

图6.56　受鲻鱼灵感启发的合成鱼皮[(a)—(c)]和其平面内变形的力学响应[(d)—(h)]

（a）条纹红鲻鱼（Mullus surmuletus）皮和（b）一种以此为模型的仿生材料，不变形（左）和弯曲（右）。（c）受生物启发的仿生鱼皮标本以690片鳞片的制成，面积26 000 mm²。（d）合成鱼皮及其构件拉伸应力应变响应的实验（离散数据点）和理论（实体曲线）。受横向和纵向张力作用的仿生鱼皮弹性网格的横向和纵向响应。（e）实验张力设置。（f）在张力作用下弹性网格的模型预测（左边的图像）与实验观察（右边的照片）对比[针对仅有网格和合成鱼皮（网格和鱼鳞）]。（g）用于模拟弹性网格拉伸变形的自由体受力图。由于网格的周期性结构，计算单元格的响应如红色所示，然后适当平铺。（h）不同几何形状（插图中显示的初始未变形几何形状）网格的纵向（水平）应力—应变响应预测。

示了鳞片和基质是如何结合在一起抵抗破坏的。板间基质剪切主要发生在压痕深度较低的情况下,特别是在大倾角下(30°~40°),而在小的穿透倾角(10°~20°)时,局部板弯曲机制更为重要。研究证实,基质剪切机制导致的抗破坏能力低于以板弯曲为主导致的抗破坏能力。然而,自然早就认识到这一点,为鳞片和基质精心选择的材料以及适当的梯度界面可以提供优化的设计,以防止穿透和保持灵活性。

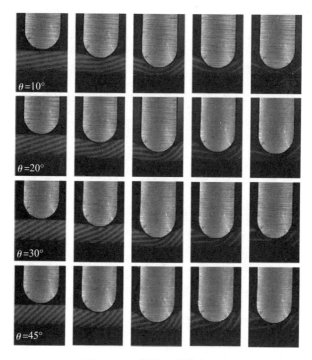

图6.57 鱼鳞仿生物的穿透力

由仿生鱼鳞组成的复合材料的穿透力;用半球形压头模拟牙齿,显示软基质和刚性板在不同角度与表面的变形角从上到下依次为10°,20°,30°和45°。

在大自然中形成了大量功能各异的生物系统,这些系统现在是科学研究的基础,旨在为新的和先进的工程材料系统寻找创新的设计和策略。这里通过阐述它们跨越多个长度尺度的结构和力学响应,包括刚度、变形和增韧机制,综合讨论了生物胶原材料,包括皮肤、骨骼、动脉、肌腱和鱼鳞;还简要讨论了这些自然系统如何成为仿生合成材料的基础,如人造皮肤。在这项工作所描述的例子中,一致的和反复提到的设计主题是这些天然材料通常包括坚硬的外层(抵抗穿透或磨损)和柔韧的内层(吸附多余的变形),这是通过改变软相(如胶原)与硬相(如HAP矿物)的比例来实现的。这些多层次的结构设计以及显著的变形和增韧机制在大量的生物系统中很少是完全相同的,这为开发新的仿生材料提供了源源不断的仿生机

会。然而,特征是普遍的,以下列出了4个:

①胶原材料通过改变矿质含量来形成各种纳米到微尺度的结构实体,如胶原纤维、骨组织单元、孔隙和小管,利用多种多尺度机制来开发特定的力学性能组合,以适应它们的主要目标功能。这些机制包括原纤维和纤维通过打断和改造键在纳米到微观尺度的自适应重新定向、拉伸、滑动和旋转,以实现坚硬性和延展性。

②根据胶原材料在微观和宏观尺度上的特定层次结构,胶原纤维/原纤维可以排列成不同的结构,并具有不同的矿质含量,从而实现硬度、强度、延展性、韧性或这些力学性能的组合。这些结构使其具有所需的力学性能,并且可以抵抗非弹性和内在增韧机制被破坏,例如通过原纤维滑动、拉直、旋转(以承载增加的载荷)和纤维状或层状分离,以及外在增韧机制诸如约束微裂纹、裂纹偏转和裂纹桥接来保护初始裂纹免受施加的载荷。

③胶原蛋白是一种重要的生物材料,应用于皮肤移植、伤口愈合、牙齿修复、伤口护理及修复、人造血管、骨替代物、皮肤填充剂和支架涂层。目前它是从生物体中获得的,但在未来合成胶原将不可避免地得到发展。

④迄今为止,以仿生结构材料为形式的成功案例寥寥无几,但基于鱼鳞设计开发的轻型盔甲无疑是个例外。在宏观结构尺度上,外层坚硬、内层坚韧的鱼鳞利用重叠机制保护鱼体,同时保持灵活性。这些仿生概念已经在人工材料中成功地建模和复制。然而,如果胶原材料的一整套机制和功能能够在合成材料中从原子到宏观尺度的多个尺度上被模仿,很可能会产生新的轻质、抗撕裂和抗断裂的材料,具有前所未有的力学性能。

(管获等译编)

7　心脏的螺旋构造

前一章讨论了分子的螺旋形,除胶原之外,还有DNA是典型的双螺旋构造,还应当注意DNA绕组蛋白旋转,旋转的力度进一步强化了DNA的张紧力度。只不过这种DNA-Histon组合是蛋白质表达的信息库、也是起始点。诚然,蛋白质的表达是生命活动的必需,也是为了形成更强大的生命活动要素——组织和器官。

以下两个章节用来讨论人体最重要的两个器官:心脏和骨组织系统。这一章讨论心脏的组织构造。

心脏一直是医学界重视的器官,其构造非常特别,最为重要的特征是出现三组双螺旋形状的结构特点。在心血管系统中,心脏是心血管系统中血液的出发地和回收地,一般认为其重要性在于血液及其血氧构成了生命体的核心要素,即对于人体生命活动至关重要。心脏如何执行这个至关重要的功能呢? 这显然需要从结构与功能上加以认识。心脏构造的认识从解剖开始,其历史也可谓久远,如图7.1所示。然而直到2004年,人们对心脏的构造才有了更进一步的认知:心脏是双螺旋系统,而且是3个双螺旋构成的运动体系,以此来实现满足血液全身输送并滋养全身的功能。

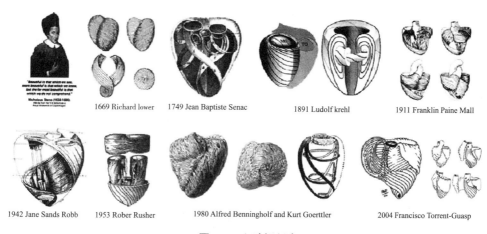

图 7.1　心脏解剖史

人体心脏大致分为两个部分:心房与心室。心脏组织构造的研究很早(图7.1),但是直到心脏的双螺旋结构研究,才对其生命活动的许多奥秘给出合理解释。目前已知心室的构成是由横向纤维取向的基底环和斜向纤维取向的心尖环形成的,其构造近似椭圆形螺旋结构。它是人体在胚胎发育过程中,心管通过3次8字形的螺旋缠绕(扭转)形成的螺旋心室结构,一直延伸到主动脉和肺动脉。心室为兴奋-收缩偶联体,其中His-Purkinje系统和胞间基质作为各向异性导电体主导着电流的快速传递,心室肌组织渐进有序的收缩从基底环的右室段开始,到左室段,再到心尖环(降段和升段),如此依次传递。基于心室肌导致射血与充盈的运动状态之间的关系,Torrent-Guasp等人提出了一个新的心动周期理论。心脏衰竭的宏观变化是椭圆形心尖变成为球形,同时斜向纤维变得更加水平,心尖环组织构造的涡旋减弱甚至消失。外科矫正手术的目标是将球形心脏恢复为椭圆形,从而实现心脏功能的改善乃至逐渐恢复。室间隔是左右心室的共有组件,它在左心室收缩期间缩短加厚,对右心室具有同样重要的意义。显然,这些知识是关于心脏使用生物材料设计应当遵循的法则,也是生物材料的设计、合成、加工思维的新开端。

这种心脏构造是在解剖研究1 000多种生物的心脏结构后提出的。该理论认为,心脏是由具有特定纤维取向的心肌带通过螺旋缠绕而成的,若将心肌带展开并与胚胎发育学知识相结合,发现是心管在发育阶段通过3次8字形螺旋缠绕而形成的,是始于主动脉终于肺动脉的螺旋心室结构;在心室行使功能期间,心肌的收缩从基底环的右室段开始,依次传递到心尖环的降段和升段;基底环中心肌纤维为横向,心尖环中纤维取向为斜向,由于纤维取向的不同而影响心室肌各段的收缩能力,进而影响射血和充盈水平;心脏作为兴奋收缩偶联体,兴奋的传导过程影响肌肉收缩的顺序。从而在传统的心肌兴奋激活传导的基础上,提出了新的假说:各向异性导电基质假说,即肌细胞表面的质子跳跃形成的快速电流和His-Purkinje纤维一起主导了心肌中电流的螺旋传递。将心室结构与功能通过运动的方式联系起来,重新定义了心动周期。这里将较为详细地介绍Torrent-Guasp和Buckberg等人的科学观点,包括心脏螺旋宏观结构、胚胎学发育基础、心脏兴奋传导和心动周期。此外,他们从螺旋构造和纤维取向改变的视角重新审视心脏衰竭疾病,以期心脏外科矫正手术能朝着重构螺旋结构和纤维取向发展。这些知识将会给我们指明生物材料设计与加工的新途径。

7.1 螺旋心脏的宏观结构

螺旋心肌带理论认为:心室肌可以展开为一条单一的带状肌肉即心肌带(图7.2),始于右心室肺动脉根部,延伸到左心室主动脉根部终止。心肌带作为整体形成了两个环:基底环和心尖环。每个环又可以分为两个连续的段:基底环分为右室段(Right segmemt, Rs)和左室段(Left segment, Ls),心尖环分为降段(Descendent segment, Ds)和升段(Ascendment segment, As),右室段构成右心室(其壁薄),左室段和心尖环的降段升段一起构成左心室(其壁厚)。

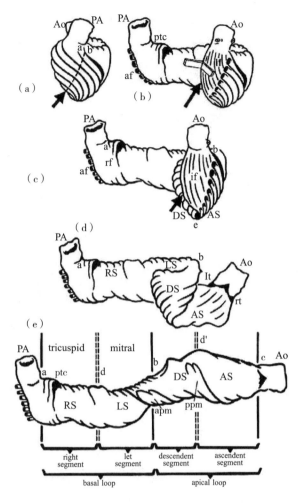

图7.2　心室心肌带的示意图

(a)正常结构的心肌带;(b)沿右侧游离壁和室间隔分离肺动脉(PA)至右室腔后界线(见箭头和两个平行四边形);(c)右侧游离壁完全分离,降段(Ds)纤维与升段(As)纤维呈90°交叉,中隔纤维(if)和异常肌纤维(af)起源于左心室前部的升段;(d)切割左侧(it)和右侧(rt)两个纤维三角,分离主动脉(Ao),As和if分离,心肌带具有明显的螺旋轨迹;(e)拉直的心肌带:a肺动脉根部,b中央折叠,c主动脉根部,d和d′后室间沟(心肌带卷起时两条线重合),e虚拟心尖孔,ptc肺动脉瓣环,apm前乳头肌,ppm后乳头肌。

依据螺旋心肌带理论对心室的解剖,发现心室结构具有以下特征:首先是左心室心尖部(如图7.3心尖心肌群横截面所示),肌纤维为层流组织,心肌带从外周螺旋到中心,外周包被扭转的心外膜,内部有被扭转的心内膜,心外膜肌纤维在孔洞周围变为心内膜。另一种展示重叠肌肉层排列的方法是去除更多的表面纤维(图7.4),这种方法会使心尖的隧道或孔口增大,图7.4同时也表明了圆形重叠肌肉层从心包向心内膜的方向运动。其次是左心室心底部:左心室游离壁的基底区域中也有纤维的取向性排列,该位置的钝性解剖显示

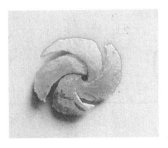

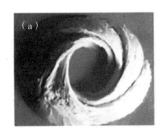

图7.3 心尖附近心室肌横截面

心肌成层排列,心尖部心外膜肌纤维在孔洞周围变成心内膜。

图7.4 心尖部重叠肌层外形图

LV左室腔、AIS前室间沟去除更多表面纤维加大了孔洞心肌成层排列,心尖部心外膜(如图7.3和图7.2(c)中的e所示)。

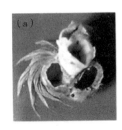

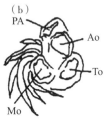

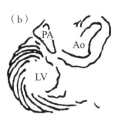

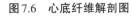

图7.5 三分之一房室肌群的横截面

(左心室游离壁基底区域),显示出层流轨迹,To:三尖瓣;Mo:二尖瓣;Ao:主动脉;PA:肺动脉。

图7.6 心底纤维解剖图

左游离壁的肌纤维叠瓦一样地从心室腔的外表面连接到内表面而不插入二尖瓣环,三尖瓣环仅连接心房和心室肌。

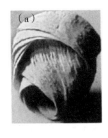

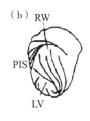

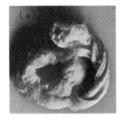

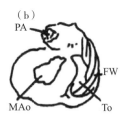

图7.7 心尖顶端一半(右视图)

显示心脏区域的重叠肌层结构,右室游离壁处心肌纤维持续由外向内转变呈现一种螺旋交错结构,PIS后室间沟。

图7.8 心底解剖图

呈现螺旋交错结构,右室游离壁处心肌纤维持续由外向内转变不插入三尖瓣。MAo:毛主动脉瓣;FW:右室游离壁。

出许多层流轨迹(图7.5),从周边到中心呈螺旋形轨迹,类似于在心尖观察到的结构。图7.6表示在心底处解剖分离不同的纤维组,可以看出左游离壁的肌纤维从外部连接到心室的内表面,而不会插入二尖瓣环(左室游离壁处心肌纤维持续由外向内扭转形成),三尖瓣仅连接心房和心室肌。最后是右心室,右心室游离壁心尖部解剖结果显示右室游离壁处心肌纤维持续由外向内转变亦呈现一种螺旋交错结构(图7.7)。同时在解剖过程中发现右心室游离壁(图7.8)下半部分的心肌排列(图7.9)对应于左心室的心底区域(图7.10)和两个心尖区域(图7.11)。

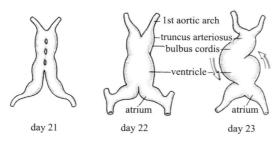

day 21　　day 22　　day 23

1st aortic arch
truncus arteriosus
bulbus cordis
ventricle
atrium

图7.9　心脏第21-23天的胚胎发育
　　由第22天时的管状发育到第23天时的脉动管,包含心房、心室、心球和动脉干。

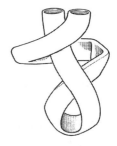

图7.10　心脏和大血管模型图
　　3个8字形螺旋及其顶点的综合相互作用来解释包裹肌肉带的空间取向,关联初期心脏的胚胎发育。

7.2　螺旋心脏的胚胎学发育基础

　　人类心脏从第20天胚胎中的单一管道状发育到第28天的持续脉动泵,生成心房、心室、心球和动脉干(鱼类心脏的发育也类似),二室心脏在发育到约第30天时会伴有心房和室间隔缺损(两栖动物和爬行动物);人类、鸟类和其他哺乳动物心脏在发育到第35—50天时出现四室结构。遵循上述的胚胎学研究方法,通过将这些发育学变化与展开的心肌带进行对比,重新构建了哺乳动物心脏的形状,从而详细地阐述了展开心肌带各部分的发育学来源。哺乳动物心脏的心室组分演变涉及动脉干、心球和心室3个部分的缠绕和扭转。图7.9描述了产生三重螺旋结构的一系列螺旋扭转相互作用(对应常规发育学过程):①动脉干内的主动脉和肺动脉之间的螺旋结构;②心球和心室之间的扭转;③室内心尖涡旋的形成;④右侧和左侧主动脉三角处的心室扭转胶原末端。图7.10是3个8字形螺旋,用于对应展开心肌带的空间构型与常规胚胎学之间的联系。

　　首先是流出血管(动脉干)的发育:动脉段单一共同流出室(动脉干)内存在主动脉和肺动脉的螺旋间隔(第一螺旋)。主动脉起源于动脉干的左边第四弓,鱼类动脉弓包含支撑鳃的各个分支,最靠近心脏的第六鳃弓发育成肺动脉,两条大动脉在动脉干内发育并通过内部螺旋形成附着于两个发育中的心室;从第五周开始,主动脉与肺动脉之间的螺旋带相互缠绕[图7.11(a)],最终将肺动脉向前置于右侧,主动脉向后置于左侧[图7.11(b)],因此与心肌带相连的流入和流出血管是从单个出口腔内发育而来的。心包腔内球室肌的生长比与动脉干和心房连接的肌肉生长更快(心管末端固定),然而有研究证明,在胚胎发育过程中,心肌组织的缠绕运动在没有心包腔、扭转或缠绕约束的情况下会自然发生,并按照从心房到心室,到心球,再到动脉干的顺序进行,使血管与心肌增长的连接必须与自然发育的心尖环有关。因此心肌带不是从主动脉的心室连接处开始,相反地,主动脉与心室间连接涉及螺旋带(图7.12)如何参与左心室螺旋的形成(心尖环发育)。

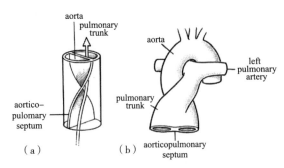

图7.11　主动脉和肺动脉

(a)动脉干内的隔膜螺旋扭曲,产生(b)所示的主动脉和肺动脉。心管扭转将肺动脉向前置于右侧,主动脉向后置于左侧。

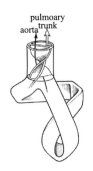

图7.12　主动脉和肺动脉的形线

结合图7.9和图7.10阐明动脉干中主动脉和肺动脉的形成(与心室不直接连接)基底环的发育:第二个胚胎组件是动脉圆锥,它形成动脉干与心室之间的连接体。

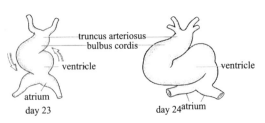

图7.13　第23天到24天发育初期心脏的外部形态变化和心外膜图

从左侧的U形到右侧的S形,这种结构是由于头部(动脉干)和尾部(心房)连接处的末端相对固定,心球和心室的快速伸长产生的。

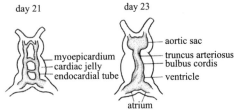

图7.14　心管内外部形状图,用来区分外部心外膜、内部心胶质和心内膜管

第21天和第22天之间形成一个单管。

初期的心球部分将发育成包含左室段和右室段的基底环,心球的前部(即成为基底环右室段)连接到两个心室的流出部分,而顶端部分将附着在肺动脉上,心球的中央部分将成为右心室游离壁,而尾部成为基底环左室段,形成一个环形包绕结构,并与心室连接(鱼的心脏结构)。

初期心管纵向生长迅速,动脉圆锥与心室的连接处从U形变为S形(图7.13)。圆锥段伸长,并且其躯干部分从右向左旋转以开始心室隔膜的折叠,随后在第25—30天的发育期间,在心球和心室之间的连接点处发生弯曲或缠绕,这种心球和心室之间的弯曲由外部致密的心外膜覆盖且表观特征明显。

由心胶质包围的内部较厚的内皮心脏管(图7.14)生长得更快并形成心球和心室;心

胶质能够为产生纤维的细胞间充质细胞所占据,所以它能够形成具有支撑能力的胶原组织网络。心室部分生长更快导致心球伸长,变成管状,而心室增厚变成类似线圈状的海绵结构。小鸡心脏的形态形成研究表明,从鸡心外膜至心室内部厚度的增加与圆锥体的生长有关,这也同时阐述了心肌缠绕以及相关缠绕和扭转的生物力学观点。

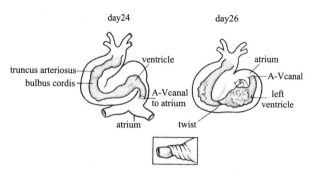

图7.15　心脏发育至第24天和第26天的状态

　　左侧:在大约第24天时的U形内部形状,以解释深层心内膜管和心胶质的快速生长。右侧:第26天时,内部形状变成S形,心内膜管进一步快速生长,因此引起心球和心室交界处产生扭转。心室部分的前端成圈在心室和心球的交叉处引起缠绕或扭曲,以将头部的心室尖端置于常规的尾部位置,进而可以看见心球的正面和心室的背面。

　　如图7.15所示,假设心内膜管心室段的加速发育导致了心肌带内部折叠、扭转或缠绕,进而将心室首端置于自然的尾部位置。要将图7.15与已知的外部形貌加以区分,其只需展示概念性的内部结构变化,虚构的螺旋面是从自然演变过程中常见的螺旋交织中借鉴而来的,并且这种扭转存在于在已知的主动脉和心尖螺旋面。

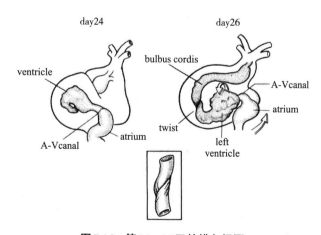

图7.16　第24—26天的横向视图

　　在第26天时室壁交界处的心室如何将心房提升到正常的顶部位置,以及如箭头所示的将心肌带如何缠绕在心球和心室之间。

在更原始胚胎心脏中,缠绕和扭转运动抬高了尾部房室沟,使当前的冠状位心房正面和部分侧面置于室旁肌之后(图7.16)。第二次扭转使得心内膜心管的正面视图显示眼球肌肌束右侧的前表面,并且表现出肌肉带的扭曲,如图7.15所示横向左室段基底环肌肉自然旋转到后方,成为左心室周围的后部环绕。第三次改变则确立了心室尖端的正常尾部位置。对于解缠的成熟肌肉,胚胎心肌带基底环肌肉(图7.15和图7.16)左侧上部的倾斜折叠证实了这种转向或弯曲,并且由此证明了基底环的内表面和心尖环的外表面[图7.17(e)]。180°扭曲或折叠保证了这种分离延伸到展开的心尖环降段。这个折叠的起始部位在被纳入心尖环之后将成为左心室与右心室之间的分割节点。基底环纤维的方向最初为横向,但在基底环左段的心尖环起点处产生180°扭曲[图7.17(e)],纤维定向倾斜。该几何变化随后将演变成第一个和第二个心室螺旋,进而形成8字形螺旋构成心尖涡。

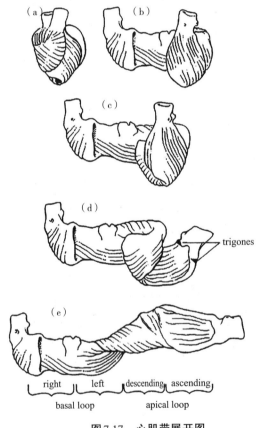

图7.17 心肌带展开图

图(e)为展开完整的心肌带,带中心出现倾斜折叠,将基底环和顶端环分开。此外①(b)、(c)、(d)和(e)中基底环中纤维取向是横向的;②图显示的是心尖环的螺旋结构;③基底环和心尖环交界处的螺旋扭曲特性;(e)中基底环左侧的底端纤维如何从后向前环绕,并在(e)的降段内表面上倾斜延伸。过渡结构在(d)中示出,它们在降段向外侧移动,并且向下倾斜延伸以完成(c)中的心尖螺旋。

　　观察扭曲的基底环的纤维取向[图7.17(c)]，确定降段纤维倾斜取向的起点的同时显示降段纤维指向螺旋完成时形成的心尖环顶点。基底环左室段的下端水平纤维[图7.17(e)]指向心尖环帽，并在球室节处产生心室螺旋。基底环和心尖环的连接处的这种螺旋扭曲是心室内S形8字螺旋的起始端。图7.17(d)和(e)中显示基底环由内到外的扭曲轨迹和降段的下降方向。基底环和心尖环之间的连接处作为一个新的顶点开始缠绕，形成第二个螺旋结构(心室中的第一个螺旋结构)。运动轨迹是从后到前的S形扭曲，然后朝右下方，以便在心尖涡旋心室段形成第三次螺旋。心跳在心脏大约发育到第22天开始，并且在第29天开始血液循环，这使发育成最终展开的螺旋心尖涡结构所需要的弯曲、缠绕或扭曲发生在非常短的时间内。

　　心球段是基底环的胚胎组成成分，通过向前扭转在心室带中产生心肌褶皱来维持其与心室尾部的连接。球室交界点位于两栖类和爬行类正常心脏的室间隔缺损部位，该心室间的通道被称为初级室间孔，如果后续发育中的隔膜没有关闭这个连接，则室间孔会持续存在。鸟类及其他哺乳动物为四腔心脏结构(图7.18)，该通道是关闭的，而人类心脏是

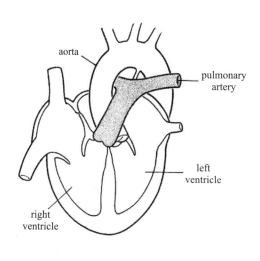

aorta

pulmonary
artery

left
ventricle

right
ventricle

图7.18　人发育50 d的四腔结构的心脏

　　大血管间的螺旋结构、室间孔闭合、左心室和右心室全分离。

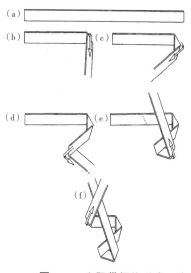

(a)

(b) (c)

(d) (e)

(f)

图7.19　心肌带螺旋形成示意图

　　用折叠的纸片(反映心肌带)制作的示意图定义了三重螺旋8字形轮廓。从(a)到(b)的折叠反映球室结处肌肉带的扭曲。在基底环和心尖环交界处的扭曲用(c)表示，(d)和(e)显示心尖顶点处的缠绕圈。(f)显示肺动脉和主动脉之间的螺旋，该螺旋是心脏发育过程中动脉干中主动脉和肺动脉隔膜扭曲而形成的。

在发育到第50天或心脏为20毫米长度时关闭的。心肌带绳索模型中的这种180°扭转成为胚胎学与心肌肌肉组织的未卷曲空间取向相关联的核心观点。因此,展开心肌带绳索模型的关键特征是中央的褶皱,中央褶皱使其前端成为基底环,后端成为心尖环。图7.19是一幅简单的示意图,通过使用纸条来展示中心折叠和8字形缠绕。心脏结构的卷曲绳索模型的概念是特别重要的,因为绳索内的重叠圈将反映内部心肌结构基础,确保了螺旋心脏的内部功能。

于是推测,螺旋心脏的形状是表面心室纤维在内部更快地生长而形成的。同时,内层的生长速度受到外部圆锥形壳体的限制,导致其从内部回旋凹陷形成海绵状结构,同样的现象也出现在鲨鱼和其他鱼类的心脏中。蛇的左心室也是海绵状的,并利用无左心室腔的心室在舒张期完成抽吸。心室的吸血容量必定与螺旋锥形结构相关,因为单独的压力不能引起海绵状空腔的快速填充。结构上,展开心尖环进而解开缠绕圈(图7.2和图7.11),使前置的升段落在降段后面,从而形成纵向伸展的肌肉带,在胚胎发育21天的时候,类似于管状的初期人类心脏如图7.3所示。解剖学家们在重新包封恢复完整的心脏时将升降段的90°交叉描述为X构型,然而他们并没有揭示这个结构的起源。

心室肌升段与降段的相互扭转产生了第三个螺旋(心室第二螺旋)。哺乳动物心肌的升段纤维终止于主动脉左右三角区的结缔组织连接处,这个连接点称为"主动脉角",图7.17展示了这些胶原蛋白的位点。在初期心脏中,主动脉是在螺旋内部演化出后部结构的,这种位置的变化可通过图7.20中发育30~35 d的5~12 mm胚胎来展示。第三次螺旋产生的心尖涡在涡点连接片段之间,产生心脏的激励-拮抗型各向异性的关系,降段肌肉起始端为基底环,延伸到这个共有的旋涡顶点,并与升段相互作用。对于升段,心尖顶点为起始,延伸到左右三角胶原的连接点处,该肌肉连接终点拟似骨骼肌的肌腱从其起始到终止的过程。这种现象在螺旋心脏中再次出现,其中以升段的螺旋固定终止并呈现出特定的空间构象。

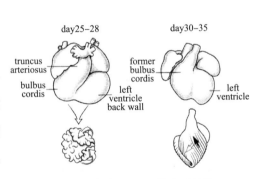

图7.20 发育25~35 d的心脏结构

外形变化(上排)。动脉干演变成肺动脉和主动脉。由球状心室产生螺旋形折叠以产生V字形顶点的内部演变过程(下排)。

注:左图中肌肉褶皱的运动方向反映螺旋构造的基本构想,最终演变成右侧的X形的心尖螺旋。

7.3 螺旋心脏动力学与心动周期理论

心脏类似于蠕动管,心肌带各段的收缩遵循渐进有序的原则,即收缩从基底环的右室段开始,依次到左室段、降段再到升段(图7.21),同位素标记(图7.22—图7.24):用标记元素含量高低的颜色变化可依次观察出颜色变化以及用超声微测距仪的实验结果(图7.25)证明了心室肌各段的这种渐进有序的收缩行为。

心肌带各段的运动引起心室整体的运动进而实现心脏的"泵"功能,在整个心动周期,心室的整体运动分为4个过程,分别为变窄、缩短、伸长和变宽运动。①变窄运动:处于松弛状态的心脏在舒张充盈完成后开始一个新的心动周期,基底环右室段[图7.21(e)中的Rs]首先开始收缩,然后是左室段(Ls)。基底环收缩时纤维几乎沿横轴方向[图7.26(b)左]构成外硬壳并引起左心室直径轻微的减小,这种收缩发生在两个心室腔充满血液且瓣膜关闭时,该阶段被认为是心脏功能经典解释中的等容收缩期。基底环(几乎水平的纤维,图7.26(b)左)作为一个收缩带,避免了心尖环中几乎垂直或斜向纤维的扩散。在病理条件下(如扩张型心肌病),心尖肌肉扩张,心室肌膨大变为球形,基底环变宽。②缩短运动:图7.27是心室示意图,在图(a)中,左右白色部分为基底环,包裹的黑色部分为心尖环;如图7.27(b)所示,心尖环的降段和升段呈"X"交叉,交叉在隔膜处看成直角。紧随基底环,心尖环心肌立即从降段开始收缩,该收缩阶段[图7.27(c),主视图]在心底呈逆时针旋转,心尖呈顺时针旋转,心室肌的扭转导致心室缩短。由于心室心肌的螺旋构型,当收缩

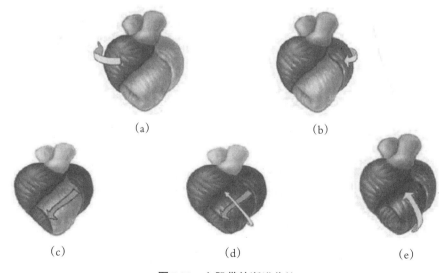

(a)　　　　　　　　　　　　　(b)

(c)　　　　　　　　(d)　　　　　　　　(e)

图7.21　心肌带的渐进收缩

(a)(b)为基底环渐进收缩图,从基底环右室段[(a)]到左室段[(b)],兴奋的传导遵循收缩顺序,基底环的收缩使心室变窄,(c)为降段收缩导致的心室变短,(d)(e)为升段收缩时心室的加长过程。

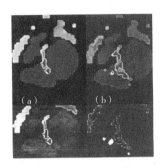

图7.22 右心室收缩

(a)股肉收缩从右心室游离壁开始;(b)沿右心室水平方向渐进收缩。

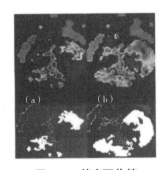

图7.23 基底环收缩

(a)整个右心室壁的收缩活动在基底环左侧传播,依次到达左心室。(b)代表等容收缩的整个基底环收缩,中间的非收缩区域代表静止的心尖环。

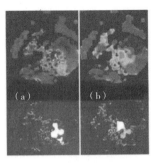

图7.24 从隔膜开始的心尖环收缩

(a)降段收缩的延续,在心尖环早前非收缩区域的中心出现三叶草区域,引起心室的缩短(与左心室射血期相关);(b)收缩进入升段,上升以加长心室。当前主动收缩波的波形出现在降段之前的静止层中。同时,随着蠕动波进入升段,降段开始有颜色退缩现象。苜蓿叶片的保持颜色反映了残留的降段收缩,以保持降段刚硬,并允许在升段收缩期间的空腔加长。

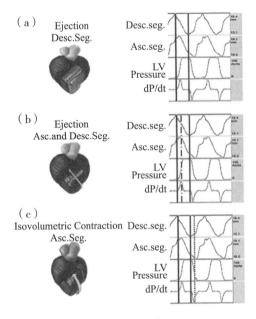

图7.25 超声微测距仪记录的心尖环两段的收缩顺序

(a)降段先收缩,开始射血,升段松弛(第一条实线)。(b)降段收缩之后不久,升段开始收缩(阴影线),反映在相反方向收缩的残余部分,(c)当降段达到最大收缩时(第二条实线),升段继续收缩,抬高心室,开始等容收缩阶段,在虚线处停止。

波到达前,降段收缩使心室肌纵向缩短、室壁增厚造成心脏变小,同时降段的收缩也使心底呈逆时针旋转,心尖呈顺时针旋转[图7.27(c)中箭头]。通过核磁共振成像(MRI)对活动的心脏进行观察,心尖在此收缩期是逆时针方向旋转,这是由于心底逆时针旋转程度超过心尖顺时针旋转程度,使得其必须以顺时针旋转的相反方向旋转[图7.27(e)]。③伸长运动:如图7.27(c)所示的心尖环升段在降段的收缩阶段变长,形成"S"形。当心尖环升段收缩时,顺时针和逆时针扭转的方向与之前的降段收缩方向相反[图7.27(d)]。这就是在心室肌活动期(经典收缩期)心尖部总是逆时针旋转的原因。但升段的收缩意味着另外两个现象:首先肌肉纤维本身会变短、变硬,但心室带纵轴会变长,这是由于心尖环升段肌纤维收缩时方向和心尖环降段肌纤维收缩方向相反,使得心室带纵轴变长,心室腔迅速增大,即所谓的快速充盈期。心尖环升段肌纤维收缩时,心底迅速上升的行为与蛇准备攻击时的行为类似,如图7.27所示,其椎旁肌肉组织收缩,其上身可从地面向上竖立。④变宽运动:在升段收缩后,心室心肌的松弛使心室发生膨胀。膨胀的一个原因是表层面的异常纤维(图7.28),来自心尖环升段肌的异常肌纤维与升段同时收缩,从心尖向上延伸,沿着心室基底的周边插入房室瓣环、肺动脉环和主动脉环。由于这种解剖学事实,人们认为异常肌纤维的收缩会把两个心室的自由壁拉到一边,打开心室腔。然而,当心尖升段收缩时通过解旋作用(或相反方向的相互扭转)造成的离心力可能是使室腔横向变宽的最主要的因素。

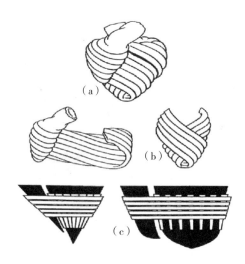

图7.26　心室心肌螺旋示意图

心室肌[(a)]基底环纤维方向为水平方向[(b)左],垂直于心尖环[(b)右],(c)正常和病理(扩张型心肌病)心脏的示意图。

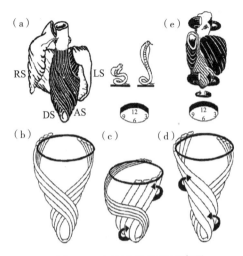

图7.27　心室心肌螺旋示意图

(a)心室心肌带。基底环以白色表示,分为右室段和左室段,心尖环以黑色表示,分为降段和升段。(b)降段和升段更详细的示意图。(c)降段的收缩起源于心底(上箭头)的逆时针旋转和顶点的顺时针旋转(下箭头),两个相反的旋转导致心室肌的扭转。由于这种扭转,心室不可避免地下降,缩短了心室肌的运动。(d)升段的收缩起始于心室的顺时针旋转(上箭头)和顶点(下箭头)的逆时针旋转,这种相反的旋转起拮抗作用,解旋心室肌。因此,心底上升,延长心室肌。这一现象与蛇的下降和上升运动相似。(e)降段收缩时的心肌。心底逆时针旋转(顶部的大箭头)自身,牵拉其余的心室肌(中间的箭头),包括心尖顺时针方向旋转(小箭头底部),否则,没有这两个相反的旋转,心室肌不会受到任何扭转。在跳动的心脏上顺时针旋转(小箭头到底部)是无效的,因为它相对于心底的旋转(顶部的大箭头)相对来说不重要。

将上述4种运动过程与心室的射血与充盈过程相结合,提出了心动周期的新理论。传统的心动周期理论认为心动周期分为收缩和舒张两个时期:收缩期包括等容收缩、快速射血和慢速射血3个阶段,舒张期则包括等容舒张、快速充盈、舒张末期和心房射血4个阶段。而新的心动周期理论认为心动周期分为收缩、舒张和静止3个时期,收缩期包括压缩和射血两个阶段;舒张期包括减压和抽吸两个阶段;静止期为引流阶段。图7.29完整展示了心室肌运动与新的心动周期理论的关系,并将传统的心动周期理论与新心动周期理论进行比较。如图7.29所示,基底环收缩

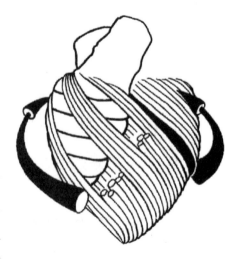

图7.28　心室主视图

表层异常纤维已去除,自体肌肉组织显露,异常纤维从左心室前壁起,覆盖右心室游离壁,经过心室后壁表面(左箭头),到达左心室前壁(右箭头)。

引起心室整体横向变窄,心室内压增高(但仍然低于主动脉压),心室内径没有明显变化,房室瓣处于关闭状态(内压增大促进了房室瓣关闭),该阶段对应传统心动周期中的等容收缩阶段。新的心动周期理论认为"等容收缩"的描述并不准确,因为心室内压的增大必定意味着心室体积的减小;接着是降段收缩引起的心室整体纵向缩短,心室内压持续增大(高于主动脉压),打开动脉快速射血,该过程对应传统心动周期中的快速射血阶段,与上述基底环收缩一起将血液射向大动脉,基底环的收缩(压缩阶段)和降段的收缩(射血阶段)一起称为新心动周期理论的收缩期;然后是升段心肌纤维收缩引起的心室基底部上升,导致心室整体增长而使心室内压力降低,该过程对应传统心动周期中的慢速射血阶段和等容舒张阶段,始于射血结束时(图中心室压力最高处),终于心室内压降到与心房内压相同时,在新的心动周期理论中,该阶段为舒张期的减压阶段,心室压力降到与心房压力相同之后继续下降到最低点,称为舒张期的抽吸阶段,传统观点认为该阶段是心房收缩时

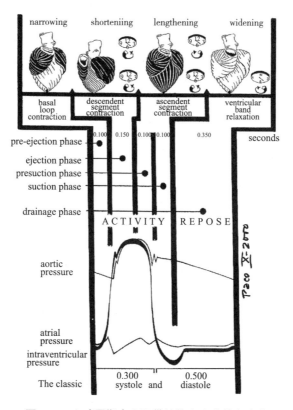

图7.29　心动周期内心肌带结构和心室体积变化

　　在变窄、缩短、伸长和变宽运动的每一个阶段都起着主导作用。射血前期,基底环左右室段的收缩引起体积的初始减少,紧随其后的是射血期,心尖环降段的收缩。然后降段的收缩先上升到抽吸前期,然后产生到初始舒张期发生的吸力。随后的舒张期,当所有的心室心肌松弛时,心房和心室之间没有压力差。

期,心室被动填血,新的心动周期理论则认为心室有主动抽吸的作用进行填血,并将其定义为"收缩性心室充盈":升段心肌纤维的收缩导致心室长轴的突然拉长、心室底部的顺时针方向转位和房室瓣口的增大,使心室腔容积迅速增加,而此时动脉瓣膜均为关闭状态,从而产生有效的抽吸使心房血回流,传统心动周期理论中该阶段为快速充盈期,而新心动周期理论则将升段运动对应的减压和抽吸两个阶段称为舒张期;最后是心室的变宽运动,图7.29中从心室压力最低处到房室压稳定时期,整个心肌带完全舒张,心室内压较低且无变化,心室腔内充满血液,体积不再增大。传统理论认为该阶段血液停止流动,但事实上仍有血液从心房缓慢流至心室,因此传统理论的分期方法被认为并不合适。

7.4 螺旋心脏的兴奋传导

对哺乳动物心室的兴奋过程的研究证明,传导路径沿着心室肌带轴向排列,心肌纤维长轴方向的传导速度比垂直于该长轴的方向快3倍。这就表明,大多数心脏电生理学研究未能将心脏电刺激传播与其构造相关联,因此未能确认激活、恢复顺序、时变电位分布以及心电图受心肌纤维复杂取向的强烈影响。研究的新结果表明,电流通路是环形螺旋线圈状、心肌电阻率呈各向异性和心室壁不同深处需要不同角度的复杂纤维结构,并坚持心肌模型应表现为2个互相贯穿域的叠加:细胞内域和细胞外域。基于心肌电的各向异性行为、细胞间基质的特性及其特殊的胶原蛋白支架和化学组成提出了一个新的假说,即各向异性导电基质假说。细胞外基质的独特性质使其特别适合与专门的导电系统(His-Purkinje系统)一起作为一种有效的各向异性导体,用于心脏中电刺激的传播,并允许最佳顺序的兴奋—收缩耦联。事实上,在得到心脏精确结构之前,前人已经研究了触发心肌纤维收缩的电刺激传播,并已确定了心室结构和纤维取向在心脏机械效率中所起的关键作用,因此问题的核心在于电刺激到达心室壁不同区域的时间顺序。

心肌由3个部分组成:肌细胞、细胞外基质和为收缩单元组件服务的毛细血管微循环。首先是心肌细胞,细胞直径与细胞内电阻成反相关关系,直径小的细胞内电阻大,产生的局部电流小于粗大的细胞,兴奋传导速度也较后者缓慢。心房肌、心室肌和Purkinje细胞的直径大于窦房结和房室交界细胞。其中,Purkinje细胞的直径最大,兴奋传导速度最快;窦房结细胞直径很小,传导速度很慢;而结区细胞直径更小,传导速度也最慢。显微解剖显示Purkinje细胞长150~200 μm,宽35~40 μm,并有少数线粒体松散排列,分布于少数线性排列的肌原纤维之间,主要由连接蛋白构成的端对端间隙连接,且被排列成由胶原分隔的纵向链多细胞束,特别适合像电缆那样起作用。His-Purkinje系统存在于鸟类和哺乳动物心脏并在心跳时快速传播刺激,在人类心脏中,Purkinje纤维穿透到心内膜内的三分之一,而鸟类Purkinje纤维则穿透整个心肌,野猪Purkinje纤维几乎到达心外膜(为野猪提供像鸟一样的心室功能),狼Purkinje纤维只延伸到心室壁厚度的一半。人类心脏中,Purkinje纤维连接束支的末端并在两个心室的心内膜表面上形成交织网络,或穿透到其他哺乳动物收缩纤维之间和鸟类收缩纤维之间的不同深处,通过细胞外基质将激活信号传递给肌细胞,与整个肌纤维中的肌膜及其小管紧密接触。由于人类心肌中Purkinje纤维穿透最少,兴奋将在心肌带或螺旋优先通路网中不同角度的心肌纤维之间渐进传播,并到达心外膜表面,传导时间由纤维取向和心室壁的厚度决定。因此,活化到达心外膜表面的最早部位应该是右心室前部自由壁(右心室壁薄且通过右心室束接受激活),所述右心室束心肌作为房心室束心肌的无分支延伸部分,在心内膜的正下方开始分支,正好位于右心室前部自由壁的下方。迅速激活心肌螺旋基底环的右薄部分并沿着带或螺旋开始渐进有序地传播,与左束依赖Purkinje网产生的激活前沿相接,使高度机械有效的心室收缩成为可能——基底环的收缩提供坚硬的外壳,该外壳提供支撑心尖环的螺旋构造。

由Ⅰ型和Ⅲ型胶原蛋白组成的细胞外基质提供应力耐受性、黏弹性支架及连接肌细胞,并维持肌丝与其毛细血管循环之间的空间关系。胶原蛋白框架由肌原纤维网和细胞

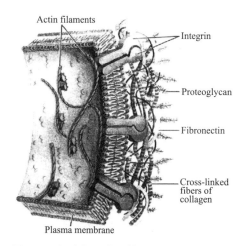

图7.30　细胞与细胞外基质之间的相互作用

细胞与细胞外基质蛋白聚糖之间的关联是由膜蛋白(整联蛋白)和细胞外蛋白(本例中是纤连蛋白)介导的,具有整联蛋白和蛋白多糖的结合位点。胶原纤维与纤连蛋白和蛋白多糖紧密相连。

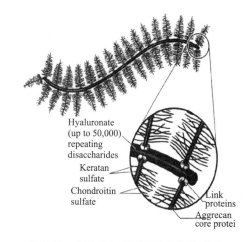

图7.31　细胞外基质的蛋白聚糖聚集体

一个长链透明质酸分子与约100个核心蛋白聚集蛋白聚糖分子非共价结合。每个聚集蛋白聚糖分子包含许多共价结合的硫酸软骨素和硫酸氢钾链。位于每个核心蛋白与透明质酸骨架连接处的连接蛋白介导核心蛋白—透明质酸相互作用。

间支柱组成,它们连接相邻的肌细胞并排列肌丝以优化力的扩展,在心室壁内分布力并防止肌节变形。在该结构网中,由蛋白聚糖组成的细胞外基质与肌细胞的膜紧密接触,构成高极性且具有明确空间取向水合分子的化学基质,并通过与特定分子的结构域相互作用来维持其结构,例如纤连蛋白与细胞膜蛋白(如整合素)结合,将细胞锚定到细胞外基质分子(图7.30)。更重要的是,细胞外基质的化学组成特别适合作为各向异性导体,基质的蛋白聚糖是聚阴离子,因包含具有硫酸根($—O_3SO^{2-}$)和羧酸根($—COO^-$)基团的糖胺聚糖,为氢质子的键合和静电作用提供了机会;蛋白聚糖共价连接到多肽主链,同时被固定在一个杂多糖和纤维蛋白(如纤连蛋白)的互锁网状结构中(图7.31),进而连接到跨越细胞膜的整联蛋白上,使其产生特定的空间构型、功能结构和方向性特点,并赋予细胞间基质的强度和韧性。基质中富含的蛋白聚糖是高度极性的分子,周围聚集着大量的水分子,而水分子倾向于通过可逆电离产生氢离子(质子)和氢氧根离子($H_2O \rightleftharpoons H^+ + OH^-$)。溶液中不存在自由质子,水电离形成的质子立即水合成水合质子,即H_3O^+;同时水分子之间的氢键使得电离质子的水合几乎是瞬时发生的。质子(水合物)在电场中具有非常快的迁移速率,远远超过钠离子、钾离子和氯离子,并且扩散速度快得多。这种高离子迁移率是由质子跳跃现象(图7.32)引起的,通过质子跳跃,一系列氢键水分子之间的短质子在很长的距离内实现了质子极快的净移动。水合氢解离出质子,而相距一定距离的水分子获得质子变成水合物。

此外,Purkinje系统传导电场的变化可改变与细胞外基质蛋白聚糖结合的水分子的电离,通过质子跳跃产生质子迁移波并在活化的肌细胞膜表面传播,使得顺序激活过程的速度与心脏收缩—舒张阶段的时间更加一致,同时比现有基于电激活的细胞—细胞传输理论计算出的传导速度更快。这个假设更容易解释最近的研究成果,即关于心肌内激活的复杂螺旋途径,以及检测到的心肌活化过程中钙信号的微观螺旋波的观察结果。于是可以认为,起搏器细胞产生的电流经His Purkinje系统传递到细胞外基质,且非常快地分布(依赖质子跳跃行为)在整个心肌中。基质与所有收缩肌细胞膜及其特殊的管状系统广泛接触,所述管状系统"将细胞外空间延伸到细胞内部以进行最有效的兴奋—收缩偶联"。关于左心室是一个具有简单几何形状、薄壁和各向同性的腔室理论显然不正确,结合心肌各段纤维分布的特点,需要重新审视心脏电活化的传统理论,因为根据螺旋心肌带理论,心肌的收缩顺序是从右室段到左室段,经过降段再到升段的螺旋渐进收缩,作为兴奋收缩偶联体,心脏兴奋的传导主导着心肌的收缩,心肌带各段纤维的取向和分布在兴奋传导中起着重要作用。

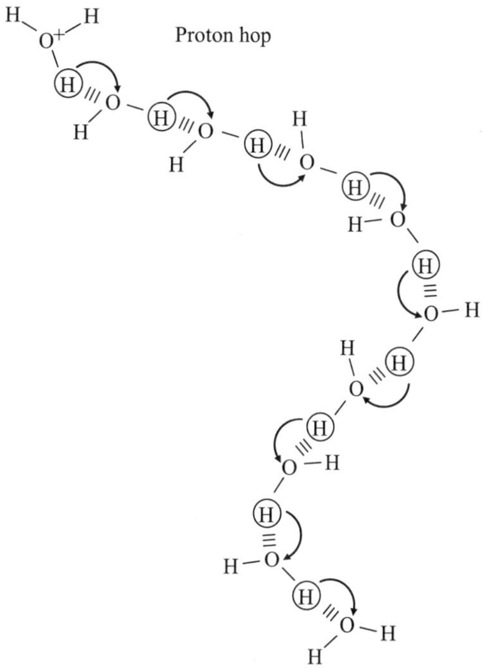

图7.32 质子跳跃

在一系列氢键水分子之间短暂的质子跃迁可以使质子在很长的距离内快速移动。当水合质子（左上）放出质子时，相距一定距离（右下）的水分子获得一个质子成为一个水合物。质子跳跃比真正的扩散快得多，与其他单价阳离子（如 Na^+ 或 K^+）相比，氢离子具有更高的离子迁移率。

7.5 健康心脏和衰竭心脏的结构功能比较

引起心力衰竭的疾病如心脏局部缺血、瓣膜疾病和扩张型心肌病等，有一个共同特征：椭圆形心尖变为球形（图7.33）。根据螺旋心肌带理论，在正常的螺旋形心室中，锥体纤维正常的倾斜角度对喷射和抽吸非常重要，能保证其在充盈压力小幅增加时搏出功显著增大。MRI结果显示指向顶点的纤维倾斜角大约为60°（图7.34），而球形结构阻碍了心室的扭转变形，进而引起缩短和伸长能力的减弱，导致心脏代谢失常。

局部缺血导致的心脏衰竭中出现了纤维角度的特定改变，具有倾斜纤维角度取向的心尖环螺旋构型变成横向取向构型（图7.35和图7.36），螺旋顶端变为球形，伸长和缩短的能力减弱导致心输出量减少（图7.37和图7.38）。急性心肌梗塞时，保持收缩能力的心肌出现代偿性收缩，引起心室扩张来保证输出量，但是扩张会导致其纤维取向角度，其应力和应变能力受损，若心包完好无损，它能够延缓这种突然性扩张，因此代谢失常不会立即产生，但是随着远端肌肉的持续扩张，心包逐渐伸长，并在梗塞后一到三年内发展为慢性充血性心力衰竭（CHF）；动脉瓣或二尖瓣关闭不全也会增加心室的体积并产生球形结构，但不会在心室壁留下瘢痕；肌肉内在病理（如病毒性的、感染性的、先天性的病理）可导致心室变成球形(扩张型心肌病),并且球形结构的产生没有出现瓣膜或动脉疾病。因此,必须转变思维方式,球形结构成了心脏实现其功能的障碍,心室必须恢复到更倾斜的螺旋形状来实现远端肌肉的收缩能力。但是有研究者发现,抢救的心外膜以及中层心肌和心内膜中存活的肌肉区域可以在刺激下产生最小程度的收缩,进而对上述观点产生怀疑,其实质是存活能力和功能恢复观念混淆,没有认识到保留存活但没有正常收缩能力的升降段能够限制远端肌肉对有效射血和填充的贡献。有研究发现,正常螺旋结构心脏中,原有的

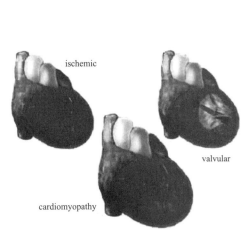

图7.33　心室形状改变与缺血性心脏病、瓣膜病和扩张型心肌病

前部肌肉有疤痕(缺血),二尖瓣关闭不全(瓣膜)或伴有扩张的特发性改变(扩张型心肌病)。

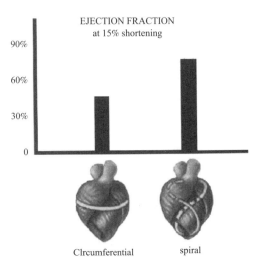

图7.34　纤维取向和射血分数与肌肉缩短15%之间的关系

左图显示基底环周向纤维30%射血分数,右图显示升段和降段的斜纤维取向,射血分数为60%,归功于升段和降段螺旋的顶部涡旋。

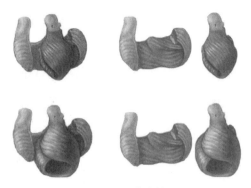

图7.35　心室比较

图中上排为健康的完整心室和分离的基底环和心尖环示意图,与健康心室相比较,下排的扩张心室心尖部变为球形,基底环纤维没有发生变化,心尖环中肌纤维变从上排图所示的斜形纤维变为横向。

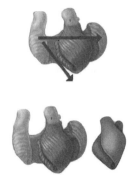

图7.36　基底环和心尖环(下图)与肌纤维收缩方向(上图)之间的关系

横向箭头表示基底环和纤维方向,斜向箭头表示心尖环。

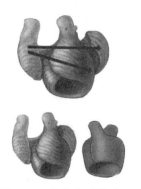

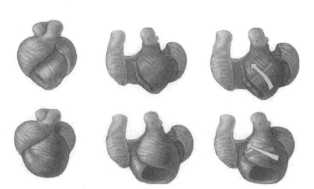

图7.37　扩张心脏基底环和心尖环变化

扩张心脏中基底环和心尖环之间肌纤维取向的变化(上图)。基底环(横向箭头)不会改变,球形心尖段(斜箭头)在心脏(下左)和模型(下右)心脏中表现出更多的基底或横向。上面记录了基底环纤维的横向收缩,以及更多的用于收缩的顶端环纤维的横向取向。

图7.38　心脏正常和扩张基底环及心尖环变化比较

正常心脏和扩张心脏之间的变化,分离正常心脏的基底环和心尖环(上排图),第三组有心尖环中纤维的取向方向。扭转与心脏中螺旋的纤维取向有关。在下排图(扩张心脏)中,心尖环纤维变为横向取向,升降段夹角发生变化,收缩力减小,射血和抽吸变弱。

15%的斜形纤维(升降段)收缩可产生60%的射血分数,同样地,当纤维方向变为横向(基底环)时,15%的纤维收缩只产生30%的射血分数(图7.34)。

7.6　心肌带理论在心外科手术中的应用

基于螺旋心肌带理论,重建左心室椭圆形螺旋几何形态可以有效地恢复心脏功能,在外科手术治疗充血性心力衰竭(CHF)时该观点至关重要——通过恢复基底环与心尖环正常的结构关系,进而增强左心室抽吸和喷射血液的能力。上文提到了引起心力衰竭的各种病因,包括缺血性心肌病、瓣膜功能不全和扩张性心肌病等,必须根据心室扩张的病因来选择相应的外科治疗手段。

对于缺血性心肌病的外科治疗,常通过Dor手术和Jatene手术来重建收缩期椭圆形心室,Jatene手术通过直接缝合改善了心尖,并覆盖了室壁瘢痕区域;Dor则是将大范围的非收缩区域转化为小范围的非收缩区域进而改善心肌收缩能力(图7.39),在LAD冠状动脉外侧2~3 cm处切开非收缩区域,将手术缝合线置于收缩和非收缩肌肉的交界处,为随后排除非收缩区域提供心尖固定器;固定环形缝合线重建椭圆形心室外科颈时,圆形开口变成椭圆形,重建远端形状,半径减小、厚度增加且纤维角度更加倾斜(图7.40),在新建颈部位置贴一个椭圆形贴片,并在贴片外重新贴上剩余的左心室肌肉(图7.41),实践证明了心室内贴片的价值:贴片将大的运动障碍性肌肉转化为小得多的非收缩性区域。手术之后,心室血流动力明显改善,说明在恢复椭圆形过程中半径减小和厚度增加进而改变了拉普拉斯关系的价值,紧接着应该考虑贴片插入的位置,可以将贴片锚定在中隔更高的位置来实现圆锥形腔室。贴片的插入角度对后期功能的改善至关重要。未来的治疗会更加依赖正常的螺旋解剖结构,并明确纤维方向的改变,这种改变能改善中隔的位置。贴片还可以变成心内膜,变成心室内的"帘"结构,覆盖更多的正常肌肉而不是瘢痕。

非缺血性心肌病中瓣膜疾病的主要治疗方式是瓣膜置换手术;其次是左心室局部切除(Batista)术,该手术在冠状动脉的中间切除一个活性肌肉区域来恢复椭圆几何形状(图7.42),切除范围由乳头肌之间的距离决定,如果距离太短,切除之后心尖仍为球形结构,心肌功能改善不明显,如果去除两个乳头肌,将产生如图7.43所示的球形顶端并引起左心室

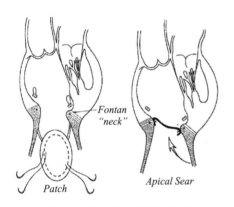

图7.39 缺血性心肌示意图Ⅱ

扩张心脏(左图),阴影部分代表非收缩区域(坏死区域)。在LAD冠状动脉外侧2~3厘米切口。右图中将Fontan缝合线放置在缺血和远端肌肉的交界处。

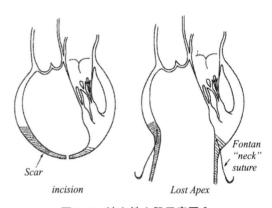

图7.40 缺血性心肌示意图Ⅰ

在左图中,在Fontan缝合线的边缘之间放置一块贴片并固定成椭圆形,将贴片斜插入隔膜。右图显示小贴片产生的心尖瘢痕比排除前的阴影区小得多。

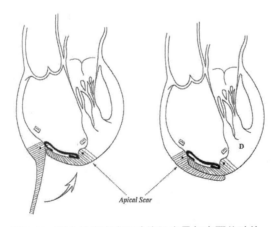

图7.41 剩余的瘢痕或无功能肌肉叠起来覆盖贴片

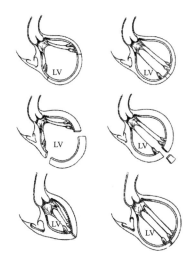

图7.42　局部心室切除术Ⅰ

　　如果乳头肌的距离变宽,则扩张的心脏的切口位(阴影部分)较宽(左图);而如果乳头肌的间隙较近,切口部位(阴影部分)则变窄(右图)。

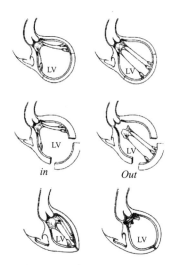

图7.43　局部心室切除术Ⅱ

　　切除范围取决于乳头肌之间的距离。左图是在乳头肌间隙较大的情况下进行的心室切除术,移除旋转肌形成椭圆,保留二尖瓣。如果乳头内肌肉的距离很短(右图),二尖瓣和乳头肌都被移除,则得到球形结构,类似于在乳头肌切除术的二尖瓣置换期间所得的几何形状。

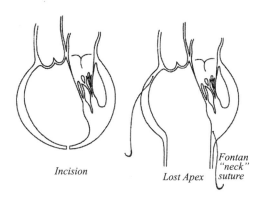

图7.44　扩张型心肌病的Pacopexy手术Ⅰ

　　扩张类似于缺血型心肌病。右图中将Fontan缝合线从内乳头肌开始缝合并延伸至隔膜,再继续缝到主动脉瓣正下方区域。

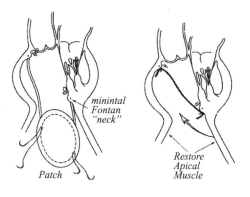

图7.45　扩张型心肌病的Pacopexy手术Ⅱ

　　固定Fontan缝合线后,心脏恢复椭圆形(左图)并放置贴片。贴片略长于缺血性心肌病的直径。左侧图显示缝合的补片,右侧图显示补片的位置。

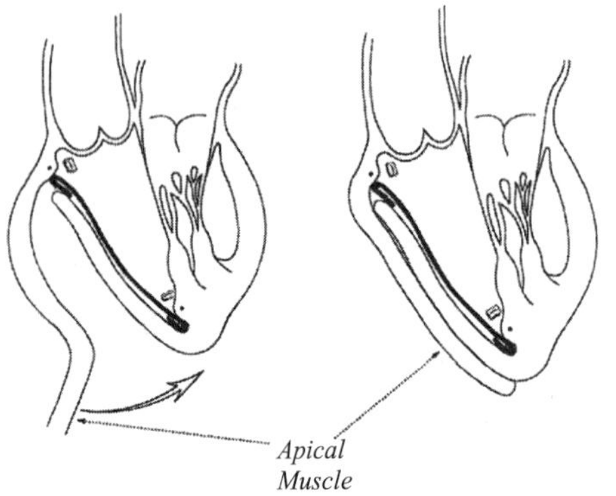

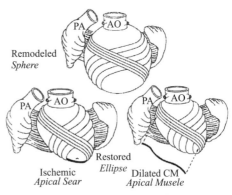

图7.46　疤痕区手术

　　疤痕区域的关闭(左图)乳头肌朝向隔膜隆起。右图,将膈肌肉以覆盖成椭圆形几何构型。

图7.47　心室形状的手术修复

　　上图为扩张心脏,下左图为修复的缺血心脏(椭圆形),膜闭合到横向顶点处有贴片。下右图中贴片(如黑色实线所示)插入心室内,顶端肌肉取代缺血性心肌病中的瘢痕覆盖了贴片。

功能障碍。

　　Batista手术在心肌细胞本身功能障碍的扩张型心肌病中应用非常广泛。基于新心肌带理论提出了新手术方案:由于没有心室瘢痕,故需要在活性部位切开心室肌(图7.44),将Fontan缝合线从内乳头肌开始,并延伸至隔膜,再继续缝到主动脉瓣正下方区域,加入更大的贴片并将外部的活性肌肉覆盖到贴片上(图7.45和图7.46)。

　　图7.47展示了球形左心室与修复的椭圆左心室的比较。修复方式包括心尖贴片和瓣膜疾病中插入的心室内"帘",很明显这些手术试图恢复螺旋构型和正常的纤维角度,实现心外膜至心内膜肌肉更正常的纤维取向。这些概念性的方法必须通过MRI来验证,以确定这种心室几何形状的变化能否改变心脏的生理功能。

右心室与室间隔

　　右心室的宏观结构包括游离壁横向基底环右室段以及起源于心尖环升降段的斜间隔部分,作为高容积的薄壁低压泵,其本身的复杂性和受重视程度都不如左心室,但它却能够和厚壁左心室以相同的速率和容量抽血。比较合理的解释是右心室与肺血管系统耦合,血管阻力远小于主循环回路。这个新发现表明,尽管在肌肉质量和腔室几何形状方面明显不同,但两个心室都以明显的螺旋肌束捆绑在一起,并以复杂的交织方式围绕着两个心室,形成了高度依存的功能单元。

　　右心室功能的解剖组件是外部自由壁和内部隔膜(图7.48),但是临床外科医生和心脏科医师却并不关注右心室功能的这些解剖学结构的决定因素,大多数人认为心脏收缩是由心室内容物的压迫引起的。室间隔是左右心室的共用组件。前面已详细介绍了左心室喷射和充盈的扭转运动,那么右心室又是怎样实现其功能的呢? 右心室功能期间室间隔和左心室又扮演什么样的角色? 要回答这些问题,首先得了解室间隔的结构,室间隔由3层心肌构成:①右室面,该层由右室游离壁的心肌纤维[图7.2(b)和(c)中的 R_f 表示]到达前室间沟(图7.49中的顶部图形)时反折形成,从而在心内膜下覆盖了室间隔的右室面(图7.49中的底部图形)。这部分折返的心肌纤维插入三尖瓣和肺动脉瓣环,并沿这两个瓣环间的肺动脉—三尖瓣纤维[图7.2(e)的 Ptc]取向;②中层,该层由升段心肌纤维构成(如图7.2(c)中的 As 和 if)。这些心肌纤维向上走形,延伸至主动脉根部处结束(图7.49中的底部图形);③左室面,该层由降段心肌纤维(图7.49中的底部图形和图7.2(d)中的 Ds)构成,这些心肌纤维源自左室段(图7.2(d)中的 Ls),沿螺旋轨迹向下取向,至后室间沟水平处(图7.2(e)中的 d 和 d')改变取向,螺旋向上成为升段心肌纤维(如图7.2 D 中所示)。因此,从结构上看,室间隔是降段下降纤维和升段上升纤维缠绕形成的产物,它与右室段一起构成了右心室。其次,MRI研究已经证实,右心室功能期间的主要事件是隔膜肌肉扭曲和解捻引起的心室缩短和伸长,联系基底环横向纤维收缩和左心室射血充盈的情况。我们不难发现,左右心室的射血充盈通过室间隔产生某种联系,这种联系仍然依赖升降段纤维的取向,左心室射血主要是降段收缩使心室纵向缩短引起的,这种缩短同时会导致室间隔的增厚,进而使右心室体积变小,压力增大进而射血。事实上决定射血能力的主要因素是扭转运动,而心肌扭转能力强烈依赖于其纤维取向。当比较游离壁和隔膜的相互作用时,通过解剖分离隔膜和右心室游离壁,单独模拟右心室输出过程,进一步验证了隔膜的重要性。以右心室功能为开端,对中隔潜在的生理学研究已有许多分支,发现中隔的收缩能力影响冠状动脉疾病、瓣膜病和先天性心脏病的手术治疗,右心室游离壁在心脏病手术中保持其

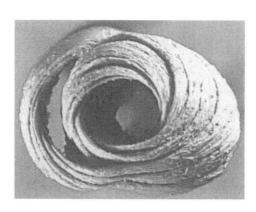

图7.48　心室的横截面视图增厚的隔膜和包围的基底环

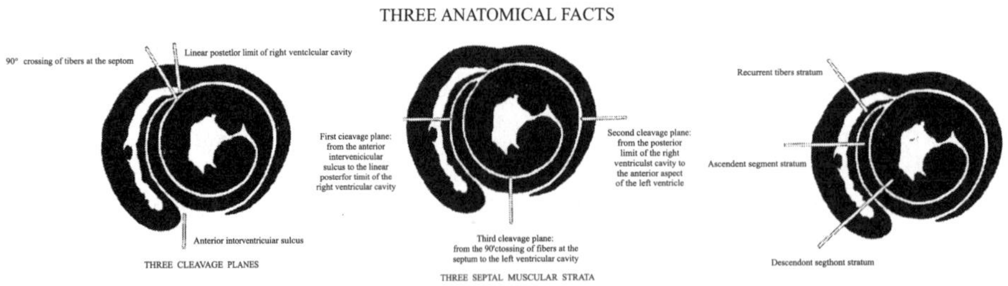

图 7.49　心室解剖平面图

中间图表示解剖心室心肌带方法,底图表示 3 层心肌构成的室间隔。

收缩能力,而隔膜在手术之后功能衰退。

　　总之,新的心肌带理论建立在心脏的重新解剖基础之上,给予了心脏结构重新的认识,运用胚胎发育学、心室动力学和兴奋传导新理论来对应心脏的螺旋结构,重点强调了螺旋构造和纤维取向在心室功能期间的重要作用,同时明确了室间隔在右心室功能期间的作用。重要的是,心肌带螺旋理论不仅是心的构造理论,还是提出心肌纤维组装的新途径;不仅是对疾病的产生机制和治疗手段的创新,而且提供了对生命运动的更深层次的认识——可以达到纤维螺旋形与其间水分子有序分布以提供量子隧穿效应、与其相关连接之间产生更加和谐的合作运动,这才是其中的科学奥秘。对此,我们还将进一步论述。尽管目前对这个新理论还有一些争议,认为心肌带是解剖过程中人为造成的,心肌带中缺乏类似于分开骨骼肌的筋膜鞘纤维组织界定心肌带各段。但是,据中国人的科学、医学智慧,螺旋构造是符合宇宙运动的一般规律的。正如 Bronowski 所说“科学的本质是提出一个不恰当的问题,然后致力于寻找一个适当的答案”,亦如 Popper 所说“我们从未理解真相,只是降低了错误的水平”,还如爱因斯坦所说“重要的是永远不要停止提问”。当然,从一般的自然规律来理解宇宙中的产物(包括宇宙中的生命)运动,应当是真理的体现。

　　这些知识对进一步认识心血管系统运动会有极大的帮助,而且就生物材料的设计与加工给出了符合自然规律的建议,是非常有益的。

(蔺彦斌等编译)

8 骨组织及基于骨生理学仿生组织再生策略

这一章讨论人体的骨组织。本章的主体来源于"基于骨生理学仿生组织再生策略"一文。

人体健康骨骼的发育、维持以及受损组织的再生包含一系列错综复杂的、精密协调的过程。然而,对目前骨再生策略的分析表明,仅有一小部分被广泛报道的骨生物学特性作为骨修复的灵感被开发转化为治疗产品。这里主要归纳骨的层级结构组织、骨的形态发育、骨修复机制、在骨微环境中同型 细胞接触与异型细胞接触的重要性(包括血管网络和免疫系统细胞)、细胞—细胞的直接接触和可溶性微环境介导的接触、细胞外基质组成(特别关注蛋白质的不溶性部分)以及天然骨的力学性能等主题;同时还介绍了①基础的完善的骨骼生物学特性,②天然和损伤骨组织中的生物学现象的最新理解和③现有研究如何运用生物材料和其他组织工程方法将生物学过程转化为组织再生策略的批判性讨论。其目的是提出一个尚未提及的骨生理学的观点,以及如何将它们转化为骨再生的新思路,这是一个开创性的概念。

已知骨生理学包含无数个生物学过程,它们协同调控组织发育、体内稳态和创伤修复。因此,骨再生过程非常复杂、难以模拟,部分原因是许多因素会影响其微环境,受到诸多因素的调控。这些因素包括组织复杂的组成成分和骨的可溶性微环境等方面的错综复杂的相关通路、细胞外基质(ECM)不溶性蛋白和糖蛋白的组成及其更新、细胞—细胞和细胞—ECM力学刺激引起的相互作用或microRNA的作用。了解上述各因素在骨组织生理学上的个体、协同以及交互作用,能够启发大量的仿生骨设计和(或)骨再生策略。事实上,开发新的、有效的和相容性治疗骨损伤的方法迫在眉睫。例如,在美国,如果只考虑老年人/老龄化风险,老年性骨折预计将从2005年的210万例增加到2025年的300多万例,在欧洲,从2010年到2025年,每年骨折的数量预计将增长28%,受伤人数将从350万例增加到450万例;面对14亿人的中国,这个数据更是庞大。然而,从自然中学习的概念应用于模拟健康骨骼的结构和生理学需要深刻理解和谨慎处理。尽管根据骨的生理学来仿生骨的结构和功能是一个很有吸引力的想法,但是有效可重复治疗的实现通常依赖于在保证功能的复杂性、制备的便捷/快速性以及执行标准化之间实现平衡。

在现有大多数关于骨再生文献中,生物学非典型环境中个体因素的研究可能会阻碍揭示前所未有的有价值的成果。(生物)化学[如可溶性细胞因子、骨形态发生蛋白

（BMP）〕、结构和化学性质（如不同的生物材料的化学成分和结构）或外部施加的力学刺激（压应力或灌注）对骨再生策略的影响一直以单因素方式进行探索，主要着眼于单一刺激对生物材料的设计和其他再生方法的影响。然而，有趣的是，越来越多的基础性研究和应用性研究关注到骨对工程支架的响应，证明了骨是一个复杂的动态系统，其中不同的生物学过程和结构特点可以为组织再生发挥互补作用以及维持骨骼健康。干细胞生物学的出现，对ECM组分的结构、生物物理和生物化学的作用的了解不断深入以及对免疫细胞交互作用的监测技术不断进步，使得在骨再生的生物材料方面取得了一些新进展。骨系统的复杂性提示我们设计多因素策略可能是骨再生和疾病治疗的有效方式。一些高通量研究已经探究了多因素对骨再生的影响，如不同的细胞类型（矿物质形成细胞、再吸收细胞、免疫细胞和血管细胞）交互作用，ECM蛋白的组合作用，生理因素对生物材料的生物活性、刚度和黏弹性的影响，以及外源性力学刺激对天然骨的影响（如压缩和剪切应力）。虽然骨骼生理学的一些关键问题已经得到了很好的研究且引领了治疗方法的发展，但缺乏了解的有些方面，却对促进骨再生具有潜在的价值，比如骨宿主细胞与免疫细胞的交互作用、造血干细胞（HSC）对骨再生的作用，或严格控制时间和空间协调的生化和生物物理信号。

因此，本章将在众所周知的和最近报道的骨生理现象和如何利用这种现象来开发成熟的或概念验证的骨—愈合治疗方法之间建立前所未有的联系。全面分析后发现骨生物学方面缺乏对再生疗法的开发，可能成为该领域新颖和有影响力的未来发展的创新思想的源泉。

8.1　实现再生医学治疗需求的骨再生要点分析

虽然骨组织创伤通常会自行愈合，但当人体损伤尺寸为平均直径2 cm或更大（称为"临界"损伤）时，即没有自愈能力。愈合能力差的骨缺陷往往是由肿瘤消融、严重损伤和骨疾病引起的。特别是物理性损伤，包括从标准损伤到开放性胫骨缺损等一系列骨折，骨愈合的失败率可以从10%上升至50%。骨愈合失败使组织的血供受到抑制，从而导致由局部缺血、骨坏死和骨质疏松所引起的骨不连发生。

骨缺损的修复除骨再生之外可分为两个主要的部分：①骨移植物的植入（自体或同种异体来源的），②人工永久性骨替代移植物的研发。上述两种方法都有其局限性。虽然自体骨移植常用于临床治疗并且可以促进骨修复，但会造成供骨位点并发症。异体骨移植可能存在宿主的免疫排斥反应。此外，同种异体移植物的植入需要复杂的植入技术，包括实现对该部位的恒定血供，以及维持足够的力学环境以促进血管形成。人工永久性骨替代移植物由不可降解材料制备而成,会带来一些不良的副反应,包括骨吸收差、骨整合性差以及引发宿主不良反应(如过敏)。本章不包含基于人工骨替代移植物进行骨修复的策略。

当前骨修复存在的问题表明更有效的新策略的开发和市场践行迫在眉睫。与先前提到的组织修复技术相反,组织工程寻求通过体外和(或)体内合成具有与原有健康组织性质相当的新型生物学基质使受损组织可以完全再生。以下四大要素可以单独或者组合进行促进骨组织再生策略的设计:①生物材料;②生物分子;③细胞;④外部刺激。本章后续部分将通过与天然骨生理现象并型化策略探索隐藏在不同组织工程背后的生物启发理论。

8.2 骨的层级结构视图

骨是负责运动、保护、维持体内矿物平衡和人体结构支撑的组织学结构。成年人的骨架由206块骨头组成。人体骨骼主要分为五大类(按形态分类),包括长骨(支撑人体体重,如锁骨、掌骨、胫骨、趾骨、股骨、肱骨、跖骨、腓骨和尺骨)、短骨(提供运动和稳定性,如跗骨、腕骨)、扁骨(保护内脏器官,如头骨、胸骨、下颌骨、肋骨和肩胛骨)、不规则骨(如椎骨、尾骨、骶骨和舌骨)和籽骨(嵌入肌腱,如髌骨)。

在组织形成过程中,可以确定两种骨骼类型:①编织/初生骨,它会在胚胎发育和骨折修复期间出现,由类骨质(非矿化ECM)和胶原纤维组成,其三维(3D)空间无规则取向且细胞呈随机分布。这是一种瞬态结构,随后会被成熟的板层骨取代;②板层/次生骨,构成成体骨架,由矿化骨单位排列而成的高度有序的板层状结构组成。与编织骨相比,这种结构更坚固,刚性较大且弹性较小。

板层骨由皮质/密质骨和小梁/松质骨组成。前者是致密、坚固的,位于组织最外层;而松质骨是一种海绵状结构,具有相互连接的空腔,位于骨的内部。皮质骨和松质骨均由骨单位组成。这两种骨骼类型的比例随解剖部位的变化而变化,如股骨的皮质骨与骨小梁比率为50:50、椎骨的比率为25:75、桡骨骨干的比率为95:5,总体而言,人体骨骼的比率为80:20。从结构来看,皮质骨是厚度约3 μm的骨板组成的同心圆,围绕着包含血管和神经的垂直哈弗氏管的组合。整个结构被称为骨单位或哈弗氏系统,是骨骼的功能单元。

当破骨细胞重塑现有的骨骼时留下圆柱形的空腔,随后填充成骨细胞,该细胞在哈弗氏管(中央管)周围分泌基质生产骨板。骨细胞位于骨板之间,在称为腔隙的小空腔内,通过一系列被称为骨小管的隧道相互连接。小梁骨(松质骨)由大的空腔构成,具有小梁板构成的蜂窝状网状结构。该基质由细柱形成的3D网络组成,细柱交联形成骨小梁,使得轻质多孔的骨骼可以抵抗多向力,对身体运动至关重要。骨髓充满了骨小梁的空腔。围绕皮质骨外表面的纤维结缔组织层称为骨外膜,而覆盖在皮质骨和小梁骨内表面的膜状结构称为骨内膜。后者也与骨髓腔、血管通道接触,由血管、成骨细胞和破骨细胞组成。人们从骨外膜和骨内膜的解剖结构受到启发,制备出仿生的2D生物薄膜,以促进组织再生。

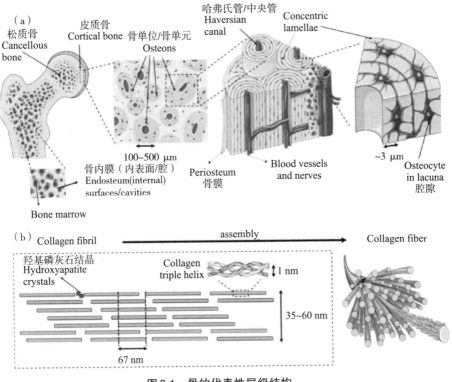

图8.1 骨的代表性层级结构

(a)松质骨和皮质骨的宏观及微观视图。骨髓位于松质骨空腔内,腔内由骨内膜覆盖。皮质骨组织由骨单位紧密组装整合形成,并被骨外膜覆盖。骨单位由哈弗氏管(包含血管和神经组织)和厚度约为3 μm的骨板同心圆围绕组成。骨细胞位于骨单元内腔隙结构中。(b)骨组织由纳米级胶原纤维组成,其中胶原纤维由三股螺旋结构自组装形成原纤维,具有周期性间隔为67 nm和间隙为40 nm的特征,骨的矿物成分位于间隙处。

在纳米尺度上,骨由大量的结构蛋白和多糖组成,其主要组成成分为胶原原纤维,直径为35~60 nm,长度可达1 μm,组装形成67 nm的周期性条带,40 nm的间隙结构。这些原纤维由各向异性的和刚性的无机组分(羟基磷灰石结晶体)矿化而成(位于胶原蛋白的间隙处)。图8.1所示为骨组织的宏观、微观以及纳米尺度的示意图。有趣的是,尽管骨骼结构形状因骨骼类型和物种不同而不同,但在人类中发现的矿化胶原纤维在不同物种和骨骼类型中却高度保守。骨的有机相和无机相之间具有相互作用,使负荷可以传递。研究表明,在初始加载过程中,两种组分都发生了弹性形变,但程度不同。这种特殊的变形模式可能会使原纤维—基质分离,从而保护脆性矿物相,改善组织中应变能的有效再分布。

骨具有与天然细胞外基质(ECM)结构非常相似的设计,即基于纳米材料的纳米结构支架。一些作者认为,由于细胞和蛋白质水平的相互作用的增强而形成的植入物可以促进功能性组织的形成。虽然利用多孔支架可仿生出类似的骨的宏观和微观结构,但是骨单位组织的仿生依赖于材料分布的纳米级控制。事实上,骨骼结构的微米级和纳米级的精确组合是开发真正仿生结构生物材料的基础。然而,对于高度组装的骨单位/成体骨的层级仿生生物材料的有效需求并不是一致的。能够诱导成骨分化和骨修复的有效生物材料通常基于刺激骨发育过程的生物物理和生物化学因素,而不是成体骨结构特征[①]。这些策略由比成人本身形成骨骼更简单的单元组成。以纳米结构生物材料来诱导骨再生的作用不容忽视。已开发的具有拓扑结构的促分化和促矿化的平台[通过纳米图案化技术、静电纺丝和纳米复合材料]在该领域已有一些有趣的成果产出。关于纳米材料及其与天然骨微环境的相似性和其骨再生效果的完整综述详见其他参考文献。

8.3　骨的发育机制

在哺乳动物胎儿发育和损伤后的天然骨修复过程中,骨形成是通过两个过程实现的:膜内成骨和软骨内成骨。这两种机制的初级结构是编织(或未成熟的中空)骨,它们很容易被板层/次级骨(反向沉积的平行纤维)所取代。板层骨的形成比编织骨的形成要慢得多。这种结构不仅出现在胎儿期,而且每次骨头受到非临界损伤时都会出现。

8.3.1　膜内成骨

膜内成骨是最原始的骨化形式,其存在的第一个证据可追溯到距今5亿年前。而软骨内骨化案例的首次报道距今1亿年。在膜内成骨中,间充质干细胞(MSCs)在间充质或髓腔中,由于骨损伤引起分化为成骨细胞。在胎儿发育过程中,这一过程主要形成扁平的头盖骨和锁骨某些部位。与软骨内成骨过程不同的是,在膜内成骨过程中,骨形成时没有软骨中间体。膜内骨化的起点是一群未分化的MSCs,这些细胞停止增殖,发育为骨祖细胞,然后通过中间体前体成骨细胞系最终分化为成骨细胞。Runx2是负责成骨细胞分化的最重要的早期转录因子之一。Runx2的表达依赖于Wnt信号,引起MSCs中β-catenin的高表达。另一方面,Runx2诱导转录因子Osterix的后期表达,也参与了MSCs向成骨细胞的分化。在完全分化后,成骨细胞分泌一种非矿化的富含Ⅰ型胶原的纤维化ECM:类骨质。在

---

① 　结构与物理性能或生物功能密切相关,此结论令人质疑。——译者注

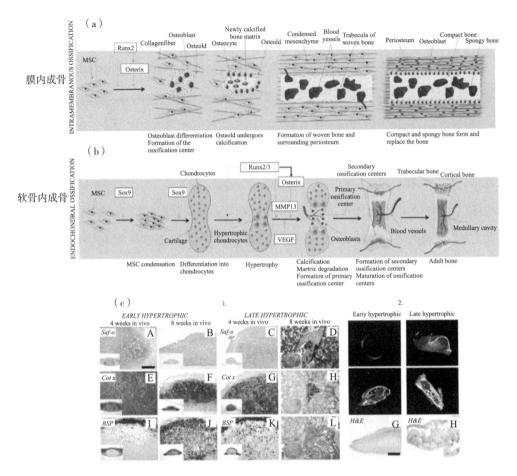

图8.2 成骨示意图

(a)膜内成骨示意图。在初始阶段,间充质干细胞聚集并分化为成骨细胞,形成骨化中心。Runx2直接或通过诱导Osterix晚期的表达调控成骨分化,成骨细胞开始分泌类骨质(纤维和有机基质),几天内进一步钙化。钙化基质中的成骨细胞分化为骨细胞。血管化的间充质凝结在编织骨的外部区域,形成骨膜,编织骨形成,血管化的内部空间将形成骨髓腔。骨小梁表面充满基质并形成密质骨,松质骨在内部区域。(b)软骨内成骨示意图。MSCs凝集后分化成软骨细胞,形成软骨雏形。软骨雏形中间的软骨细胞变得肥大。Sox9和Runx2/3分别是软骨形成和软骨细胞肥大必不可少的转录因子。肥大化软骨细胞诱导血管浸润。在此阶段,Osterix在软骨钙化和基质降解期间处于Runx2/3的下游,并作为其转录辅助因子,与Runx2/3协同诱导MMP13表达。随着血管浸润进入软骨雏形的细胞开始分化为成骨细胞,在初级骨化中心开始成骨。在骨发生和沿轴生长的过程中形成次级骨化中心。最后形成包括骨小梁、皮质骨和骨髓腔的成体骨。(c)在体外诱导人源MSCs软骨内成骨的形成,将肥大化组织植入裸鼠体内并评价其形成骨小梁的能力。体内植入后早期(A—J)和后期(C—L)肥大化样本分化,虽然在植入4周后,后者(K)重塑性更好,但在8周时软骨模板几乎都被吸收。(c)外植入体的定量显微断层扫描(μCT)表明,与晚期肥大性植入结构(C—D)相比,矿化基质在早期肥大样本(A—B)中的沉积减少。事实上,晚期肥大样本在植入8周后在整个中心显示出一个互连的小梁网络(D)。HE染色组织学结果表明,骨小梁样结构存在于晚期肥大化样本的外部骨领和内核中,而不存在于早期样本中。

此基质中,成骨细胞分化为成熟的骨细胞,随后基质进一步矿化。上述机制也被大多数作者认为是骨膜下骨形成的主要机制,从而揭示了该区编织骨和板层骨的形成过程。然而,这一观念受到了挑战,认为骨膜表面骨化的机制与膜内成骨机制是不同的。膜内骨化过程的示意图见图8.2(a)。

8.3.2 软骨内成骨

在软骨内成骨过程中,来自软骨组织周围的软骨细胞最初形成一个基质模板,即生长板,然后分化为骨结构。这种骨化过程推动了长骨的胚胎形成。当软骨细胞的形态是圆形时,这些细胞合成Ⅱ型胶原并随后形成肥大化前期的柱状层。最终分化成有丝分裂后的肥大细胞,分泌X型胶原,使周围基质矿化,导致骨结构的形成。在骨形成过程中,会发生不同周期的肥大软骨细胞死亡,它伴随血管的浸润,使最初的胶原基质被小梁骨所替代,也被称为原发性海绵状组织。随后,小梁骨被再吸收,其中心被分成不同的板块。当软骨细胞存在于板中时,前面的过程继续。软骨细胞的充分肥大化对骨组织的发生和增殖具有极其重要的意义。软骨内成骨过程的示意图见图8.2(b)。

对于软骨内成骨驱动的骨形成,某些生化因子存在于软骨细胞向成骨细胞分化的特定时刻。其中包括:

①Sox Trio:Sox9/5/6。这些分子负责将MSCs向软骨细胞表型分化,以及调节软骨基质形成的关键基因的表达。

②软骨细胞表达的成纤维细胞生长因子(FGF)受体3和跨膜酪氨酸激酶受体。这些细胞包含一个与细胞外配体(包括FGF)结合的域,启动受体的自磷酸化,以及刺激酪氨酸激酶活性,从而抑制软骨细胞的增殖和生长。

③BMP的存在。它负责间充质凝集和软骨内成骨初期关节的形成。当长骨已经形成时,BMP-2、-3、-4、-5和-7在软骨膜中释放。BMP-2和-6是由肥大化软骨细胞分泌的,BMP-7是由增殖的软骨细胞分泌的。BMPS对软骨细胞增殖有正调控作用,对软骨细胞的终末分化有负调控作用。

④由肥大化软骨细胞高表达的甲状旁腺激素相关肽(PTHrP)。这种多肽结合并激活受体甲状旁腺激素(PTH)/PTHrP,也被PTH(钙/磷代谢和骨再调节的主要调节因子)激活。事实上,PTH/PTHrP复合物是骨发育和矿物离子内稳态的主要调节因子。PTH肽通过使未成熟的软骨细胞转变为成熟的肥大化表型而发挥作用。当软骨细胞表达PTHrP或为受体的激活形式时,引起软骨成熟度降低,骨形成增加。肥大化软骨细胞必须表达高水平的

碱性磷酸酶(ALP)、骨粘连蛋白、骨桥蛋白、骨涎蛋白和骨钙素才能使骨形成。

⑤印度刺猬因子同源物(IHH)。这种蛋白存在于胚胎形成中,通过抑制肥大软骨细胞的分化来控制软骨内成骨,从而延迟基质的矿化。生长板延伸率的控制不是软骨细胞的特性,而是生长板模块的特性,它是由参与IHH/PTHRP负反馈回路的软骨细胞相互作用引起的。IHH也作为软骨细胞增殖刺激物,通过PTHrP相关信号通路发挥作用。

⑥Runx 2,Runx 3和核结合因子β亚基(CBFβ)。文献报道,这3个转录因子为软骨细胞肥大化的启动子,在这一过程中相互补充。

⑦低氧诱导因子-1(HIF-1α)和血管内皮生长因子(VEGF)。这两个因子对骨血管化是必不可少的,在这一过程中,HIF-1α通过介导低氧反应,使软骨细胞存活,并靶向血管内皮生长因子而发挥作用。VEGF负责促进血管形成和血管新生,并在缺氧条件下恢复供氧。这两种蛋白可能共同作用于同一信号通路来调节软骨细胞存活。

8.3.3 工程骨组织仿生策略的发展

着眼于骨胚胎发育过程,可以为再生方法的设计提供灵感,该策略被称为"发育工程"。尽管软骨内成骨是形成大多数人骨骼的途径,但将干细胞分化为功能性骨细胞(即成骨细胞)的方法主要是通过给予未分化细胞外部刺激,包括矿化/可矿化平台,这类似于膜内成骨过程。与软骨内骨化相比,这是一个简单得多的过程,因此在体外更容易进行,也更容易追踪;然而,它常引起血管形成不良和有限区域的骨再生。因此,对于组织工程来说,软骨内成骨可能优于膜内成骨,因为骨组织本身是通过肥大化软骨细胞释放VEGF和MMPs来形成血管化骨,从而克服组织中的相关缺氧的。尽管已有报道利用软骨内成骨仿生策略成功地生成了骨组织,但定制的矿化生物材料基质的植入也可以实现高质量的骨再生,具有原生前体的关键特征,包括血管网络。以下将回顾关于膜内和软骨内发育途径的组织工程策略示例。

1)基于膜内成骨的再生策略:矿化生物材料基质的作用

矿化生物材料已被报道为膜内成骨类似途径的有效促进剂。尽管在最初的方法中,它们的效用主要被报道用于治疗小尺寸损伤,因为它们不能自主诱导MSCs分化,有人在2010年的开创性研究中介绍了一种基于物理、化学和结构仿生的磷酸钙基陶瓷,该材料能够实现骨诱导,促进绵羊和狗的异位和原位大尺寸缺陷的完全再生。不同化学成分的磷酸钙-羟基磷灰石、磷酸三钙(TCP)和二者的混合物[双相磷酸钙(BCP)]在不同的烧结温度下可以获得不同的微观结构特征(较小的颗粒为1 150 ℃,较大的颗粒为1 300 ℃)。对这些材料进行体外诱导骨髓间充质干细胞成骨分化和体内骨形成的实验研究,表明:TCP 对体外培养的 MSCs 骨诱导作用最强,诱导骨形成的能力最强,其结果与自体移植或重组人 BMP-2 治疗相似。此外,与自体骨移植相比,TCP 的植入避免了纤维组织的形成;与 BMP-2 相比,TCP 的植入促进了更多的局部缺损的骨形成。研究的全面分析表明,通过减小晶粒尺寸提高比表面积以及可吸收特性可能是制备实现骨再生的生物陶瓷的关键。

虽然生物陶瓷能促进骨缺损矿化组织的再生,但对新生组织的分析往往局限于骨特异性基因和蛋白质。然而,在骨骼中形成血管网络是实现功能性再生组织的关键。最近有人评估了一系列矿化生物材料及其在完全没有生长因子和内源性细胞的情况下诱导颅骨缺损模型中骨愈合的能力,此外,还评估了内皮细胞对植入生物材料的侵袭和血管形成的能力。将多孔聚乙二醇二丙烯酸酯-共价-*N*-丙烯酰 6-氨基己酸(PEGDA-co-A6ACA)、聚乙二醇二丙烯酸酯(PEGDA)和丙烯酰 6-氨基己酸(A6ACA)水凝胶在体外通过浸入 Ca^{2+}/PO_4^{3-} 溶液和模拟体液(M-SBF)矿化。对水凝胶在矿化前和矿化后的体内性能进行了测试。虽然在矿化和非矿化多孔生物材料中都可以观察到内源性细胞增殖、浸润和血管形成,但骨形成细胞,前体破骨细胞和硬组织形成仅在矿化生物材料中观察到,表明矿物环境对促进无细胞和无生长因子生物材料的成骨分化有着不可或缺的作用。

尽管磷酸钙作为骨诱导剂的应用已取得了重大进展,但它们与干细胞和骨缺损区组织的相互作用仍未完全揭密。在过去的十年里,关于由磷酸钙主导的微结构特征是骨形成的关键驱动因素的假说得到了发展。此外,可能从这些材料释放到周围环境的游离离子,特别是钙离子,也显示出了通过刺激 BMP-2 表达来诱导 MSCs 成骨能力的机制。充分阐明合成矿化生物材料对骨细胞侵袭的途径,以及用这些材料治疗的骨缺损中引起 MSCs 成骨分化和刺激新血管生成的机制,是促进设计合理定制的矿化/可矿化骨再生基质的迫切需要。

2)基于软骨内成骨的再生策略

通过调节被称为“临界软骨细胞”的终末分化来讨论软骨内成骨途径的骨形成。由于这些细胞能在体内诱导相邻 MSCs 的分化,原文作者提出了肥大化软骨细胞是否能作为骨再生的主要模型的疑问。后来有人提出由软骨内骨化所形成的骨骼的再生将受益于相同的再生途径的假设。随着再生医学策略中干细胞受到越来越高的重视,关于选择最有用的方式将细胞分化为功能性成骨细胞,甚至是完全功能性组织的讨论获得了关注。十年后,人们探究了使用易于矿化的肥大化软骨细胞作为骨形成前体的相关性,还有人通过体外软骨内途径刺激后的小鼠胚胎干细胞(ESCs)来诱导动物模型中异位骨的形成,将软骨内成骨技术引入干细胞领域用于骨组织工程。尽管有这一突破,通过软骨内途径促进骨形成的有效验证仍然局限于ESCs,容易引发理论争议,限制了其临床的应用。直到2010年才报道临床来源广泛的骨髓MSCs(BMMSCs)的使用,通过对BMMSCs肥大化软骨模型的重塑形成骨分化,并在植入裸鼠体内后产生异位骨组织[图8.2(C)]。虽然在成熟的各个阶段,前体肥大组织的植入都可以引起体内的骨形成,但是在其成熟较晚的阶段,肥大化软骨可以加速骨的形成。有趣的是,组织的基因、蛋白质和结构分析表明,形态发生与众所周知的胚胎软骨内成骨的发育过程具有良好的对应性,其中包括IHH信号的早期激活和骨领在体内的后续发育,其血管化和软骨前体的破骨细胞重塑。

软骨内骨化的主要优点是可以设计出功能齐全的骨器官,含有成熟的带血管的矿化基质,以及造血的骨髓成分。事实上,不同类型的母细胞和干细胞的植入导致了功能性造血微环境的体内重建。异位植入CD146⁺人骨骼祖细胞可以诱导小鼠造血细胞的形成,并且据报道MSCs植入后形成成熟的HSC微环境依赖于软骨内成骨过程。通过抑制直接影响软骨内成骨的因素,包括VEGF和Osterix,可以抑制这类造血微环境的形成。2013年提出了应用组织工程支架作为软骨内的成骨模板不仅能促进矿化组织的形成,还可以形成具有血管化和功能性HSCs龛的骨样小骨的假设。将人源的BMMSCs接种到Ⅰ型胶原多孔支架上,在无血清软骨诱导培养基中体外培养3周后,转移至肥大化诱导培养基中再培养2周,培养基含有加速软骨基质重塑的IL-β1。事实上,用这种细胞因子预处理会导致植入5周后的基质金属蛋白酶13(MMP-13)和DIPEN(降解后暴露的一种聚集蛋白聚糖表位)有较高的积累。经过预处理后,将其植入裸鼠体内,并在12周后观察到大量骨重塑现象。在此阶段,形成的组织与天然骨的结构相似,外层类似于皮质骨,内部部分具有松质骨的特征。在培养1周后,肥大化软骨区域发育成骨髓和致密的矿化骨组织。值得注意的是,移植后1个月、2个月和3.5个月的小鼠连续出血证实了骨源性HSCs多系重建的功能。

在软骨内成骨仿生策略中,使用其他来源的成体干细胞,包括人脂肪干细胞(ASCs)来形成骨结构是一项挑战。尽管如此,从来源丰富且易获取的组织中分离干细胞并将其应用于软骨内成骨应该是具有高度潜在价值的。这一假设通过诱导原代软骨细胞系(包括将完全成熟的鼻软骨细胞在体外的肥大化表型诱导)体内软骨内成骨失败而得到印证;相反,由肥大化的鼻软骨细胞制备的植入组织将它们的表型恢复为透明状态。将ASCs组装成3D细胞微球或黏附在胶原支架上,在软骨细胞培养基中添加早期和(可选择的)晚期补充剂用于后期体外培养。将这些构建体植入雌性裸鼠,早期和晚期软骨内骨化模板均进行软骨重塑,并在新形成的小骨中形成功能性骨髓特异性特征。重新编程细胞也可能成为未来能够进行软骨内成骨的细胞来源的一大突破。具体来说,直接重新编程的真皮成纤维细胞进入软骨形成谱系,通过多西环素诱导的人Sox9能够促进体内软骨内骨化。

尽管干细胞或前体细胞作为体内骨形成(主要是在免疫抑制的动物模型中)的体外调节模板有着明显的前景,实现了直接促进免疫活性模型中软骨内分化,避免了现有的体外长期预处理,然而,将这些技术应用于使用广泛的再生疗法需要转化步骤。最近,针对不同细胞类型对肥大化软骨形成和软骨内成骨过程的共培养策略引起了人们的广泛关注。有人探讨了致力于破骨细胞形成的单核细胞的存在可能通过骨骼细胞和血管细胞的趋化来促进组织重塑的作用。然而,这些单核细胞的存在并没有改善细胞在体内的趋化性。未来的研究可能会阐明不同细胞类型在成功诱导软骨内成骨,作为骨再生靶向系统中的作用。

8.4　成体骨生理学

8.4.1　概况

在成年个体(非胚胎期)的整个生命周期中,骨会经历纵向和径向的生长、塑形和重塑。纵向和径向生长发生在儿童期和青少年时期。骨塑形,是一种与生理或力学因素有关的新骨沉积的合成代谢过程,但是在成年人体内骨塑形不如骨重塑发生得多。相反地,对于骨重塑来说,破骨细胞和成骨细胞在同一个骨重塑单元中依次发挥作用,而在骨塑形过程中,骨是通过成骨细胞和破骨细胞的独立作用形成或重塑的,即这两种细胞的活性可能不会在解剖学上或时间上耦合。上述过程是通过骨祖细胞衍生细胞—成骨细胞和破骨细胞的作用来实现的。受力学性能调节的骨形态发生在8.6节中有更详细的介绍。同样,不同类型的骨中常驻细胞或迁移细胞的作用以及它们在维持骨骼健康状态和损伤/修复过程中的交互作用将在8.5节进行阐述。

骨重塑持续发生在成人中,用以形成和维持复杂的、有功能性的骨架结构。这一过程有助于抵消整个生命过程中由于骨脆性增加产生的影响,以维持人体结构的稳定性。在人的中年时期,骨重塑会增加,分为4个阶段:活化(骨祖细胞的活化与募集)、吸收(破骨细胞对骨祖细胞的吸收)、逆转(骨吸收到骨形成的过渡期)和形成(成骨细胞的基质合成)。简而言之,在骨吸收过程中,破骨细胞通过去除"旧骨"发挥作用;之后,新基质合成、基质矿化。骨的形成和降解在整个人类的生命过程中通过骨稳态和重塑保持在平衡状态。破骨细胞(骨吸收的促进剂)和成骨细胞(与骨形成相关)是骨重建过程的主要调节器。维持内稳态的骨单元是一个基本多细胞单元(BMU),由破骨细胞、成骨细胞、结缔组织、神经和血管组成。

8.4.2　骨愈合:损伤后的组织反应

维持骨骼系统功能的完整对维持身体结构和保护器官必不可少。因此,拥有一个通过激活骨折愈合机制,避免疤痕组织的形成来保证其功能完整性的系统非常重要。骨折是人类最常见的大型器官创伤。正如前面所讨论的,骨折的修复是一个后天再生的过程,它包括了许多发生在胚胎骨骼发育中的本体论事件。虽然骨折的修复过程通常会使受损的骨骼器官恢复到损伤前的细胞组成、结构和生物力学功能,但临界骨折并不能正常愈合。创伤后骨愈合过程的完整示意图可在参考文献中找到。这个现象包含几个连续的过程:炎症、软愈伤组织形成以及骨重塑,下面主要阐述这些过程:

• 炎症。其特征是间充质祖细胞和血细胞的增殖和向骨折愈合部位的迁移。位于缺损区域的血细胞会形成血肿。多种促炎细胞因子和生长因子[包括肿瘤坏死因子-α (TNF-α)、白细胞介素-1(IL-1)、白细胞介素-6(IL-6)、白细胞介素-11(IL-11)和白细胞介素-18(IL-18)]以时间和空间的控制方式对缺损部位发生作用。这些信号可以募集炎症细胞,促进血管生成。在此阶段,血小板在缺陷部位被募集和激活,并分泌转化生长因子-β1(TGF-β1)和血小板衍生生长因子(PDGF)。同时,被募集的骨祖细胞分泌BMPs,与其他因子协同促进MSCs的局部募集和成骨分化。

• 软愈伤组织形成。血肿形成后,会将血细胞、成纤维细胞和免疫细胞募集到损伤部位,形成肉芽组织。在损伤后的7~10 d,通过膜内成骨在骨折部位周边区域形成骨,进而生成骨膜。骨折内部(力学稳定性差,含有肉芽组织)随后被纤维组织(主要由成纤维细胞组成)、纤维软骨和后期软愈伤组织的软骨取代。这种结构为骨折部位提供软骨支架,既可以作为一种用于固定、稳定骨折部位的结构,又可以作为随后矿化的模板。在软愈伤组织结构中,间充质细胞向软骨细胞分化。这些细胞随后增殖,直至完全分化为成熟的肥大表型。在此阶段,TGF-β2、TGF-β3以及BMPs在损伤部位介导细胞分化和增殖。通过软骨内成骨过程,软愈伤组织转化为硬愈伤组织,同时成骨细胞分化矿化基质。在这个阶段,编织骨开始形成。

• 骨重塑。形成的初级骨(编织骨)逐渐被次级骨(板层骨)取代,成骨细胞会在正常骨生理重建过程中发生细胞凋亡,达到与骨折前不可区分的生理状态。

　　掌握天然骨组织中ECM和细胞成分的基本构成对构建能够包含膜内和软骨内成骨阶段的工程化再生策略至关重要。此外,阐明驱动软愈伤组织形成的调节因子(软愈伤组织形成是软骨内骨化的关键中间阶段)对构建仿生的软愈伤组织策略或启动其祖细胞很重要。

　　大量的免疫系统细胞参与了骨愈合过程,已有文献对其作用也进行了较全面的综述。巨噬细胞对这一过程有很大的影响,一些研究表明其存在于愈合的级联反应中。它们在愈合处的缺失与再生损伤组织的完全耗尽有关。在骨愈合过程中,具有促炎表型(通常称为M1)和促愈合表型(通常称为M2)的巨噬细胞之间的最佳平衡是充分再生过程所必需的。M1型巨噬细胞启动炎症反应并分泌促炎细胞因子,M2型巨噬细胞参与组织重塑,其表型由IL-4和IL-13诱导,会分泌IL-10。这两种类型的巨噬细胞在联锁反应中协同作用,启动和完成免疫反应。M1型巨噬细胞不仅可以启动炎症反应,而且会分泌可刺激血管生成过程开始的因子。这些巨噬细胞会逐渐被促愈合的M2型细胞所取代,而该细胞可以促进愈合部位的ECM合成、细胞的增殖和血管的成熟。在缺损部位长期持久的M1型巨噬细胞不平衡可能会导致过度的炎症,这可能会影响骨折愈合。有研究组开发了一种通过脱细胞骨支架可控释放干扰素-γ(IFN-γ)和IL-4的骨再生系统,以模拟体内M1型巨噬细胞向M2型巨噬细胞的转化过程,最终改善构建体的血管形成。IFN-γ的快速释放可引起体外M1型巨噬细胞的早期极化,而IL-4的持续释放则可引起体外M2型巨噬细胞的极化。这种对巨噬细胞表型极化的时间调控有利于改善体内支架的血管化。事实上,3D打印的载有IFN-γ的硅酸盐-β-磷酸三钙支架能够以时间可控的方式驱动M1型和M2型巨噬细胞极化状态的顺序激活。通过释放的硅酸盐和IFN-γ的联合作用,在早期时间点(植入后1天)及时诱导M1表型极化,并在植入后7天及时促进愈合极化,这两个联合作用有利于增强植入支架的血管形成。

　　骨折部位也存在其他类型的细胞,包括单核细胞、中性粒细胞和自然杀伤(NK)细胞。这些细胞产生细胞因子,负责募集和激活其他具有分化和增殖潜能的细胞(如骨祖细胞间充质干细胞)来再生组织。当把骨祖细胞募集到骨折部位时,它们的部分成骨分化被损伤部位的免疫细胞诱导。T淋巴细胞也是再生过程的一部分:它们通过细胞因子IFN-γ和TNF-α的作用抑制愈合过程。相反,据研究发现MSCs通过抑制机制以多种方式影响免疫应答。这一反应由细胞微环境和间充质干细胞/T淋巴细胞的比率来协调,高比率抑制免疫反应,低比率诱导免疫反应。MSCs/T淋巴细胞交互作用的完全阐明还有待进一步地研究。免疫细胞与骨细胞之间的相互作用将在8.5.3节阐述,而它们在基于生物材料的组织再生策略中的应用将在8.5.4节和表8.1中概述。

8.5 成体骨微环境

8.5.1 原代骨干细胞微环境

骨组织主要由两种微环境组成:成骨细胞微环境和血管微环境。HSC和MSCs这两种干细胞类型存在于充满骨髓和血管的骨腔中。HSCs被骨髓中的基质细胞包围,负责免疫和血液系统以及破骨细胞的形成。MSCs也存在于骨髓中,参与间充质系细胞系的形成,包括成骨细胞、脂肪细胞、软骨细胞、成纤维细胞和其他基质细胞。这两种干细胞类型共同维持正常的骨稳态和细胞生成。与近年来一直所持的认知不同,HSCs并不位于骨的内表面。相反,HSCs目前被认为处于血管周围的微环境中,受生长因子、趋化因子和细胞因子的调节[如干细胞因子、趋化因子基质细胞衍生因子1(CXCL-12)和血管生成素-1],是通过富含CXCL-12的网状细胞、内皮细胞和MSCs分泌的。

MSCs的特征是分泌PDGFRα、CD51、巢蛋白、CD139、干扰素诱导的GTP结合蛋白Mx1(Mx1)、瘦素受体(Lepr)和表胶质蛋白(Prx),会生成成骨祖细胞进而形成成骨细胞微环境。此后,前述生长因子、细胞因子等释放促进正常HSC的维持。骨微环境中功能性微环境的维持取决于HSCs和MSCs系的精准水平,因此,成骨细胞生成和造血作用可以维持成骨细胞和破骨细胞间的平衡。重要的是,N-钙黏素阳性成骨细胞与HSCs的相互作用有助于这些细胞锚定在成骨细胞微环境上。

众所周知,骨微环境内的细胞信号传导,如成骨细胞和B淋巴细胞前体之间的信号传导决定了免疫系统的特征。本章不讨论免疫发生,而是在骨组织本身功能正确的范围内讨论骨微环境的相互作用。尽管如此,我们必须强调具备适当功能的骨微环境对骨骼发育成功的重要性,因为它对免疫细胞和组织祖细胞持续向外周免疫系统输出起着至关重要的作用,从而维持组织修复和再生(图8.3)。

8.5.2 骨常驻细胞

1)成骨细胞

成骨细胞的主要功能是合成新的骨基质。不同的成骨细胞亚群对几种信号(力学、激素和细胞因子)会有不同的反应。正如8.3.1节所讨论的,在生理条件下,MSCs通过Wnt/β-catenin通路分化为成骨细胞表型。当成骨细胞在骨基质表面增殖时呈立方形,与其前体细胞(前成骨细胞)不同,前成骨细胞呈纺锤形。成熟的成骨细胞分泌骨ECM蛋白,如Ⅰ

型胶原。成骨细胞分化的典型标志性基因有：*Runx2*、*Dlx5*、*Osterix*、*Cbfa1*、*Osf2*、和*CollA1*。

骨组织中的成骨细胞可分为两类：间充质成骨细胞（MOBL）和表面成骨细胞（SOBL）。在骨基质中，未分化的MSCs开始分化为MOBL，并在整个基质中分泌胶原，形成编织结构。在产生足够的编织骨形成平台状结构后，SOBL将胶原纤维平行地分泌到先前形成的骨结构上，形成高度取向的板层骨。这一过程完成后，成骨细胞就会成熟为由胶原基质包围的骨细胞［图8.3（a）］。

干细胞分化为成骨细胞利用生理来源。干细胞成骨分化通常是组织工程策略中的目标，主要分为3个阶段：①细胞数目达到峰值；②细胞分化，启动ALP的表达和转录；③最后一步：产生骨钙素和骨桥蛋白。在人体内，BMMSCs存在于在一个特殊的微环境中，由多种支持细胞组成，包括造血祖细胞、破骨细胞、免疫细胞和血细胞。众所周知，MSCs的成骨分化会受成骨细胞和骨细胞分泌的因子的影响。这一现象是通过成骨细胞和骨细胞之间的通信网络发生的，当这两种类型的骨细胞相互接触时，这种网络增强了MSCs的反应。在体外，MSCs-骨细胞共培养的成骨分化程度明显高于MSCs-成骨细胞共培养，表明骨细胞比成骨细胞更能有效地诱导MSCs的成骨分化。另一方面，成骨细胞有助于MSCs的增殖。募集到损伤部位的MSCs的分化不仅仅是由与常驻细胞的接触驱动的。调控MSCs的骨折环境包括对矿化环境的控制、离子的各自释放和再生过程中产生的ECM力学性能随时间的细微变化。基于使用体内类矿化合成生物材料的组织工程方法的例子在8.3.3节中进行了阐述。8.6.2节将对骨修复过程中产生的，也是在生物材料应用中需要模拟仿生的生物物理因素进行阐述。

诱导MSCs成骨可以为组织工程策略的发展提供重要的工具，特别是大的骨缺损的治疗，这是当下所面临的挑战。干细胞可以来源于成体、胚胎或重编程的成体细胞［人诱导多能干细胞（hiPSCs）］。能促进成骨分化的成人来源的MSCs包括骨髓和脂肪组织。来自产后来源的干细胞可以从胎盘、脐带血和羊膜中获得。BMMSCs是骨组织工程中最常用的细胞类型。然而，由于复杂和侵入性的分离过程、有限的细胞数量以及分化潜能随供体年龄增长而降低等缺点，研究者试图利用其他细胞来源代替。然而，如何利用生物反应器中的非传统3D微载体促进它们的有效扩增有待解决。最近，关于MSCs的体外扩增及其在以微载体作为细胞生长载体和植入支架材料的联合策略中的应用已有详细的报道。人脐带和脂肪组织通常被当作医疗废物丢弃，而就脂肪组织而言，它可作为MSCs的来源。

hiPSCs是一类很有前景的骨再生工具。这些多能细胞与人类胚胎干细胞非常相似，

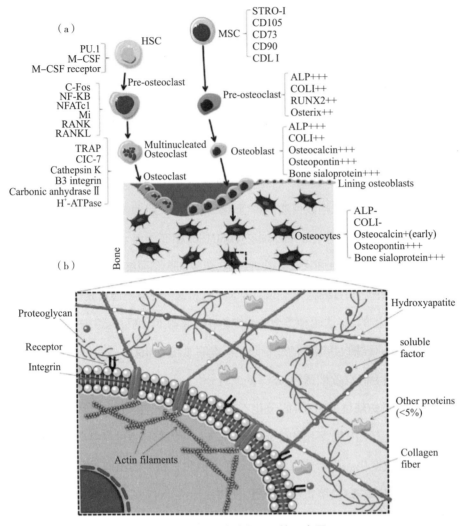

图8.3　骨细胞分化及环境示意图

(a)骨细胞分化过程示意图,起源于间充质干细胞(MSCs)和造血干细胞(HSCs)。MSCs首先分化为前成骨细胞,然后分化为成骨细胞。成骨细胞在骨的表面增殖并排列取向,而其他成骨细胞则发育为骨细胞表型。HSCs首先分化为前破骨细胞,进一步多核化后,最终形成成熟的破骨细胞,负责骨吸收。在示意图中,骨微环境中不同细胞分泌或表达的细胞因子标注于每种细胞旁边。(b)许多因素构成了骨胞外基质环境。骨组织的生物学、物理学和拓扑特性等构成了一个特殊微环境,能够引导细胞表型和功能。细胞通过受体和位于表面的其他蛋白质与ECM相互作用。

但它们是通过重组人体细胞来获得的。使用hiPSCs替代其他来源的干细胞可能是有利的,因为它们可以直接从病人(患者特异性)那里获得,并克服任何伦理和免疫学问题。它们具有分化为3个胚层的能力,使它们能够被重新编程成不同的骨细胞,即成骨细胞和破骨细胞,突出了它们应用于骨缺损和损伤的细胞疗法的潜力。通常用于将ESCs分化成骨系的方法已被应用于hiPSCs的分化。最近发表的关于以骨修复为目标的iPSCs定向分化方法的最新综述,按如下分类:①对中间胚胎体结构的依赖程度;②iPSCs衍生间充质前体的直接生成;③iPSCs向成骨细胞的直接分化,无需中间步骤。iPSCs成骨分化的经典方法是建立在胚胎干细胞基础上的,包括胚胎体的初始形成,随后从得到这些结构中获取iPSC衍生的MSC,最后,利用成骨诱导培养基将其分化为成骨细胞。然而,这一方法产量低,而将分离的胚胎体直接植入骨诱导生物材料的方法已经成为利用iPSCs实现骨缺损再生系统的有效途径。另一种是通过改变胚胎细胞分化的方法使iPSCs分化成MSC样细胞(通常称为iPSC-MSCs),它们可能分化为任何间充质谱系,包括成骨谱系。iPSC-MSCs在组织再生领域具有重要的应用价值。众所周知,iPSC-MSCs对使用传统的化学诱导成骨分化方法的反应较弱(包括抗坏血酸、β-甘油磷酸酯和地塞米松),研究者们试图寻找可替代的分化方法。2013年,有人将iPSC-MSCs、脱细胞骨三维支架和灌注生物反应器作为组织工程系统的成分。灌注促使成骨标志物表达增加,且在裸鼠皮下植入iPSCs,12周后该标志物保持稳定。大多数研究发现,无论是使用脱细胞骨还是合成磷酸钙生物材料驱动的iPSC-MSCs成骨分化均依赖于矿化基质的使用。2018年,提出了在藻酸钙微珠中共同注射细胞和BMP-2抗体,通过局部募集BMP-2促进iPSC-MSCs原位分化的策略。这种方法避免了常见于BMP-2释放系统中异位骨的形成,并且可能改善与生长因子相关的缺点,包括半衰期短。

iPSCs的使用并不局限于向成骨细胞分化。最近一项关于使用iPSC-MSCs的研究揭示了iPSCs可以分化为成骨细胞以外的细胞类型,这些细胞类型与功能性骨的形成(如破骨细胞)有着极为密切的关系。将iPSC-MSCs分化为成骨细胞以及将iPSCs衍生巨噬细胞分化为破骨细胞。将iPSC-MSCs和iPSCs衍生巨噬细胞在PLGA/PLLA/羟基磷灰石多孔支架上共培养和分化,植入裸鼠后形成新的骨组织。

虽然依赖于间充质样前体的iPSCs成骨分化受到广泛关注,但也有报道称iPSCs可以直接分化为成骨细胞。在先前的研究中,使用一种能够释放成骨细胞因子-BMP-2的生物材料,并通过诱导iPSCs分化为促进体内骨形成提供生物矿化基质。后续的研究主要通过小分子、成骨支架和基因修饰等方法来促进iPSCs快速、安全和高效的分化及其在骨再生策略中的应用。

通常,将iPSCs直接分化为成骨细胞的方法取决于细胞因子的使用,随时间的变化多步骤加入不同的添加剂或接种在特定生物材料上使细胞原位分化。2016年,提出了一种突破性的一步法方案,该方案在细胞培养基中添加了腺苷(一种天然核苷),将hiPSCs直接转化为功能性成骨细胞。将腺苷处理过的细胞接种到3D微孔基质上,成功修复了临界骨缺损,其中包括能够进行再吸收的血管化新生骨的形成。

尽管iPSCs作为一种易获得的组织再生细胞,具有广阔的前景,但是该领域仍然面临着一些挑战,其中包括迄今为止,一些细胞的成骨分化延迟或产量较低,这可能最终导致危险的畸胎瘤组织的形成。比较不同的分化方法,即基于MSC前体的方法和直接的分化方法,仍然是必需的。

2)骨细胞

骨细胞是一种完全成熟和分化的成骨细胞,来源于间充质细胞系[图8.3(a)]。它们在成体骨中占整个骨细胞的90%~95%,在处于矿化环境中可以存活数十年,呈现出树突状结构,功能是支持骨骼和骨代谢。随着成骨细胞分化为骨细胞,碱性磷酸酶减少[图8.3(a)]。其他的表达标记物,包括X染色体基因表达的与内肽酶同源的磷酸调节蛋白(PHEX)、基质细胞外磷酸糖蛋白(MEPE)、牙本质基质蛋白1(DMP-1)、FGF-23、硬化蛋白和氧调节蛋白(ORP143),它们具有保护骨细胞免受缺氧环境的作用。在过去,这些细胞被认为是"骨中被动的占位符"。然而,现已证明它们具有许多功能,包括通过激活破骨细胞和成骨细胞而进行的骨重塑,以及具有内分泌细胞的功能。8.5.4节将讲述骨细胞与成骨细胞/破骨细胞之间的相互作用。骨细胞可分泌蛋白质,如CD44、半乳凝集素3和骨钙素。这些蛋白质具有促进细胞黏附和调节骨中矿物质交换的作用。骨细胞也可以生成Runx2和Osterix,这是成骨细胞分化所必需的;随后是ALP和胶原蛋白,这是形成类骨质所必需的。骨细胞也可以分泌几种可溶性分子(如PHEX、MEPE和DMP-1)正向干扰生物矿化。骨细胞之间的交流主要是由连接蛋白43形成的间隙来实现的,这是它们存活、成熟和产生活性必需的。骨细胞中含有溶酶体,因此它们在骨质溶解中具有吞噬活性。骨细胞最显著的功能之一是通过将应力因子转化为生物信号来感应力学作用。采用了一种3D体外共培养系统来研究力学载荷对骨细胞与成骨细胞相互作用的影响。结果表明,对骨细胞使用适当的力学刺激会促进成骨细胞的成骨作用。

3)破骨细胞

破骨细胞是由源自造血细胞系的单核细胞-巨噬细胞前体在骨髓中生成的,是唯一一类具有骨吸收的细胞,因此,在骨重塑中发挥重要作用。核因子κ-B配体(RANKL)和巨噬细胞集落刺激因子(M-CSF)的受体激活剂可促进破骨细胞的增殖、分化和存活。骨吸收是在破骨细胞分泌的以下因子的情况下发生的:氢离子(会导致吸收室酸化及矿物质骨基质的溶解)、组织蛋白酶K[分解基质中不溶性组分(主要是Ⅰ型胶原)]。这些细胞通过整合素(胶原蛋白、层粘连蛋白和纤维连接蛋白为β1,骨桥蛋白和骨涎蛋白为αvβ3)与骨基质结合。这种结合使破骨细胞极化,形成一个肌动蛋白环,将破骨细胞连接到基质的边缘封闭起来,并在吸收表面形成一个皱褶边缘,引起H^+的分泌,随后酸化囊泡中分泌酶。

8.5.3 异型细胞相互作用

众所周知,骨细胞在成体骨中存在相互作用,该作用力能够调节内稳态,支撑骨吸收和骨形成的平衡,这种平衡维持着组织的完整性。本节将讨论健康骨中主要细胞之间的相互作用—成骨细胞、破骨细胞和骨细胞,以及它们与骨组织中血管系统的交流;同时,由于这些细胞与骨愈合有关,因此本节也将讨论免疫细胞和骨常驻细胞之间的相互作用。

1)骨细胞—成骨细胞

骨形成受多种信号机制调控,尤其是Wnt/β-catenin信号通路。早期成骨细胞中Wnt信号的激活能够促进成骨细胞的分化和骨形成,但当Wnt信号被破坏时,则出现相反现象。骨细胞分泌的Wnt拮抗剂,包括骨硬化蛋白和LRP5/6抑制剂Dickkopf相关蛋白1(DKK1)。这两种分子均抑制成骨细胞分化和骨形成。此外,Wnt配体的竞争性拮抗剂——卷曲相关蛋白1(SFRP1)体内的丢失,会引起骨量和矿物质密度增加,以及体外成骨细胞增殖和分化成骨细胞的能力增强。由于它们能够干扰经典Wnt信号传导,从而影响成骨细胞分化,因此,骨细胞在骨形成中起调节作用。

2)成骨细胞—破骨细胞

成骨细胞与破骨细胞之间的信号传递对破骨细胞的成熟至关重要。众所周知,成骨细胞和基质细胞产生RANKL、M-CSF和骨保护素(OPG),而早期的破骨细胞前体产生c-Fms(M-CSF受体)和核因子κB受体激活剂(RANK)(一种RANKL的受体)。RANKL和M-CSF刺激破骨细胞分化,而OPG是RANKL的抑制剂,并与RANKL竞争RANK。低水平的OPG引起破骨细胞发育加速,最终造成骨质疏松症。骨质疏松症是一种以破坏骨吸收/形成平衡为特征的疾病,其中,骨吸收超过骨生长。对破骨细胞来说,虽然成骨细胞被认为是RANKL的主要来源,但骨细胞也已被证明具有极为重要的作用。

除了成骨细胞和骨细胞在破骨细胞生成中的作用,骨细胞对成骨细胞功能的逆转作用也一直是关注的焦点。2011年,有报道称破骨细胞无法直接通过细胞相互作用刺激成骨细胞中的RANKL反向信号传导。然而,在2018年,有人提出了一种细胞外囊泡驱动破骨细胞调节成骨细胞功能,从而调节骨形成的新机制。他们认为,成骨细胞中的RANKL受体可负责反向RANK-RANKL调节。骨细胞在其表面释放含有RANK的细胞外囊泡,囊泡与成骨细胞(和假设的骨细胞)表面的RANKL结合,触发细胞内信号传导。该研究也证明,在该机制中,mTOR通路被激活,引发Runx2的产生,并导致骨形成。通过骨细胞释放的含RANK的细胞外囊泡调节成骨细胞功能的示意图如图8.4所示。

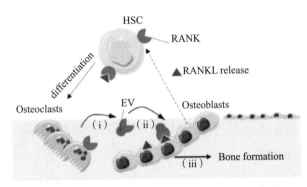

图8.4　骨细胞和破骨细胞之间的相互作用示意图

成骨细胞(和骨细胞)释放RANKL,RANKL与造血干细胞结合,继而分化为破骨细胞。破骨细胞能够通过释放其表面含有RANK的细胞外囊泡(EV)来调节成骨细胞形成新骨的能力。①囊泡迁移至成骨细胞表面;②囊泡RANK与成骨细胞表面存在的RANKL结合;③指导成骨细胞形成新骨。

3)骨细胞-破骨细胞

据报道,骨细胞在微损伤部位无论是正常的,还是凋亡的均可将破骨细胞募集到骨重塑部位,并且可以向这些细胞发送骨吸收信号。在与骨细胞成熟相关的树突形成过程中,RANKL的表达与骨细胞引导的骨吸收密切相关。受伤后,骨细胞释放出促凋亡分子;相反,在距离裂缝1~2 mm处产生抗凋亡分子。通过β-catenin去除促进小鼠骨细胞功能缺陷会导致破骨细胞活性增加。该结果表明破骨细胞活性的正确调节依赖于骨细胞,证明骨细胞在骨重塑过程中有相关作用。骨细胞/破骨细胞相互作用的另一个迹象是破骨细胞凋亡小体在体外和体内诱导形成骨细胞;与成骨细胞衍生的凋亡小体的类似接触确实显示出了这种能力。从机制上讲,破骨细胞凋亡小体诱导骨细胞的形成不受RANKL驱动,而是依赖于TNF-α。

近年来的研究主要集中于深入阐明骨细胞-破骨细胞的相互作用,即对破骨细胞发生的认识。IL-6是这种细胞相互作用的介质和调制剂,虽然这种现象背后的机制尚未彻底阐明。2017年,有研究对10例正颌外科患者血清炎症因子的特征性进行了分析。作者发现术后3~7 d血清中IL-6和RANKL均受到刺激。来自患者血液中炎症细胞因子的表征,以及用IL-6和IL-6受体刺激成骨细胞株(MLO-Y4)的体外研究,都证实骨细胞介导的破骨生成与IL-6有关,从而揭示其在RANKL表达增强中的作用。

4）血管细胞与骨细胞相互作用

骨相关的血流控制组织中的氧和养分的传递/交换,骨形成和吸收与骨血流动力学相耦合。在软骨内成骨过程中,肥大软骨的血管化是骨伸长的决定性步骤之一。此外,在骨折愈合中,有效新组织的产生也依赖于成功的血管形成。据报道,骨中血管生长与骨生成之间存在紧密联系。内皮细胞和成骨细胞之间存在着分子对话,以协同促进血管生成和骨生成。众所周知,成骨细胞分泌的血管生成因子,包括血管内皮生长因子(VEGF)和红细胞生成素,介导了它们与内皮细胞的相互作用。尽管如此,涉及该过程的机制和分子尚未完全阐明。

近年来,骨血管系统被认为是一种独特的网络,与其他身体血管系统有很大的差异。有趣的是,骨中的血管生长是通过一种组织特异性的血管生成来实现的,在这种血管生成过程中,Notch途径负责新生长骨的内皮细胞增殖与血管生长。通过敲除Notch信号传导的基因证实了骨血管生长和形态的缺陷。反过来,在小鼠体内导致骨质减少,骨骼不规则。实验证明趋化因子(C—X—C类)配位体9(Cxcl 9)是成骨细胞在骨髓环境中分泌的血管抑制因子。mTORC 1(一种Cxcl9激活剂)在成骨细胞中的表达增强了VEGF的分泌,但同时其受体(VEGFR2)的磷酸化突然降低,内皮细胞的下游信号减少,骨内血管生成减少。

骨血管系统的结构是一种独特的结构。实验发现在小鼠骨骼系统中有一种新的毛细血管亚型,具有独特的分子、形态和功能特性。这些血管对正确的骨骼发育和维持至关重要,因为它们产生一个独特的分子和代谢微环境,连接血管生成和成骨,最后维持血管周围的骨祖细胞。人类血管系统的研究和骨内特有的毛细血管亚型的鉴定,可能意味着在理解和发展血管化策略方面向前迈进了一步。此外,对人类骨血管细胞与其他常驻骨细胞(包括成骨细胞和破骨细胞)之间的个体相互作用的研究,除了成骨细胞(包括成骨细胞和破骨细胞)和并将这些结果与更复杂的共培养系统进行比较外,还需要全面掌握生物化学/生物物理信号,以实现全功能的骨组织。

5）免疫细胞与骨细胞相互作用

除了骨巨噬细胞–骨瘤外,还没有报道证实在健康的矿化骨组织中,骨髓中的免疫细胞与骨骼存在一种解剖学上的关系。我们常常忽略骨细胞和免疫系统细胞之间的相互作用,而关注这些细胞在疾病中的作用。这里,我们将报告一些涉及骨细胞和骨相关/骨成分(OsteoMacs)的免疫细胞相互作用的研究,它们与骨的正常生理调节有关。

OsteoMacs可能是骨组织中研究得最多的免疫系统细胞。它们位于骨内膜和骨外膜表面,占大多数组织的10%~15%。在体内,在骨塑形位点,OsteoMacs分泌基质在成熟成骨细胞上形成外壳。在体内去除巨噬细胞会导致骨内膜OsteoMacs及其相关成骨细胞的完全丧失,表明维持骨结构成熟的成骨细胞需要巨噬细胞,OsteoMacs也可以作为破骨细胞的前体;此外,还证实,在RANKL和CSF-1两种因子的作用下,从骨内膜组织中分离出的原代骨瘤可以在体外分化为破骨细胞系。

免疫细胞,即巨噬细胞和单核细胞是第一类与外来病原体或植入体相互作用和反应的细胞。尽管OsteoMacs在骨生物学中的作用方面取得了一定的进展,但在骨再生策略中使用生物材料时,对OsteoMacs的分化行为以及该过程涉及的因素尚不清楚。骨生物学领域所采用的大多数策略都是从软组织整合生物材料的研究中借鉴而来的,其中许多策略都是利用生物材料的表面特性来实现对巨噬细胞的行为调控的。考虑到OsteoMacs在骨形成和重塑中的关键作用,应将该OsteoMacs加入3D体外骨重塑模型和骨再生中。目前在生物组织中通常是对OsteoMacs进行单独分析,这主要是受细胞检测技术所限。体内去除OsteoMacs常常导致破骨细胞的间接减少。事实上,这两种细胞类型表现出很大的相似性,这些相似性归因于它们具有共同的祖细胞系,以及它们产生的生长因子和其他分子。而据报道,破骨细胞尽管利用成熟的生物分子技术很容易将破骨细胞与常驻巨噬细胞细胞区别开来,但是反向的细胞去除过程并非没有风险——它可能造成对这些细胞在骨生物学中的作用的误解。最近,CD169标记物被鉴定为OsteoMacs的特异性标记物,这使人们能够准确地分析它们在骨发育中的作用。利用这种准确去除破骨细胞的方法,从膜内和软骨内途径阐明了骨内巨噬细胞作为成骨细胞促合成载体的作用,以及在骨内稳态和修复过程中的作用。

除巨噬细胞外,其他免疫细胞在维持骨骼健康方面的作用也值得关注。小鼠骨相关的B淋巴细胞和T淋巴细胞的减少会引起骨质疏松。此外,成熟的B细胞超过骨髓来源的OPG的一半时,会使破骨细胞生成受限,而T淋巴细胞与B细胞存在相互作用,以促进OPG的产生。HSCs来源的巨核细胞,可以产生血小板,通过RANKL、OPG和一些未知的抗破骨细胞因子的表达来促进体外成骨细胞的增殖和分化。尽管大量的炎症细胞在维持健康的骨骼状态中起着明显的作用,但关于其作用的大多数研究仍集中在损伤后/愈合上。尽管如此,大量信息显示了这些细胞与维持基骨相关且具有积极的作用,而这些细胞的去除往往最终会加重病情。因此,阐明炎症细胞在维持健康骨骼中的作用,可能会推动新疾病的发现,也可能通过研发新的体外共培养装置,促进骨再生技术的发展。

8.5.4　共培养获得骨再生:调节干细胞命运和改善组织环境

细胞作为再生治疗的一部分,能够天然合成组织重塑的ECM蛋白并释放影响骨发育和正常功能所需的生物分子。骨细胞、免疫细胞、内皮细胞和MSCs之间的相互作用在骨愈合过程中具有主要作用。由于体内微环境中存在不同类型的细胞,它们之间通过直接接触或分泌的因子相互调节,因此在骨骼组织工程中采用这一调节机制进行重构。表8.1分析了骨组织再生中现有的细胞—细胞组合应用。

表8.1　细胞—细胞相互作用在组织工程策略中的应用

细胞相互作用类型	组织工程方法	主要成果
MSCs-(前)成骨细胞	前成骨细胞与MSCs在灌流细胞混合器微型反应器中的共培养	前成骨细胞引导MSCs向成骨分化。开发与验证灌流细胞混合器微反应器阵列用于建立高通量的细胞共培养模型
	MSCs、成骨细胞和脂肪细胞在聚乙二醇水凝胶中的共培养	开发可光图案化的3D培养系统,能够观察由MSC、成骨细胞和脂肪细胞之间的动态旁分泌相互作用引起的不同基因表达动力学
MSCs-血管细胞	含有BMP-2基因修饰MSCs和内皮祖细胞的可注射多孔纳米硫酸钙/海藻酸钠的开发	纳米硫酸钙/海藻酸钠支架中BMP-2基因修饰的MSCs和内皮祖细胞能增加新生骨和血管的形成
	HUVECs与人ASCs在含有黏附微粒的可渗透中空胶囊中共培养,然后植入裸鼠皮下对成骨蛋白及矿化进行评价	含有HUVEC的成骨构建体会引起更快和更稳健的矿化组织形成,在没有体外预孵育的情况下建立共培养物则足以促进矿化结构的异位形成
	3D打印含HUVECs和ASCs的水凝胶涂层的聚己内酯/羟基磷灰石支架	预血管化3D打印支架可用于修复大的骨组织缺损
	hiPSC-MSCs与HUVECs在磷酸钙骨水泥支架上的共培养	与hiPSC-MSC共培养的HUVEC促进骨再生,该构建体具有增强骨再生和血管再生,应用于骨科的潜力
	HUVECs和hBMMSCs在生物衍生骨支架上的共培养	hBMMSCs与HUVECs的相互作用为骨支架内造血干/祖细胞的长期体外培养提供了支持
成骨细胞—骨细胞	成骨细胞和骨细胞在体外3D共培养系统上的培养	开发与验证骨细胞—成骨细胞共培养模型,用于研究力学诱导的骨细胞对成骨细胞骨形成的调控
成骨细胞—破骨细胞	人原代成骨细胞与破骨细胞前体细胞在无外源性骨传导性支架材料上的旋转共培养	3D自组装矿化组织构建体在骨相关刺激体外研究中的应用
	MSC条件培养液和人成骨细胞在不同钛材植入物表面培养的影响	MSCs和成骨细胞以表面依赖性方式抑制破骨细胞活性

续表

细胞相互作用类型	组织工程方法	主要成果
	成骨细胞和破骨细胞在前成骨细胞ECM衍生物表面的共培养(对成骨细胞行为的影响)	ECM交联密度是成骨细胞与破骨细胞行为耦合的基础作用力
	hiPSC衍生而来的成骨细胞与破骨细胞在3D羟基磷灰石涂层聚乳酸/聚L-乳酸支架上的共培养	成骨细胞与破骨细胞在3D羟基磷灰石包覆的聚乳酸/聚L-乳酸支架上共培养再现了人体骨的重塑过程
	成骨细胞与破骨细胞在蚕丝膜上的共培养	与单纯的成骨细胞培养相比,在共培养中被重塑(矿化)的薄膜显示出更大的粗糙度以及更多的分形组织和矿物聚集
骨细胞—破骨细胞	添加不同分子量的胶原蛋白进行骨细胞和破骨细胞的共培养	Ⅱ型胶原促进成骨和抑制破骨,都具有剂量依赖性
	利用微流体装置在流动灌注条件下进行骨细胞和破骨细胞的共培养	破骨细胞前体(RAW264.7细胞)与不受力学刺激的骨细胞共培养时,细胞密度增加,同时破骨细胞分化程度也增强
	人真皮微血管内皮细胞与人成骨细胞在3D聚己内酯—淀粉支架上的共培养	在没有外源促血管生成刺激的情况下,通过与异型细胞的相互作用,创建在三维支架材料表面,体外形成血管样结构的共培养策略
血管—骨细胞	不同比例的HUVEC与人成骨细胞在共聚物支架上的动态共培养	低比率的HUVEC导致毛细血管样结构的形成并影响成骨标志物的表达
	HUVEC与人成骨细胞在大孔磷酸钙骨水泥上的共培养	大孔磷酸钙水泥微血管化构建体的创建,具有增强血管生成和成骨能力,在骨科领域中具有广泛的应用前景
免疫—MSCs/骨细胞	成骨细胞/巨噬细胞在硅酸钙骨水泥上的共培养	在硅酸钙骨水泥的巨噬细胞对成骨细胞的成骨分化具有促进作用
	MSCs与单核细胞在双相磷酸钙颗粒中共培养利于向成骨细胞和破骨细胞分化	开发用于药物筛选的3D微型骨组织模型
多细胞培养	成骨细胞、破骨细胞、内皮细胞和BMMSCs的共培养	创建体外3D骨重塑模型,用于研究细胞间相互作用的分子基础

我们确定了在骨组织工程中应用的4种共培养途径:①同原代骨细胞的共培养,②干细胞和骨细胞的共同培养,③骨/干细胞和内皮细胞(针对血管化)的共同培养,④骨/干细胞和免疫细胞(针对免疫调节)的共同培养。

成骨细胞、破骨细胞和骨细胞等是骨组织的主要成分。正如8.5.3节所述的异型细胞相互作用,这些细胞与相邻细胞保持不断的交流,并通过复杂的信号网络对组织的降解、形成和维持作出响应。其中,一些相互作用被使用在组织工程中,制定旨在重建3D骨骼环境的策略,以及改善骨再生方法的质量和性能。大多数研究旨在骨重建,通过成骨细胞—破骨细胞、成骨细胞—骨细胞与支架/平台之间的相互作用或自组装,建立体外3D模型(表8.1)。但目前仍然缺乏体外环境下3D生物材料中骨细胞和破骨细胞之间相互作用的研究。事实上,虽然许多基础研究直接解决了这些相互作用,但过渡到组织工程3D视角仍需进一步探索。

8.5.2节中提到MSCs由于其临床潜能和易于获得的特性,被广泛用于再生医学中。由于hiPSCs容易重编程,因此是另一类瞩目的干细胞。尽管干细胞被纳入骨再生策略是一项非凡的成就,但在干细胞和成体骨细胞的3D共培养中被认为是更为复杂的模型,并且可产生优质的再生组织。成骨细胞和骨细胞产生的可溶性因子是否会影响骨形成? 通过建立间接共培养,允许这两种骨细胞接触的同时限制MSCs,证明在不存在成骨培养基的情况下,需要骨细胞和MSCs之间的作用将其分化为成骨细胞谱系。组织工程中共培养法除了能更好地再造骨微环境外,也可替代条件培养法。到目前为止,这些3D共培养基本上是通过基于水凝胶的方式实现的(表8.1)。

众所周知,构建丰富的功能化血管网络是实现有效的骨修复的黄金标准之一。诱导血管细胞迁移和侵入支架材料的方法是常见的生物材料诱导血管生成的方法。然而,旨在促进组织血管化的内皮细胞也被用于抑制或者增强生物化学信号的传递和接收技术中。虽然单独培养的内皮细胞显示出有限的血管生长潜力,但研究表明,它们与成骨细胞或BMMSCs以及参与骨生成的生物分子的结合可增强其血管形成能力。共培养体系是在再生结构和(或)完全血管化的基础上建立的以功能性血管生成为目标的仿生细胞方法。

目前已经提出用不同来源的细胞作为支架血管化的有效促进剂。成熟内皮细胞和内皮祖细胞(EPCs)在利用组织工程构建靶向骨再生的共培养策略中的应用已有系统的讨论,涉及作为共培养的细胞类型(成人原代骨细胞、干细胞)、静态和动态流动/张力方案的应用(调节骨形成和衰老过程)、使用ECM滋养的类型,以及其他方面,如用于体外培养的细胞培养基、细胞接种方法、直接和间接共培养方式、动物模型的类型,以及这些因素如何影响骨形成和血管质量。

包括胚胎干细胞和iPSC在内的多能干细胞如今已成为内皮细胞的重要来源。包括BMMSCs在内的其他干细胞来源,也被认为可以分化为内皮细胞/血管细胞。干细胞源性内皮细胞的应用是目前体外组织高产率的一个突破。然而,尽管使用自体干细胞来源和进一步的内皮和组织特异性分化可能是低侵袭性(如使用ASCS)技术设计的一个进步,但对其在骨再生中的应用研究却很少。另一方面不同共培养方式的特征仍需进一步深入研究,可通过显微观察(主要基于2D培养模型)、迁移实验和微流体产生的多室结构进行相关表征。未来对这些过程优化,将进一步阐明不同的培养装置对3D/4D相关结构上血管形成和骨组织发育的协同作用,其将在类似ECM的结构组织和临时控制的重塑过程中得到组装。

控制免疫调节作为骨再生的驱动力也已被用于组织工程系统。目前,免疫系统细胞、成体骨细胞或干细胞的结合是主要趋势。组织工程免疫调节最初针对的是生物材料在植入(或体外细胞因子刺激)时的直接作用,或以细胞因子释放调节方式诱导的骨形成和血管化。巨噬细胞是骨再生共培养中研究最广泛的免疫细胞,这些研究大多针对在2D直接共培养和旁分泌共培养装置下MSCs的成骨分化。事实上,免疫细胞分泌的因子会对MSCs造成影响,同时也有报道存在协同效应,例如,可作为治疗性药物获得抗炎型巨噬细胞。巨噬细胞极化状态也与MSCs促成骨分化相关。有趣的是,M1型巨噬细胞与MSCs共培养可增强BMMSC的成骨能力。然而,其他研究表明M2抗炎表型与骨髓和脂肪组织干细胞中较高的ALP和矿化有关。关于巨噬细胞在损伤部位对生理性骨愈合具有独特作用的讨论,可能蕴含了设计可调节性生物材料以及在共培养体系中提高植入部位辅助性免疫调节细胞分泌的线索。

在最近的方法中,利用超顺磁性支架对巨噬细胞进行力学调控,使其表型达到类M2状态;这些巨噬细胞被调控能够增强两个重要的骨再生特征:成骨细胞成骨潜能和内皮细胞血管化潜能。实际上,生物物理刺激(包括拓扑因素)似乎为调节巨噬细胞活性及其随后与干细胞相互作用提供了关键线索。目前看来,这些免疫细胞具有开发成骨再生佐剂的广阔空间。虽然单核细胞/巨噬细胞在组织再生领域的作用开始被揭开并受到关注,但其他未经证实的具有潜力的细胞(如NK细胞)可能会导致相关科学和技术的突破。考虑到淋巴细胞在类风湿性关节炎等自身免疫疾病中的关键作用,该细胞在组织工程中作为辅助细胞的相关现象也已被详细研究。生物材料可以用作体外组织模型和(或)作为可植入装置,很少有研究报道异型细胞在生物材料上培养时的相互作用特征。此外,由于不同的材料提供不同的生物物理和化学刺激,因此这些研究的结果很难相互关联。

目前,有必要设计复杂的生物材料,以使相关不同类型的细胞在共培养模型下能够有效地进行成骨分化、骨整合以及植入后产生有益的免疫反应。这种共培养可以在直接或间接的装置中进行,同时会出现高度复杂的细胞交流,这可能是受生物材料时空效应的影响。在植入组织或体内组织中实现同型和异型细胞—细胞接触点精确定位的另一个途径可能依赖于在不同生物材料中细胞的可识别结构域。通过特异性细胞靶向抗体对细胞进行表面图案化是控制细胞定位的最常用方法之一。该方法体系在20世纪90年代用于制造"免疫位点"并用于疾病诊断,并且抗体包被的细胞特异性微珠(因此称为"免疫珠")通常用于从血液和组织中分离细胞。随后,这一概念被扩展到2D材料细胞图案化的空间控制上,与此同时,通过特定细胞(即MSCs和HUVECs)选择性黏附到3D小球聚合物上,并通过注射的生物降解颗粒在体内原位形成正常的组织。细胞图案化和特异性的细胞-细胞接触既可以通过生物材料的方法实现,也可以通过细胞驱动的策略实现。细胞表面工程,即细胞膜的直接化学修饰,可用于在组织形成过程中对细胞-细胞的组装进行空间控制。这些概念在骨组织再生中的应用可以为实现无支架的可植入多细胞微组织提供方法,例如均匀分布的血管网络。

8.5.5 骨骼中由蛋白介导的细胞—细胞接触

1)钙黏素、连接蛋白和通道蛋白的作用

细胞可以通过间接和直接接触两个途径进行通信。骨形成、发育和重塑过程中发生的大多数相互作用已被证明是由细胞直接接触驱动的。钙黏蛋白是负责细胞—细胞黏附的主要蛋白质。这些蛋白质是位于细胞膜上的糖蛋白,它们通过钙介导的机制促进细胞—细胞黏附。钙黏蛋白(分子量约120 kDa)由两个结构域构成:细胞外结构域和跨膜结构域。钙结合位点(五重复,负责细胞结合相同钙黏蛋白的能力)位于细胞外结构域,可将钙粘蛋白分Ⅰ型和Ⅱ型。在这两种钙粘蛋白类型中,可更加详细地分为Ⅰ型:N-,E,M-和R-;Ⅱ型:5至12。钙黏蛋白的细胞质C-末端尾部负责稳定黏附。该结构通过钙黏蛋白与β-连环蛋白和盘状球蛋白的结合形成,β-连环蛋白和盘状球蛋白在动态过程中通过N-连环蛋白、肌动蛋白、ZO-1和纽蛋白将钙黏蛋白连接到肌动蛋白骨架上。黏附连接,即两个相邻细胞之间的连接结构,允许细胞之间交流和黏附。

在骨骼中,有3种主要的钙黏蛋白:E-钙黏蛋白、N-钙黏蛋白和钙黏蛋白-11。钙黏蛋白介导的细胞—细胞黏附对于骨生成过程中骨形成细胞的功能是必不可少的,钙粘蛋白的缺失被证明可抑制成骨细胞分化。在成骨细胞分化期间,钙黏蛋白-2在该过程中下调,同时,钙黏蛋白-11成为使细胞具有成骨功能的主要钙粘蛋白。对于骨生成,成骨细胞谱系和破骨细胞前体之间的细胞—细胞接触是必要的。这种相互作用由 RANK(受体)和 RANKL 调节,RANK 存在于破骨细胞前体中,而 RANKL 存在于成骨细胞的膜中。

连接蛋白是参与细胞与细胞接触的蛋白质,通过在细胞间扩散,使分子(小于 1 kDa)和离子迅速传播。这些分子和离子通过间隙接通通道并连接细胞,促进电化学耦合。骨细胞、成骨细胞和破骨细胞产生的最广泛的连接蛋白是 Cx43。此外,这两种细胞也产生 Cx37,成骨细胞产生 Cx45 和 Cx46。当骨软骨祖细胞以及定型成骨细胞祖细胞缺乏 Cx43 蛋白时,骨量和密度会降低。有趣的是,成熟成骨细胞和骨细胞中编码 Cx43 的基因的缺失,不会影响骨矿物质密度或骨长度。这表明 Cx43 对于骨软骨祖细胞是必需的,但在成骨细胞中则不然。最近证实 Cx37 可调节骨量。缺乏这种连接蛋白会导致骨量增加。然而,这种效应被证明具有性别依赖性,男性比女性更受影响。在缺乏 Cx37 的个体中观察到较高的骨量,这与破骨细胞分化减少、骨吸收受损有关。

膜通道蛋白是与连接蛋白具有非常相似的拓扑结构的蛋白质。然而,它们的序列与连接蛋白不同,它们仅起到未配对通道的作用。膜通道蛋白的基因之一 Panx1 存在于小鼠成骨细胞中,而 Panx3 在各种成骨细胞系、原发性颅骨细胞和肥大软骨细胞中均有表达。尽管一些研究已经探索了膜通道蛋白在体外成骨细胞分化中的作用,但仍需进行体内研究。

2)蛋白质介导的细胞—细胞接触在骨再生中的作用:组织再生策略中尚未探索的概念

通过修饰具有细胞—细胞类接触结构域的生物材料,调控前再生微环境的方法,被认为是一种局部靶向引导干细胞(包括多能干细胞和 MSC)分化的策略。有人开发了用 Matrigel 和 E-cadherin 修饰的 2D 表面结构,分别模拟细胞基质和细胞—细胞黏附图案。在该模式上培养多能 ESCs 表明,整合素和 E-连环蛋白的黏附能够局部促进不同的细胞命运,最终形成空间异质细胞群。选择性修饰生物材料在临床相关 iPSCs 调节作用中存在着争议。最近,具有 5 nm 孔径纳米孔和 120 μm 孔径微孔的模型材料,被用于研究 MSCs 旁分泌功能中的细胞—细胞相互作用。研究者假设,在孔径较大的生物材料中,由 N-钙粘蛋白引起的细胞—细胞接触以及细胞—基质的相互作用会增加。具有相似力学和化学性质的海藻酸钠水凝胶和多孔支架显示不同的孔径范围。在两种生物材料上培养的 MSCs 分泌特征存在着差异,从这两种条件中获得的条件培养基对 C2C12 肌源性前体的功能有不同的影响,证明了钙粘蛋白介导的生物材料调节的 MSCs 细胞因子具有治疗潜能。

能将细胞—细胞接触模体(motif)呈递给细胞的生物材料在骨再生领域尚处初期研究阶段。有研究利用 N-钙黏素的 HAVDI 黏附模体(模拟细胞—细胞连接)和纤连蛋白的

RGD模体(模拟细胞—ECM连接)对透明质酸水凝胶进行改性,用以研究细胞—ECM和细胞—细胞接触在力传导驱动的干细胞成骨分化中的作用。结果发现,HAVDI降低了细胞的收缩状态(和核YAP/TAZ定位),导致细胞错误地感知ECM刚度,进而导致细胞分化和增殖发生改变。而另一项研究用甲基丙烯酸化的透明质酸对含有N-钙黏素和整合素结合结构域的水凝胶进行改性,认为N-钙黏素和整合素结合结构域可以向MSCS呈递"原位"环境,结果却发现,N-钙黏素的水凝胶在体内外都可增强干细胞的成骨分化。这两项研究的结果是矛盾的。

目前,关于细胞—细胞结构域呈递生物材料的信息对再生医学领域的影响的研究较少,特别是对于骨组织工程,这些结构域在干细胞分化和生物裁剪中的作用还需深入探讨,以获得更好的再生效果。结合ECM和细胞—细胞相互作用等线索对生物材料进行系统修饰,从而设计更有效的生物材料有助于初步阐明骨微环境之间相互作用的机制。

8.5.6　骨骼环境中的可溶性生物分子

1)骨形成和再生过程中生物分子的主要作用

生物分子在骨组织的形成和修复中起着至关重要的作用,并且在骨形成和修复阶段不断出现。它们负责骨祖细胞的募集、增殖、分化和迁移。如8.4节所述,在骨损伤后,免疫细胞被募集到缺损部位并协调释放细胞因子和生长因子,最终导致MSCs的募集,导致组织重塑和血管形成。在健康条件下,发育期间的再生骨生理学涉及大量生物分子。在本综述中,我们将简要描述广泛报道的BMP和促血管生成VEGF的作用,因为它们是组织再生过程中提供的最常用的细胞因子和生长因子。最近已经综述了已知的用于调节骨愈合的细胞因子(无细胞策略)的释放。在最近一篇综述中讨论了一些骨组织修复中重要的生长因子,以及它们的功能和工作周期。

BMP是一系列多功能生长因子,包含20多个成员,通常分为4类:BMP-2/4,BMP-5/6/7/8a/8b,BMP-9/10和BMP-12/13/14。从这20种识别的BMP中,至少有7种具有骨诱导潜力。这些蛋白具有30~38 kDa分子量,由两个二硫键连接的多肽亚基组成。这些蛋白质与其他分子协同参与人骨重建过程中细胞的增殖、分化和基质生物的合成。此外,BMP是独特的蛋白质,具有单独诱导骨形成的能力。虽然几种同型二聚体形式的BMP被报道具有骨诱导,但这些分子的异二聚体形式,包括BMP-2/6、BMP-2/7和BMP-4/7,在体外和体内表现出比各自的同型二聚体混合物更大的活性,尤其是BMP-2/7异二聚体的骨诱导活性高20倍。BMP异二聚体的活性高于同型二聚体,与受体的亲和力有关。

有人对每个BMP家庭成员的详细角色和结构进行了研究。这些分子刺激MSCs向成骨细胞谱系分化并促进成骨细胞和软骨细胞增殖,是软骨内骨化和骨愈合过程的活跃成员(参见8.3.2和8.4.1节)。BMP与由Ⅰ型和Ⅱ型跨膜丝氨酸/苏氨酸激酶组成的受体复合物结合,不同BMPs受体的作用和相关效力可参见参考文献。BMP通过激活Smads和MAPK途径靶向细胞,其转录因子Runx2促进MSCs向成骨细胞和软骨细胞分化。在组织再生疗法中,由生长因子引起的骨形成是给药分子和内源性生成因子共同作用的结果。与BMPs一样,TGF-β蛋白家族包括TGF-β1、TGF-β2和TGF-β3,也通过相同的途径参与骨骼胚胎发育和出生后骨骼稳态。

VEGF是血管生长的重要干预因素,也深入参与正确的骨骼发育和再生,将骨骼发生和血管生成联系起来。这种生长因子涉及膜内骨化和软骨内骨形成。在后者中,VEGF刺激血管侵入和软骨细胞向肥大软骨的募集,而在前者中,成骨细胞在缺氧暴露时释放并诱导内皮迁移和增殖以及血管通透性。反过来,成骨因子如由内皮细胞产生的BMP-2,导致成骨细胞分化和矿化。

除了前面提到的信号分子之外,与骨组织发育和再生具有相似相关性的其他信号分子包括细胞因子、PDGF、FGF等。

2)组织工程策略中的生物分子

生物分子在骨再生过程中是必不可少的,因为它们在骨损伤时对MSCs募集、组织重塑和血管形成起关键作用。理解单一因素、联合作用甚至是生长因子的增强作用,可促进以骨再生为目标的生物材料结构的发展。基于生物活性剂调节细胞响应的策略,可能通过控制药物传递系统调节这些活性分子的释放。可以突然释放、缓慢释放的生物活性系统设计已应用于组织再生策略中。

BMPs是骨组织工程中研究最多的生长因子。BMP-2和BMP-7是临床医学中最常用的,然而,有报道标异位骨的形成阻碍了它的成功使用。除可促进骨生成外,这两种BMP以及PDGF和VEGF在促进骨组织新生血管形成中起关键作用。骨是一种高血管化组织,支架的性能取决于其在移植部位诱导新血管形成的能力。骨组织工程中的生长因子通常很昂贵,有报道表明一种来源于BMP-7未成熟区域的骨形成肽-1(BFP-1)的新肽易以较低的成本合成。这种生物分子通过上调内皮细胞中的血管内皮生长因子受体基因来增强血管形成。将BFP-1掺入含有内皮细胞的β-磷酸三钙(β-TCP)支架中,可促进体外构建的内皮细胞血管生成功能,并增强体内血管形成和骨再生。

　　生物活性分子的释放是一种可控的和特定的方式,也决定着组织工程策略是否成功。有些文献对骨再生中生物活性因子的控制释放进行了全面的综述。复杂生物材料的设计,为模拟机体正常生长或急需治疗症状提供途径,或为骨再生提供一种有效的给药方法,这些已通过植入生物材料的降解进行了探索。例如,一种可生物降解的药物传递系统,设计用于持续21天脉冲释放PTH—— 一种FDA批准的用于治疗骨质疏松症的药物,规避该药物的每日注射给药。与常规注射PTH或通过生物材料连续释放的激素相比,设计的先进3D支架可精确调节生物降解性能,并应用载有PTH的纳米纤维材料实现小鼠临界尺寸(2.3 mm)颅骨缺损的高质量再生。

　　如前所述,生长因子对骨形成、重塑和再生的调节具有重要作用。然而,它们的临床应用经常受可溶性化合物超生理剂量的阻碍,这些可溶性化合物能迅速从体内清除,并且显示出有限的治疗效果、成本增加,并且产生严重的副作用,如异位骨的形成(如BMP-2和BMP-7)。将生长因子固定在生物材料中,并控制释放或局部释放,有助于这些分子传递到缺陷部位,进而实现组织再生。通过在逐层静电组装技术制备的海藻酸盐/壳聚糖膜中包埋BMP-2,可实现缓释系统,其中在生理模拟溶液中浸泡30 d后只有约15%的药物从生物材料结构中释放出来。在皮下小鼠模型中,缓慢释放BMP-2的材料支持局部异位骨的形成,而经过化学修饰以促进更快释放的膜,没有促进再生的性能。基于天然多糖(壳聚糖和硫酸软骨素)之间静电相互作用的其他膜材料也显示出摄取和保持大量生长因子的能力,即TGF-β3。在浸入含水磷酸盐缓冲液中15 d后,这些材料仅释放负载的1%的TGF-β3,表明它们作为生长因子呈递材料,具有极低的药物释放特性。大多数生长因子与骨再生有关,并作为治疗药物通过细胞膜机制与细胞相互作用。在BMP-2的特殊情况下,信号通路起初通过质膜受体结合,随后是蛋白的磷酸化,最后是Smad信号激活。使用生物材料向细胞呈递生长因子,与释放机制无关,是避免过多药物释放以及在缺陷部位提供高生化信号的有利方法。含有共价固定化蛋白质和生长因子的细胞与生物材料相互作用,可调节干细胞响应并促进有效的骨修复。实际上,生物材料与共价连接的生长因子的修饰被认为是维持生理水平和延长生物材料寿命的重要方式。例如,与可溶性BMP-2制剂相比,与BMP-2共价修饰的甲氧基聚乙二醇可注射水凝胶明显增强人牙周膜细胞骨分化。

　　高成本的重组生长因子推动了仿生ECM生物材料的设计,生长因子被选择性地添加到特定的支架位置,作为生长因子储库。ECM蛋白-生长因子生理相互作用的最好例子之一是纤维连接蛋白-BMP2复合物的形成。然而,在生物材料中,生长因子和ECM蛋白之间相互作用的有效性严格依赖于蛋白质重排和构象。有人开发了一种控制纤维连接蛋白构象,募集生长因子(BMP-2)并向细胞呈递BMP-2的方法,在该方法中,聚丙烯酸乙酯上吸附的纤连蛋白呈纤维状,而对照聚合物表面吸附的纤连蛋白呈球状。纤维连接蛋白的纤维状排列有利于协同呈递整合素结合位点和BMP-2,从而促进MSCs成骨和非愈合骨缺陷的完全再生。其他仿生研究还有利用肝素结构域或聚电解质作为部分选择性生长因子,以阻止材料与血液或血浆组分结合。这类方法已被用于组织再生。

作为再生调节剂的细胞外囊泡(EVs)的传送,在组织工程领域中越来越受关注。这些纳米结构,包括由细胞产生的外泌体和脱落囊泡,曾被视为用于排泄废物的"垃圾袋"。如今,它们被认为是诱导细胞反应的有力工具,因为已知它们携带包括蛋白质、脂质以及编码和非编码RNA的生物学相关载体。在干细胞分化成骨细胞系后,使用体外产生的EVs已被证明是诱导原始干细胞成骨分化的有效手段。此外,干细胞条件培养基和分离的EVs能够调节成骨细胞活性,促进体内骨缺损的再生,以及体外成骨分化。这些效应被认为主要来源于EVs介导的microRNAs的递送,对骨形成具有积极影响。从干细胞成骨分化不同阶段获得的人MSCs源外泌体能够使同型细胞进入相同的命运;然而,只有成骨分化晚期的外泌体才能诱导ECM矿化。MSCs成骨分化不同阶段外泌体的microRNA谱显示不同的模式,这与观察到的结果部分相关。

设计生物启发性材料不仅应考虑调节功能,还应考虑成本效益和药物的安全管理,甚至是内源性促再生因子的局部募集,是目前骨再生疗法发展的趋势。例如,能够模拟EVs的microRNA递送功能的生物材料的合成方法正在快速发展,这类合成方法将能够承受从植入介质中分离出的高效生长因子的ECM与有效递送机制(体外产生的囊泡)相结合,可能是一种模拟再生骨组织生物学功能的方式。

8.5.7 骨内细胞—ECM相互作用:基于生理学和生物材料的研究

ECM是由蛋白质(可溶性和难溶性)、生长因子和多糖组成的复杂网络结构,它为细胞微环境提供了物理结构和生化环境。在人体组织中,细胞与周围细胞间的通信主要由3种蛋白质组成:整合素、选择素和免疫球蛋白。这种黏附作用有助于细胞生物学过程,如免疫反应、转移、炎症过程、细胞分裂和死亡、肿瘤进展和细胞极性。有研究提供了一张三维成像图片,显示了骨细胞、ECM蛋白和其他分子的定位以及它们在整个小鼠股骨中的潜在相互作用。图8.3(b)所示,是存在于ECM中的各种相互作用示意图。骨基质主要由胶原(85%~90%)和其他类型的蛋白质组成。ECM有两种影响细胞行为的机制:①与细胞的直接相互作用;②为细胞的增殖和分化提供生长因子。8.5.5节(方法1)和8.5.6节(方法2)讨论了模拟ECM结构特性的仿生生物材料。

细胞与ECM之间的联系是通过存在于细胞表面的蛋白质(整合素)来实现的,整合素不仅调节细胞与物理基质的黏附,而且还负责某些细胞内的信号传导。这些蛋白质识别特异性的多肽序列,并通过两个不同的亚基——α和β结合到特定的多肽结构域。配体与这种膜内蛋白的结合依赖于这两个亚基的结合,使得只有一种整合素能够识别并连接特定的ECM蛋白。对不同蛋白质和多肽结构域,以及细胞与整合素相互作用在骨组织和修复中的作用已有综合讨论。最近,一项研究发现,在早期,成纤维细胞通过α5β1整合素连接纤连蛋白,能够在不到1 s内感知力学载荷并激活黏附相关通路,从而加强细胞黏附。在骨细胞甚至干细胞中是否存在这一现象目前尚不清楚。阐明多种类型细胞的这一效应可能有助于我们对细胞的力学敏感性有更深入的了解,这可能驱动通过快速作用的细胞—生物材料之间的相互作用来调节细胞命运。

研究人员通过组合研究阐明了ECM对骨再生的作用,通过改变ECM不同特性(如生物物理和生物化学方面)的比例进行了研究。例如,有研究探讨力学因素(即ECM刚度)与ECM难溶性蛋白质对MSCs(在基础培养基中2D单层细胞培养)成骨分化的联合作用。测试的ECM中细胞结合蛋白有Ⅰ型胶原蛋白、纤连蛋白、玻连蛋白和层粘连蛋白,结果发现,这些蛋白都可诱导MSCs体外成骨分化,表明正确的ECM组成可以触发该过程。该研究还表明,尽管Ⅰ型胶原蛋白是骨ECM中的主要蛋白质,但其诱导成骨分化的能力与其他ECM蛋白质相比并没有显著性差异。事实上,纤连蛋白具有更强的促成骨分化能力,然后依次是层粘连蛋白、Ⅰ型胶原和玻连蛋白。该研究还证实了细胞的机械拉伸也可促进成骨分化。另一项体外研究表明,Ⅰ型胶原和层粘连蛋白是诱导MSCs增殖和黏附最成功的ECM蛋白,纤连蛋白、玻连蛋白和Ⅰ型胶原与MSCs接触后MSC分化比例高。将ECM黏附蛋白如纤连蛋白、层粘连蛋白、骨钙素等蛋白与甲基丙烯酸酯明胶水凝胶混合,是采用高通量策略研究ECM蛋白与可溶性因子在BMMSCs中组合作用的方法。在骨诱导细胞因子存在下的蛋白质混合物可以模拟接近天然ECM的复杂环境,从而促进MSCs的成骨分化。将生长因子和骨诱导性可溶性分子添加到藻酸盐/脱矿骨ECM水凝胶中研究其体内效应。结果发现,所有实验组,包括不含生长因子或可溶性因子的实验组,均能诱导大鼠骨形成。这可能与用于合成水凝胶的脱钙骨ECM中残存有足量细胞因子有关。用紫外线照射水凝胶使细胞因子变性及片段化,结果发现,上述细胞因子参与的骨形成过程可能是观察到的一般骨形成的原因。尽管人们试图利用骨骼或牙釉质(因为它是人体中的另一种矿化组织)蛋白质来加工各种生物材料,但Ⅰ型胶原蛋白和纤连蛋白仍然是组织工程和骨整合方法中最常报道的两种蛋白质。与Ⅰ型胶原相比,许多其他的蛋白质在骨结构中整合的比例较小,但在骨生理学中仍有重要作用。表8.2重点介绍了几种在骨中含量较少的骨蛋白的作用以及它们是否已用于组织再生疗法。

尽管调控蛋白质组合对合成能够调节细胞黏附和功能的智能生物材料具有不可忽略的重要性,但是并不一定需要将完整蛋白质固定到生物材料上以促进整合素的结合。具有蛋白质特异性的细胞结合结构域的重组蛋白质片段和短多肽是实现细胞膜暴露于那些分子的有效替代物,同时增强生物活性并促进与生物材料的结合。全蛋白的蛋白重排和活性结构域的暴露是妨碍蛋白功能、蛋白与整合素有效结合的主要因素,而使用片段化的蛋白质多肽结构域则可以克服这些问题。全长蛋白质的构象及其向细胞的呈递由生物材料基底的化学因素决定。虽然蛋白质在基底化学作用下倾向于重新排列成不同构型,利用这种方法也可以调控细胞反应,但是预测吸附到新的或未研究的生物材料中的ECM蛋白的行为是具有挑战性的。将人纤连蛋白以浓度为40 ng/cm²吸附于化学性质高度可控的烷硫醇自组装单分子层基底上,包括—CH_3、—OH、—COOH和—NH_2,通过整合素结合机制,蛋白在不同化学表面对成骨样细胞(MC3T3-E1细胞系)具有明显不同的细胞识别作用。吸附纤连蛋白后,与各基底的结合的可溶性整合素进行了表征,主要差异为:OH和NH_2基底增加了与α5v1整合素的结合;COOH表面增强了与α5v1和αvβ3整合素的结合;CH_3不促进与任何整合素的结合。这些现象导致不同基底表面对细胞的黏着斑组成和信号传导的调节作用不同,最终的成骨分化效应也不同。具有OH和NH_2的基底引起未成熟的成骨细胞的成骨标志物表达增加(包括ALP、骨涎蛋白和骨钙素),并促进更多的矿化基质沉积。通过抗纤连蛋白抗体削弱整合素/细胞与纤连蛋白的结合的研究表明,细胞响应(特别是矿化)受不同化学基底上蛋白质的构象调节。

虽然将完整蛋白质或短肽序列加入生物材料中作为整合素结合物来调节细胞响应是一种有前景的策略,但是对生物材料表面的整合素识别ECM结构域的空间分布的严格控制是调控许多细胞行为的关键,例如黏附、增殖、迁移与多向分化。据报道调节ECM蛋白在生物材料表面上的连接/间隔可以调控特定的细胞功能,对骨修复有重要影响,包括控制干细胞命运、内皮细胞铺展及增殖。

整合素聚集是影响细胞与材料的黏附强度、调节整合素与膜蛋白(包括踝蛋白和黏着斑

表8.2 参与骨和其他矿化组织（如牙釉质）形成和再生的ECM蛋白实例，以及它们在组织工程系统中的应用在矿化器官的位置（骨骼和牙齿以粗体表示）

蛋白	生理定位	生物学功能	缔结位点	骨组织工程系统与骨整合
成釉蛋白（Ameloblastin）	·髓 ·牙釉质 ·上皮根鞘 ·牙周韧带 ·颅骨发育	·调控牙釉质晶体生长 ·成釉细胞的细胞黏附分子 ·细胞信号传导 ·牙质和骨修复诱导 ·刺激体内骨愈合 ·增强干细胞、成骨细胞和破骨细胞前细胞（体外）的分化	·纤连蛋白作用位点 ·肝素结合域 ·CD63互动域 ·钙结合位点	·未找到
纤连蛋白（Fibronectin）	·骨骼和其他结缔组织 ·体液	·细胞黏附、生长、迁移和分化 ·参与骨形成 ·成骨细胞分化	·整合素（α4β1、α5β1、αVβ3、αIIbβ3、αVβ6、αVβ5） ·ECM成分（胶原蛋白、纤维蛋白和硫酸乙酰肝素蛋白多糖）	·纤连蛋白/纤连蛋白衍生肽涂层改善体内骨整合和骨形成和成骨细胞黏附和增殖以及体外MSC成骨分化 由纤连蛋白和氧化石墨烯构成的生物相容性人工基质提高了前成骨细胞的体外成骨分化的能力 重组纤连蛋白/钙粘蛋白生物仿生陶瓷改善了MSCs在其表面的黏附和增殖，以及成骨细胞分化 多层重组纤连蛋白/钙粘蛋白复合物具有强大的MSC募集能力，为这些细胞的增殖和成骨分化提供了有利的微环境
层粘连蛋白（Laminin）	·基板（骨） ·内皮	·细胞存活、黏附、增殖、分化和定向功能化 ·尽管层粘连蛋白不能有效促进成骨细胞分化，但它对干细胞的增殖和黏附活性具有一定的促进作用	·整合素（αVβ3、α2β1、α1β1、α3β1）	植入人体表面的层粘连蛋白涂层促进体内骨整合 钛椎间盘的层粘连蛋白涂层促进了体外磷酸钙沉积 层粘连蛋白-111功能化聚乙二醇水凝胶的开发，它作为细胞传递系统用于椎间盘再生

名称	分布	功能	受体/分子	应用/说明
玻连蛋白（Vitronectin）	·骨 ·肝脏 ·大脑 ·脂肪 ·心脏 ·骨骼肌 ·肺 ·子宫 ·睾丸 ·胸腺	·内皮细胞、成纤维细胞和骨衍生细胞的黏附 ·调节纤维蛋白溶解系统、补体系统和凝血系统	·整合素（αVβ3，αVβ5）	·玻连蛋白、胰岛素样生长因子-1和胰岛素样生长因子结合蛋白-5的复合物可增强成骨细胞在3D培养中的黏附和迁移
I型胶原蛋白（Type I collagen）	·骨、肌腱、皮肤、韧带、角膜 ·间质组织（透明软骨、脑和玻璃体除外）	·调控骨细胞表型 ·决定与承载、抗拉强度和扭转刚度有关的骨生物力学性能	·整合素（α2β1，αVβ3）	·I型胶原蛋白涂层促进骨再生和植入体的骨整合 ·载有牙髓间充质干细胞的致密胶原凝胶原支架改善了颅面骨愈合 ·蚕丝-胶原支架促进了在腱-骨愈合中小梁骨生长 ·壳聚糖-胶原膜促进MC3T3—E1细胞的成骨分化和基质矿化 ·含有I型胶原蛋白的形状记忆藻酸盐多孔支架增强了细胞迁移和增殖能力 ·含有胶原基质的植入体在血管形成和组织形成方面优于纤维蛋白基质
IV型胶原蛋白（Type IV collagen）	·骨形成过程中的毛细血管基底膜 ·海绵状血窦内皮细胞	·未知	·整合素（α2β1） ·CD44 ·TGF-β1 ·BMP-2B	·由柱状磷酸三钙、骨形态发生蛋白和IV型胶原组成的复合骨替代物可以成功修复绵羊胫骨节段性骨缺损

续表

名称	组织分布	功能	相关因子	应用
X型胶原蛋白（Type X collagen）	·肥大化软骨和钙化软骨	·促进骨组织形成 ·有助于去除II型胶原纤维 ·矿化 ·影响软骨基质的血管浸润	·Ca²⁺	·未找到
骨粘连蛋白（Osteonectin, SPARC）	·骨 ·成骨细胞和骨细胞的细胞周基质 ·肾脏	·成骨细胞的分化和存活 ·抑制脂肪生成 ·调节胶原纤维直径 ·细胞铺展 ·胶原原纤维形成 ·Ca²⁺和羟基磷灰石结合	·羟基磷灰石 ·Ca²⁺ ·胶原蛋白 ·PDGF ·TGF-β1 ·VEGF ·MMP2 ·bFGF ·IGF	·骨粘连蛋白参与矿化纤维的形成，制备纳米羟基磷灰石/胶原/骨粘连蛋白复合材料用于骨移植 ·在I型胶原支架中添加SPARC增强了羟基磷灰石纳米颗粒与支架的结合作用
骨钙素（Osteocalcin）	·新骨形成区域的细胞外基质，即生骨膜下区域 ·形成成骨的类骨质 ·肾脏	·骨更新 ·调控破骨细胞 ·抑制骨形成 ·钙结合	·Ca²⁺ ·羟基磷灰石	·将骨钙素加入含有矿化胶原蛋白的生物水泥（Merck 生物材料股份有限公司）中，增强了成骨样细胞的初始黏附
二聚糖（Biglycan）	·骨 ·关节软骨 ·真皮血管的内皮细胞 ·棘细胞层	·细胞铺展 ·活性TGF-β有效性降低 ·促进胶原纤维形成 ·骨矿化 ·细胞和（或）细胞—蛋白质相互作用	·胶原蛋白 ·TGF-β ·BMP-4	·钛表面经胶原蛋白原纤维和二聚糖涂层改性后，影响成骨细胞的增殖和胶原合成

蛋白	存在部位	功能	相互作用分子	应用研究
骨涎蛋白 (Bone sialoprotein, BSP)	·骨	·基质矿化 ·成骨细胞和破骨细胞分化、黏附和功能 ·刺激破骨细胞诱导的骨吸收 ·促进血管生成 ·调控细胞黏附	·整合素 ·胶原蛋白 ·Ca^{2+} ·羟基磷灰石 ·MMP2 ·补体因子H	·在微槽钛表面固定骨骨涎蛋白II可以促进人源BMMSC的成骨细胞分化 ·利用骨涎蛋白对骨科植入钛表面功能化增强了人源代成骨细胞的分化 ·具有骨涎蛋白涂层的打印磷酸钙支架增强了成骨细胞的分化 ·用骨涎蛋白对PCL/pHEMA表面改性可以改善成骨细胞黏附和铺展
骨桥蛋白 (分泌型焦磷蛋白, Osteopontin)	·骨 ·肾脏 ·非妊娠分泌期子宫的内膜龟头	·细胞黏附 ·羟基磷灰石结合 ·促进骨细胞与矿化基质的黏附 ·抑制晶体生长 ·抑制矿化 ·促进骨吸收	·整合素 ·CD44 ·纤连蛋白 ·羟基磷灰石 ·Ca^{2+} ·胶原蛋白 ·MMP3 ·补体因子H ·EGF ·PTH	·在DL-聚乳酸中加入骨桥蛋白功能化的羟基磷灰石纳米颗粒可以刺激体内新骨形成 ·骨桥蛋白和骨桥蛋白衍生的合成肽OC-1016可以增强体外和体内的骨整合 ·水凝胶支架中加入骨桥蛋白和BMP多肽改善了BMMSCs的成骨分化 ·羟基磷灰石表面的骨桥蛋白涂层增强了MSCs增殖
核心蛋白聚糖 (Decorin)	·骨 ·非关节静息态软骨 ·真皮胶原基质	·胶原蛋白结合 ·活性TGF-β有效性降低 ·促进胶原纤维形成	·TGF-β ·胶原蛋白	·用核心蛋白聚糖修饰植入钛的胶原基质涂层促进和增强了成骨细胞的黏附 ·胶原纤维-核心蛋白聚糖涂层影响成骨细胞行为

续表

血小板反应蛋白（Thrombospon-din，Ⅰ型和Ⅱ型）	·肌肉－肌腱连接处的肌肉和腱部分（Ⅰ型） ·肌肉（Ⅰ型） ·骨髓（Ⅰ型） ·骨矿化基质 ·关节软骨（Ⅰ型） ·结缔组织（Ⅱ型）	·骨细胞附着 ·破骨细胞功能调控（Ⅰ型） ·炎症调节（Ⅰ型） ·TGF-β激活（Ⅰ型） ·TGF-β阻断和胶原纤维形成（Ⅱ型） ·抑制MSCs增殖（Ⅱ型） ·促进成骨细胞分化（Ⅱ型） ·抑制脂肪生成（Ⅱ型）	·胶原蛋白 ·乙酰肝素硫酸化蛋白多糖（Ⅰ型） ·纤维蛋白原（Ⅰ型） ·层粘连蛋白（Ⅰ型） ·Ca^{2+}（Ⅰ型） ·纤连蛋白（Ⅰ型） ·整合素 ·HSPG ·CD47 ·CD36 ·LRP ·多配体聚糖（Ⅰ型） ·Thy-1（Ⅰ型） ·钙网蛋白（Ⅰ型） ·TGF-β（Ⅰ型） ·组织蛋白酶（Ⅰ型） ·弹性蛋白酶（Ⅰ型） ·PDGF ·bFGF（Ⅰ型） ·MMP2 ·IGF-1 ·IGF-BP（Ⅰ型） ·硫酸软骨素（Ⅱ型） ·蛋白多糖（Ⅱ型）	·未找到

蛋白	组织	功能	结合	应用
腱生蛋白（Tenascin C）	·肌腱 ·骨 ·关节软骨	·成骨细胞分化 ·纤连蛋白沉积	·纤连蛋白 ·整合素 ·接触蛋白/F11 ·膜联蛋白 II ·乙酰肝素硫酸化蛋白多糖 ·胶原蛋白 ·骨膜蛋白	·未找到
骨膜蛋白（Periostin）	·骨膜 ·牙周韧带和肌腱	·皮质骨厚度调节 ·基质矿化的负调控 ·胶原纤维的交联 ·ECM组装（特别是纤连蛋白和腱生蛋白） ·SOST调控	·I型胶原 ·纤连蛋白 ·腱生蛋白	·未找到
牙质基质酸性磷酸蛋白 1（Dentin matrix acidic phosphoprotein 1, DMP1）	·骨和牙质	Ca²⁺结合 ·诱发羟基磷灰石结晶成核 ·牙质基质的组装 ·骨细胞标记物 ·磷酸盐代谢调控 ·参与骨细胞功能	·Ca^{2+} ·DSPP 启动子	·未找到
III 型胶原（Type III collagen）	·骨 ·血管 ·皮肤 ·肺 ·肌腱	·促进骨形成 ·调节胶原纤维直径	·整合素（α1β1和α2β1） ·vWF	·羟基磷灰石支架的 III 型胶原涂层增强牙周韧带衍生细胞相容性 ·猪源性非交联胶原 I—III 膜植入皮下结缔组织中，显示出轻微的外周血管化

续表

多功能蛋白聚糖（Versican）	•编织骨基质 •牙周韧带 •乳房 •大脑 •卵巢 •前列腺 •胃肠道	•细胞黏附、增殖和迁移 •重塑的骨基质生成	•透明质酸	•未找到
TGF-β受体相互作用蛋白-1（TGF-β receptor interacting pro-tein-1，TRIP-1）	•骨	•调控特定蛋白质的翻译 •抑制活化的TGF-β受体复合物的信号传导 •成骨细胞增殖和分化	•TGFβR2的细胞质结构域	•未找到

注：矿化器官的位置，骨骼和牙齿以粗体表示。

蛋白)相互作用的关键因素,同时也决定了肌动蛋白的收缩性和黏着斑的稳定性。它们都是影响细胞的力学感受和响应调控的关键因素,对此我们将在8.6节中进行详细介绍。有趣的是,整合素在2D基底上和类ECM的3D材料中的聚集显著不同。在2D基底上,整合素组织聚集成大于1 μm的团簇,即黏着斑;在3D材料中,这些结构通常要小得多,并且寿命更短。尽管有这样的差异,但2D生物材料作为模型材料仍然被广泛用于蛋白质/多肽空间间距及其对细胞响应影响等相关研究。另一方面,尽管控制生物活性结构域在3D基质上的精确定位很难,但利用蒙特卡罗膜振荡模拟技术进行2D与3D建模分析,已对上述现象有了深入的认识。

由于ECM可影响细胞—蛋白质相互作用,同时ECM结构中结合/募集的有机分子(如生长因子)能够直接与细胞相互作用,因此,在组织再生和生物材料设计策略中,ECM的组成是经常考虑的因素。ECM蛋白和特定肽结构域在无机沉积物形成过程中的作用对骨形成至关重要,但目前并未受到过多关注。ECM的有机成分被认为是体内募集和沉积高质量矿物质以及维持矿物质稳定、取向和生长所必需的,且该过程并不依赖于细胞的直接作用。最近的一项研究报道,脱细胞天然ECM(如骨膜中的ECM)能促进磷酸钙和类骨晶体成核。尽管越来越多的证据表明,脱细胞ECM可促进植入后的生物矿化,但目前很少有研究涉及这方面的问题。此外,仍然需要对基于高度可控蛋白(或其他ECM成分)组分的设计及其对仿生磷灰石沉积的影响进行系统的研究。同时,有关调控细胞响应研究的阵列/生物材料数据库可以用于快速评估不同生物材料组分的生物矿化诱导潜力。本文不详细介绍骨矿化成分的形成过程。

8.6 骨生物力学:外力、ECM基底力学/黏弹性质

8.6.1 骨的天然力学环境

步行、跑步和其他类型的运动产生的力学和物理信号对诱导成骨和维持骨骼健康起着至关重要的作用。在过去的数年中,有一些有趣的研究将"力学稳态理论"与骨稳态中发生的生化信号传导联系起来。"力学稳态理论"由 Harold Frost 在19世纪90年代提出,该理论认为骨增长和损失与骨的局部弹性形变(压缩和伸长)有关,这种弹性形变是由周围肌肉所施加的峰值力引起的。有几项研究对骨和牙周韧带组织施加压缩/拉伸形变,然后试图在观察到的组织行为与OPG/RANKL/RANK间建立联系。牙/牙周韧带界面的骨重建系统就是一个"力学稳态理论"与OPG/ RANKL/RANK 相关联的骨重塑系统。在正畸移动过程中,由于牙齿受压,RANKL浓度升高,促进破骨细胞形成。牙周韧带的拉伸作用促进成骨细胞OPG浓度的增加,且呈剂量依赖性,同时诱导RANKL浓度的降低。在牙体受拉侧和受压侧,OPG和RANKL的相对浓度可调节局部骨塑形、重塑和牙根吸收。

此外,影响骨骼健康的力学因素有拉力和剪切应力。剪切应力发生在骨细胞周围的未矿化基质上,间质流体通过骨细胞形成的腔道,沿表面产生剪切应力。骨变形会引起间液流动,并作用于骨细胞,对连接细胞的纤维上产生一种拖拽现象。健康的骨骼重塑对力学应力的响应:在没有载荷的情况下,骨吸收增加,而胞外流体向骨皮质径向运动形成流体流动时,骨发生重塑。随后的研究聚焦于灌注对原代骨细胞和干细胞行为的作用,结果显示矿化基质沉积呈剂量依赖性增加。为了解释骨细胞如何检测力学载荷以及骨小管中的流体流动如何通过骨细胞突起周围的胞外基质作用于细胞,Weinbaum提出了一种数学模型。根据该模型的预测,尽管骨变形小,细胞外环的尺寸也小(一般为 $0.1~\mu m$),但作用于骨细胞突膜的流体剪应力的大小大约与毛细管内皮细胞所受的剪应力大小相同。有关灌流剪应力和间液剪应力在骨生物学中的作用目前知之甚少。然而,众所周知,骨细胞是骨骼中主要的力学传感细胞,当暴露在流体中时,它们会刺激成骨细胞,从而产生更多的骨组织和前列腺素,而这些组织和前列腺素负责活化成骨细胞和破骨细胞。早期的研究主要是揭示静水压力和基底拉伸对骨细胞行为的影响。然而,与成骨细胞相比,流体剪切应力对骨细胞的影响更为关键。近年来,越来越多的生物学现象表明,骨细胞受剪切应力可释放一氧化氮(NO)、三磷酸腺苷(ATP)和前列腺素来响应剪切应力。此外,间隙连接和半通道是开放的,在受到剪切应力后,一些信号通路被激活[Wnt/β-catenin,蛋白激酶A(PKA)]。骨细胞感知载荷的机制依赖于树突或纤

毛的弯曲。树突状突起表面的糖被与骨细胞的力学感知有关,而在细胞体上存在多种力感受机制。有研究认为TGF-β家族[包括BMPs、激活素和生长分化因子(GDFs)]是细胞通过反馈循环机制响应物理信号最重要的介质之一。

同源转录因子Yes相关蛋白(YAP)和PDZ结合模体(TAZ)在成骨过程中的作用分别在2004年和2005年被提及。随着时间的推移,各因子在干细胞成骨分化中的作用相互矛盾。最近有报道称它们是骨发育的组合促进剂。当YAP/TAZ从骨谱系细胞中缺失后,就会产生成骨不全表型,并通过降低胶原含量和组装降低骨的性能。TAZ缺失导致小鼠自发性骨折,而(YAP/TAZ)双重缺失导致新生儿死亡。此外,双重缺失也会导致成骨细胞活性降低,破骨细胞活性增加,从而对骨形成和骨重塑产生负面影响。

YAP/TAZ作为力学刺激的传感器,在力学转导中起着重要作用,可应用在无生长因子调控间充质干细胞分化上,这主要与YAP/TAZ调节ECM(或生物材料)刚度有关。YAP/TAZ在ECM刚度施加的力学信号向细胞核传递中的作用与Rho GTPase活性和细胞骨架肌动球蛋白的张力有关。除了基质刚度通过YAP/TAZ直接影响细胞力学传导外,剪切流体作用于组织的剪切应力也对MSCs具有调节作用;剪切应力作用于MSCs可通过Rho-ROCK提高成骨分化。在太空飞行中,由微重力导致的骨质丢失等现象也与TAZ核积累不足有关,进而导致成骨率低。

两个锌指阻遏蛋白(Snail、Slug)因参与上皮—间充质转化机制而闻名。2016年,有研究指出,Snail和Slug可与YAP/TAZ结合形成复合物,激活YAP/TAZ/TEA和Runx2下游靶点,从而调控干细胞骨生成。以Snail和Slug或两者结合为目标的敲除小鼠模型,揭示了两种转录因子协同调控干细胞自我更新、成骨分化和骨形成的生物学机制。

8.6.2 调节再生系统:工程力学诱导靶向成骨分化和骨生长

不同力学性能的生物材料可诱导MSCs分化为不同的谱系(图8.5)。Engler最早报道微环境力学特性可介导干细胞分化方向,胶原表衬的聚丙烯酰胺凝胶的刚度可精确调控BMMSCs的分化方向。与成体组织或发育中组织的弹性模量相似的凝胶可诱导干细胞分化为神经源性、肌源性或成骨细胞系,该诱导作用采用非肌球蛋白Ⅱ途径。也有研究应用Ⅰ型胶原和胶原表衬的2D凝胶研究BMMSCs的成脂、成软骨、平滑肌细胞分化以及成骨分化。从其他来源获得的MSCs,包括脂肪组织、心脏组织和乳腺组织,也能响应基底刚度,将其表型转变为脂肪细胞、内皮细胞和上皮细胞。利用透明质酸和Ⅰ型胶原基底,通过单一的力学传导机制,ESCs也被分化为胰腺、中胚层和成骨谱系。除了基底模量以外,

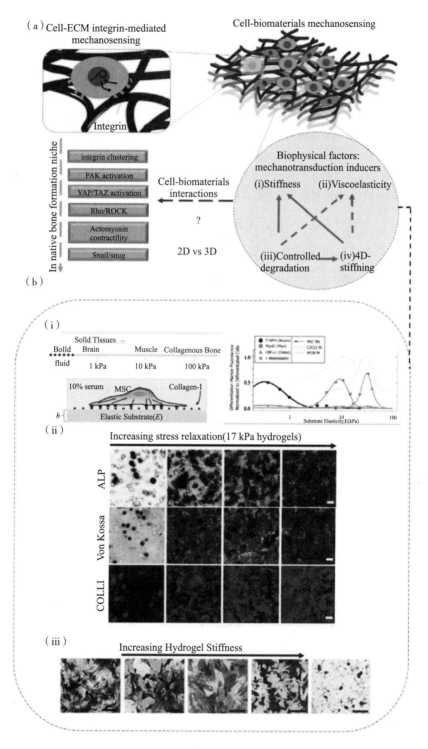

图8.5 成骨过程力生物学

（a）骨力学微环境由连接骨细胞和胞外基质的整合素介导。图中总结出关于骨愈合和内稳态的几条通路，包含在刚性基底上发生整合素簇集，激活黏着斑激酶（FAKs），进而激活YAP/TAZ信号通路。黏着斑也可以激活RHO家族的GTP酶，通过激活RHO相关蛋白激酶（ROCK）促进纤维状肌动蛋白聚合。在骨形成过程中也存在Snail/Slug信号通路。在生物材料上，大多数的这些通路（除了Snail/Slug）已经被报道，例如，在2D基底上培养MSCs。然而，在特定3D基底上干细胞成骨分化不同于这些众所周知的机制。目前为止，在3D基底上的体外成骨分化的机制还有待进一步深入研究。有趣的是，不仅是基底刚度可以调控细胞对成骨分化的响应，基底的其他性质如黏弹性（包括应力松弛）及4D时空降解和硬化也可以调控细胞的成骨分化。随着时间的推移，生理方面的变化可能会影响生物材料的性能。在灰色圆圈中，绿色实线箭头表示一个因素的变化对其他属性的直接影响；绿色虚线箭头表示可能会影响其他的属性。(b)2006年，首次证明了2D水凝胶刚度可以直接调控BMMSCs的多向分化，例(i)；恒定弹性模量生物材料的应力松弛是能够控制MSCs成骨分化的另一因素，它可以使其产生更多的成骨相关标志物，包含ALP、Ⅰ型胶原和磷酸盐沉积（von Kossa染色），例(ii)；随着时间的推移，在不同性质水凝胶上的MSCs表现出ALP分泌增强。

模量的空间排列也调控干细胞分化。有研究设计了同时含有刚性区域和柔性区域，且刚性区域可有序排列或随机排列的生物材料。研究发现，BMMSCs在刚性区域比例高的材料上黏附更多，铺展更好；但是，当刚性区域在材料表面随机分布时，细胞的YAP活化水平降低，细胞变小、变圆。刚性区域随机排列明显扰乱肌动蛋白，导致ALP表达水平降低，CD105（干性标志物）表达水平升高。

只有极其有限的生理现象会在严格的2D体系中发生，例如，成骨细胞在类骨基质上沉积。然而，模拟大多数人体组织的再生过程需要复制一个类似于天然ECM的3D环境来诱导。在水凝胶的力学性能与3D环境中细胞分化谱系之间建立可靠的关系是一项艰巨的任务。水凝胶硬度的变化往往是通过改变交联机制来获得的，这通常会改变水凝胶的物理和化学性能，其中可能包括①暴露的化学（不）反应基团；②在水凝胶接触细胞的部位表衬胶原，以及完全将"刚度"变量分离出来形成具有可比性的水凝胶；③孔隙率；④孔径大小；⑤含水量和⑥细胞膜表面整合素可结合的细胞黏附模体。水凝胶作为干细胞培养的2D基底，其表面化学性质易均匀化。有人通过调节水凝胶的几个方面，部分地解决了这个问题。在不改变刚度的情况下，具有不同孔隙度的水凝胶不会改变附着在生物材料表面的蛋白，ASCs和BMMSCs也不会分化成脂肪和成骨谱系，完全依赖于基底的弹性模量。

用整合素结合肽RGD修饰的海藻酸盐水凝胶包封BMMSCs，研究表明，水凝胶的弹性模量为2.5~5 kPa时，优先诱导细胞成脂，而为11~30 kPa则诱导成骨。将ASCs包封在约50 kPa细菌源聚合物——结冷胶（用甲基丙烯酸基修饰）中，ASCs也发生无可溶性因子的成骨诱导。有趣的是，在这两项研究中，成骨表型的变化并不依赖细胞在水凝胶上的铺展。2D基底表面的细胞命运与细胞形态有关，而3D结构中的细胞能够通过整合素结合和黏附配体的纳米重排实现骨生成。其他针对干细胞在3D生物材料上成骨的研究，则侧重于通过在3D多孔支架表面掺入矿化结构来维持随力学性能变化的微观结构,并向纤维蛋白凝胶添加氯化钠,以提高水凝胶的力学性能和成骨响应。RGD肽域修饰的聚乙二醇水凝胶的成骨反应与整合素有关。有趣的是,与2D材料通过力学传导途径导致的骨形成的结果相比,MSCs分化不涉及肌动蛋白收缩相关的肌动蛋白和微管,也不涉及ROCK活化,这表明在3D生物材料中,骨形成的调节可能受不同于2D培养中观察到的通路调控。

针对骨再生的力学传导并不局限于材料的刚度。事实上,在没有任何可溶性因子或基底化学的情况下,使用2D-to-3D生物材料已被证明能够有效地促进干细胞和骨祖细胞的成骨。这种细胞响应通常与细胞骨架组织和大的黏着斑的产生有关,其机制可能是直接的力学传导途径。系统地分析图案大小、形状、各向异性/组装水平等纳米拓扑结构信息对干细胞成骨分化潜力的影响、可以发现:高度低于 20 nm 的纳米柱和无序纳米坑能提高干细胞的成骨分化。尽管如此,要利用这些信息,仍然有必要对源自相同材料的相关结果进行仔细的分析和研究。

针对干细胞分化的力学传导研究多集中在水凝胶弹性模量上,通常采用纯弹性材料作为基底,基本不考虑基底的黏弹性。然而,黏弹性作为 ECM 的一个重要性能,其应力松弛可通过细胞力学刺激 ECM 重构。2011 年,有人研究了生物材料的蠕变行为对 MSCs 形态、增殖和分化的影响。2D聚丙烯酰胺材料的储能模量恒定为4.7 kPa(弹性组分)时,损耗模量(黏性组分)增加可促进 MSCs 的铺展和增殖,但会引起黏着斑减小和成熟度降低,这可能与蠕变介导的细胞骨架张力损失有关。将 MSCs 接种于高损耗模量凝胶上,其 ALP活性增加,表明调节损耗模量可诱导成骨分化,即使在柔软的水凝胶中也是如此。除蠕变以外,也有研究关注弹性模量相同的基底上应力松弛对细胞铺展的影响。研究发现,成纤维细胞和骨肉瘤细胞在高应力松弛的软材料上的细胞铺展与在刚性材料上的细胞铺展相似。进一步,用RGD改性海藻酸盐水凝胶研究3D环境中黏弹性对MSCs分化的影响。当水凝胶模量,RGD含量和降解性相同,仅松弛时间在70~3 300 s可变时,发现MSCS成脂的成骨分化同时受弹性模量的应力松弛联合调控,其中弹性模量为17 kPa且应力松弛速率快的水凝胶最有利于成骨分化。

ECM-细胞相互作用和细胞对基质的力学响应是设计高效生物材料的有力工具,它可以不依赖昂贵的重组生长因子或可能产生副作用的药物。虽然天然的 ECM 和 ECM-仿生生物材料的作用在文献中已经得到了很好的证实,但在"生物力学"和"生物物理学"的领域往往遭到忽视。目前应力松弛作为干细胞分化的调节剂正被深入研究,而生物材料的 4D/时空调节可能是 ECM 重构的诱因。而能够根据需求实时改变化学组成的生物材料的设计很少被提及。然而,这类生物材料在序列调控细胞行为方面的潜能,开启了建立极其复杂的细胞反应模式和共培养的可能性,在实现生物相容、生物指导和自然-仿生再生系统方面具有深远的影响。

骨再生的发展得益于对人体天然组织解剖和生理方面的逐步阐明。自然发生的骨前体,以及成人组织的形态和组成,激发了针对骨损伤的治疗,期望通过模拟软骨内骨化途径控制生化信号,或通过向干细胞提供生物物理[类似于未矿化骨前体(骨样)的力学特性]刺激来模拟骨发育现象。

通过结合多级功能和属性的系统性方法设计基于骨骼解剖的新生物材料和支架具有巨大的潜力。自上而下和自下而上策略的整合使设计材料的复杂性增加,并应综合考虑支架材料的性能。除了制造可植入生物材料外,应该考虑一些关键性特征,即力学特性是否足以满足植入的要求、充分触发免疫反应以及结构特性的类型和时空分布。严格控制这些方面是调节细胞命运、指导细胞行为和体内外反应(如细胞黏附、增殖、存活、分化、产生基质)的有力工具。

最近,人们开始关注骨骼生物学的其他方面,并将其理解作为设计新型再生方法的有效知识来源。特别是控制骨的难溶性部分(包括ECM蛋白和糖蛋白)以及细胞结构,甚至控制材料上固定的可与细胞膜发生作用的生长因子也被认为是一种指导干细胞命运和促进骨再生的策略。尽管多糖在人类ECMs中无处不在,但生物材料中采用多糖调节细胞的行为仍然罕见。

在基础研究中,尽管常驻骨细胞和干细胞之间的共培养发挥了重要作用,但它们在原位细胞递送生物材料模型中的应用仍然很少。炎症调节及其与再生相关的各个方面都在快速探索之中,其采用的技术主要是巨噬细胞极化技术。尽管如此,目前仍然有必要阐明常驻骨细胞-干细胞的共培养,也有必要设计一些简单而有效的方法,将这些概念应用于临床。ECM蛋白的作用及其与骨损伤环境中可溶性因子的相互作用是生物材料设计的另一个分支,我们认为它发展滞后。弄清楚ECM中影响骨再生的主要成分,有利于使用先进的生物技术生产具有ECM仿生特征且经济有效的生物材料,而无需使用昂贵的重组技术。

当然,更广泛地理解、表征和应用可溶性因子(如生长因子)和含有细胞自身产生的可溶性因子(如EVs)的纳米结构可能产生可以介导细胞分化的多功能工具,代表着未来发展的一个大趋势。特别是对EVs,它们作为一种已与生物材料基质整合在一起的现成的天然纳米颗粒,可能代表着未来再生技术中一种有价值的工具。

在个人日常生活中骨骼会受到外部刺激,这对骨骼的重塑至关重要。最近,正常的胎动被认为是高质量新生儿骨骼生长发育的关键,这可能是受子宫内长期载荷力的影响。虽然一些研究侧重于使用生物反应器模拟天然骨中发生的压缩/伸长和间质流动,且在MSCs分化为成骨谱系方面取得了一些好的结果(图8.6),但要模拟所有相关的力学生理刺激仍有很长的路要走。同时,需要更多的研究来揭示ECM蛋白成分、细胞共培养装置和生理状态下的力学刺激,以将该领域从一个单因素趋势提升到多因素平台(图8.7)。开发专门针对组织再生需要的高通量筛选技术,建立定向和有效的高容量分析方法,有望揭示化学组成方面的,相互作用方面的,以及外部刺激方面的因素与骨生物学的关系。完全模拟骨骼结构和功能将是一条昂贵、耗时和艰辛的道路。反过来,在损伤组织中鉴别出引起理想细胞反应和植入物整合的关键因素,则可望设计出复杂性"恰到好处"的组织再生策略,有利于采用安全、易于调控且性价比高的策略选择合适的产品,适应市场需要。

（杨爽等编译）

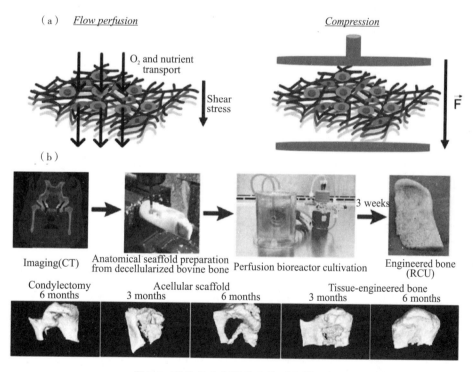

图8.6 仿生体内刺激的生物反应器元素

　　将生物材料与外部刺激相结合从而仿生体内刺激的工程装置。不同类型的生物反应器可以通过灌注法模拟流体剪切应力以及压缩引起的应变等不同的方式来刺激细胞。图8.6(a)由Servier医学美图制作。图8.6(b)成功运用灌注法将3D支架再细胞化来重建猪颌面骨损伤模型。事实上,已有研究表明这种灌注法可以使大型生物材料或脱细胞基质均匀地再细胞化。通过微电脑断层扫描(μCT)得到骨缺损形态和尺寸。将脱细胞的牛骨加工成缺损处的形状,接种自体脂肪干细胞(ASCs),通过灌注法在3D支架上培养,随后植入骨缺损处使创面再生。

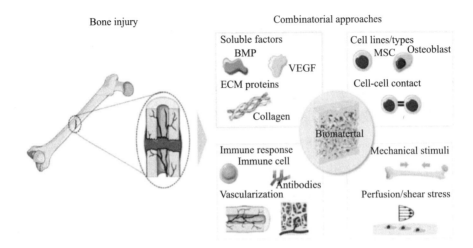

图8.7 骨损伤涉及相关因素

骨缺损治疗可以从天然组织微环境的解构中得到启发,并将基本生理功能的理念应用到组织再生策略的设计中。虽然基于单因素实验可能更容易调控、系统重现性好,但骨组织愈合是一个复杂的多细胞和维持内稳态的过程——具有良好的免疫时空协调性和独特的血管及力学环境——表明骨生理环境因素特定的横向组合可能为促进有效、快速和高质量的新骨生成提供一种新的途径。

9　生物相容性的概念

　　生物相容性一般是指生物材料与人体之间因相互作用而产生的各种复杂的物理、化学和生物学反应,以及人体对这些反应的忍受程度。按植入材料接触人体部位的不同,一般将生物医用材料的生物相容性分为两类:若材料用于心血管系统与血液直接接触,主要考察与血液的相互作用,称为血液相容性;若与心血管系统外的组织和器官接触,主要考察与组织的相互作用,称为组织相容性或一般生物相容性。从广义上讲,植入体内的各种医用材料和装置都要求具有优良的生物相容性。

　　材料的生物相容性包含两大原则,一是生物安全性原则,二是生物功能性原则(或称机体功能的促进作用)。生物安全性是指消除生物材料对人体器官的毒副作用,如细胞毒性、刺激性、致敏性和致癌性等。生物材料对于宿主是异物,在体内必定会产生某种应答或出现排异现象。生物材料如果要临床使用成功,至少要使发生的反应能被宿主接受,不产生有害作用。而生物功能性是指生物材料在应用过程中能够引起宿主适当的应答,如细胞黏附、铺展、增殖、分化以及细胞生长因子的表达等。因此,材料的生物相容性是生物医用材料研究设计中首先要考虑的重要问题。

　　评价材料生物相容性的方法主要包括体外细胞培养法和体内埋植法。体外细胞培养法是将材料浸取液或材料本身与某种细胞进行体外培养,检测细胞的增殖与功能表达情况。该方法可以直接观察细胞与材料复合生长的情况,往往作为材料生物相容性的初级评价方法,其生物安全性的主要内容是细胞毒性,观察细胞在材料中的生长情况、细胞的增殖情况、细胞功能的表达,等等。对于无细胞毒性的材料,主要强调其生物功能性,即细胞与材料间的作用,主要是细胞的黏附与铺展。体内埋植法,即将材料植入体内,观察机体对材料的反应,往往作为后期评价材料生物相容性的方法。1992 年,国际标准化组织(ISO)发布了医用装置生物学评价系列国际标准(ISO 10993),已被各国政府采纳。我国从20 世纪 70 年代开始研究生物相容性及其评价方法,研究内容基本与国外相似,研究水平与欧美接近。1997 年国家医疗器械生物学评价标准 GB/T 16886 等同采用了 ISO 10993 标准,从而保证了我国生物医用材料和医疗器械研究、生产的质量和临床使用的安全,促进了生物医用材料研究的发展和水平的提高,同时也为我国生物医用材料的开发和评价提供了重要依据。

是否有必要深入研究生物相容性这个问题,在生物材料学界存在争议,主要是因为生物材料学者们不清楚生物相容性的内涵或者本质,似乎无从下手;只是觉得生物材料的生物安全性问题容易解决,例如按照生物材料评价的国际标准(我国生物材料评价标准与国际标准基本接轨)执行即可。事实上,生物材料的安全性在体内是如何产生的并没有答案。显然知道这是细胞对植入材料的一种响应或者应答还不够,人们并不知道该怎样去设计体内植入材料才能使细胞在相应的安全性范围,也就是说细胞对植入材料的响应非常复杂,难以深究。于是,按照所谓的生物安全性标准去评价,其结果就是处于茫然的状态。这应当是生物材料学者们把植入材料置于体内实验、评价并临床应用的可悲状态!

作者认为,如果不深入了解生物材料的生物相容性的本质,尽管生物相容性概念得到广泛应用,但是其概念只是描述性的,其内涵是十分模糊的。而且在生物相容性概念提出十年之后的回顾性总结的文章中,虽然增加了两个因为组织工程的发展而扩充的生物相容性的定义,却仍然是描述性的,内涵依旧不清楚。

最初的生物相容性概念:生物相容性是一种能力,指材料在体内产生适度的响应。问题是如何才能获得这种适度的响应,是细胞还是组织? 因此出现了细胞生物相容性、血液相容性、组织相容性等一些延伸概念,这显然是内涵不清楚造成的。事实上,是各种细胞或类细胞体(如血小板等)感受到植入材料的信息而产生响应。这种响应是否合适或者适当? 若适当(不产生不适当的作用)则判断是相容的,反之则是不相容的。

在后续的回顾性论文中,D. 威廉姆斯(D.Williams)又增加了两个生物相容性概念,强调了细胞的作用:①关于长期移植医用器件的生物相容性,即材料在植入期间执行其理想功能,与宿主体内协同达到所期的程度,而不会诱生不良局部或系统作用的能力;②组织工程中适用的生物相容性概念,即组织工程产品的支架或基体材料的生物相容性是指这样的支撑体,它支持适当的细胞活性包括分子信号系统和力学信号体系,有助于优化组织再生,在宿主体内不会诱生出任何不良局部或系统作用的能力。所以,现代生物材料的设计提出了物理—化学—生物组合设计理念以及仿生的理念。

总之,生物材料的生物相容性的核心乃是在体内不会诱发任何不良局部或系统作用。但是问题的关键在于,什么样的生物材料才能满足这个要求。而且这个问题必须得到解决,否则生物材料的生物安全性问题就得不到保障。

当从生物材料在组织中的生长角度来考察时,生物相容性可能是个力学问题,因为组织的生长与成形必须要有适当的力学条件,那么细胞应当首先感受到的是一种力学特性的信号,先分泌瘢痕纤维组织成分,目的在于构建合适的基底,而后细胞再得到包裹纤维膜的信号去重构这些组织,从而满足成骨的要求。是这样的吗?同时,这是材料的界面问题,还是整体(结构)问题?因为材料的表面、界面必定是力学特性的反映,最为典型的例子是表面张力;材料的固有特性也是力学的,例如材料的本构关系即应力应变关系。对于材料的这样一些特性,细胞是如何感知的呢?还是从生物材料在组织中的生长来考察,如果生物相容性是个化学问题,那么细胞先感受到的是材料外露的化学基团(对聚乳酸而言主要是甲基)所给出的信号,先分泌瘢痕纤维组织吗?材料的基团有主链的单键、双键,有侧链的甲基、羟基、羧基、氨基等,那么是单一的基团信息导致细胞响应,还是多个基团的复合信息导致细胞响应呢?而后又经过材料的生物降解,释放出了不同的化学基团(对聚乳酸而言,降解之后除显露甲基之外,还有增多的羟基和羧基)的信息,如此细胞便转换了其表达行为吗?

由前述问题必然产生如下问题,即材料的化学基团性质和材料结构的固有力学性质两者在共同作用吗?显然,这是必然的。由此得出结论,细胞是感受到了材料的力—化学复合信息而产生响应的,这个信息如何表征呢?

这些复合信息作用的基本机制是什么?这是最重要的落脚点,只有清楚了这个基本作用机制并找到实现这个机制的材料—细胞体系的调控方法,我们才可能设计出真正具有生物相容性的生物材料来,才可能在安全的前提下实现体内期望的组织再生过程。

也许还有许多其他的问题需要回答,但本书仅记录了回答这样一些问题的历程。或许能为之后的研究提供一些不同的思路,有助于更好地解决这些问题。或许,生物相容性是指生物体如细胞对化学问题和力学问题在感知后采取不同策略来应对的能力,这样一来,我们就能更好地理解生物活动了。

10 生物相容性的本质

生物相容性的本质是什么呢? 这是本章讨论的主要内容,其答案就是:用于人体的生物材料必须与植入位置的组织或器官环境响应相一致,即植入体与植入部位环境协同一致、和谐共存。而这个协同与和谐体现为:生物材料植入部位是人体组织或器官的一部分,乃至整个器官(如假肢或者心脏);与植入材料相互作用的是受损组织或器官,产生响应的是受损组织或器官中的细胞;这些组织或器官是大自然的产物人体的一部分,必定满足大自然的运动规律;这些组织或器官中的细胞也与之和谐共处。

它们是如何做到这一点的呢? 已经有了前述各章节的铺垫,这里只需要回顾提炼出要点,就能回答生物相容性的本质问题了。

10.1 细胞也太极

细胞的响应受所在组织制约与调控,构成了如图10.1所示的规律。

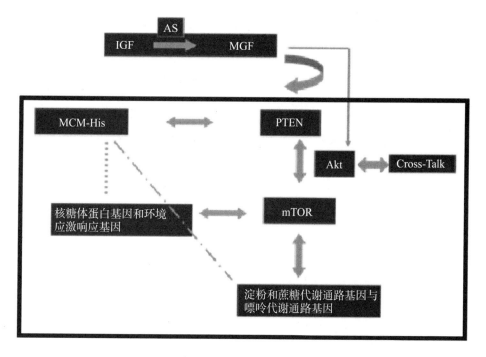

图10.1   生命的调控轴网(框内是细胞内部活动)

研究发现,细胞的相应主体在于"3个太极运动",一是MCM-His,二是核糖体—嘌呤代谢,三是核糖体-环境应激,它们都是遵从太极运动规律的,因为其中的两组分子在性能或者功能上是相反的(正如"非"的表现形式一样)。

这里再次强调"太极运动规律"的内涵,即运动中的两个主体在性质上首先是相反的,其次是旋进性的或波动性的(是有周期性的)。它是"万物负阴而抱阳,冲气以为和"的系统抽象的描述。所谓"太极运动规律",也就是物质—信息—能量同时协调的规律。细胞的运动也是如此。

图10.1中MCM(微小染色体维持蛋白复合物)是DNA复制的起始点定位的主要复合体。His(组蛋白)是表观遗传中的核心主体要素。它们构成了一个完整的"阴阳对",即MCM-His对,一组上调,另一组则下调。这个"阴阳对"除了内部受控于二者的相互作用关系外,还受控于细胞周期以及PTEN(磷酸根的能量调控因素)。

此外还有两个"阴阳对",一组是应激响应对,另一组是代谢对。它们都符合"太极运动规律"。

所以,细胞也太极!

在细胞中,除了这了组"阴阳对",还有各种相互交流(cross-talking)存在,这种相互交流是广泛的,细胞内部的信号通路之间就是相互交流的,这就意味着,一条信号通路被阻断,另外的信号通路就会被启动。因此,细胞信号网络是系统调控的,也满足"太极运动规律"。

图10.1中框之外的是细胞外的应激,给出的是力学过载,以胰岛素样因子-1(IGF-1)为例,载荷过大,细胞的应激响应是利用可变剪接将IGF-1剪接为MGF。这是个巧妙的生理活动,只需要通过可变剪接产生在IGF-1的C-末端插入24肽的特性端就可以了,不必重新产生新的蛋白质,又能满足促进组织生长的功能需求。而且这个24肽的端肽还具有力学控制形态特性,即力学与化学的功能作用达到了统一,实在让人惊叹不已!事实上,外来的应激都可以通过这条途径来改变蛋白质的功能,这属于表观遗传学特性范畴。

图10.1还给出了另外一条信息,那就是神经感知的反馈作用。生长激素(GH)和IGF-1是一种生物轴(GH-IGF轴)性质的相互作用对,从文献中可以发现GH和IGF-1的功能作用也是相反且紧密的一个"阴阳对",这就意味着"太极运动规律"与"生命活动规律"是完全一致的。

所以,生物的感知及其运动都遵循"太极运动规律",是故"太极运动规律"是宇宙的普遍规律,生物材料设计必须遵循这条客观规律。

10.2 生物响应具有"序贯性"特征

生物材料应用于生物体会产生一系列的响应,而且这一系列响应具有先后交替重叠且有秩序的特征,可以称为材料的生物响应"序贯性"。

生物材料工作者都知道,材料植入人体后,首先发生的是材料表面的吸附,免疫反应,之后依次产生后继效应,形成组织,再是组织重建,直至形成满足体内环境的组织,最终达到在体内稳定运行的复杂过程。由于这个过程是承上启下的先后连续的过程,因此,把这个过程称为"序贯性"过程。如果能够把握其中的规律,显而易见地,就可以利用这个规律来设计相关的生物医用材料了。

生物材料对体内环境中的物质的吸附过程,是最重要的过程之一,因为所吸附的成分对后续的免疫细胞会产生响应。这个过程具有选择性。然而,尽管对这个过程有许多的研究,但由于其复杂交错,其中的规律仍旧是一些假设,其规律的真实性仍然需要进一步深入。

例如种植体骨结合的机制的研究表明,骨生物材料介导成骨过程的机制至少包括 3 个互相作用的组分:免疫细胞、骨细胞和材料。在植入种植体后,机体首先会对材料产生哺乳动物组织损伤后的普遍反应。血液和组织液中的蛋白质,如纤维蛋白原、玻连蛋白、补体和纤连蛋白等会在数秒内黏附于材料表面,形成一个暂时的表面蛋白质基质层。随后凝血反应和补体系统被激活,导致血凝块形成和其他细胞群激活。在最初血液和材料间相互作用之后,急性炎症开始发生。炎症过程还包括中性粒细胞或多形核白细胞(PMNs)的招募和激活。为了降解材料,PMNs 会释放蛋白水解酶和活性氧类(ROS)以侵蚀材料表面。在 2 d 内,种植位点的 PMNs 迅速消耗、凋亡。同时,肥大细胞也积极参与到急性炎症中来,引导释放炎症增强因子和组胺,增强免疫反应。在前一阶段,单核细胞受到活化细胞因子的诱导而聚集到种植体周围,并分化成巨噬细胞。此时免疫细胞通过与种植体表面吸附的蛋白质层上存在的特异性蛋白受体链接位点相结合而产生免疫应答。巨噬细胞能够吞噬粒径小于 5 μm 的粒子,如果粒径更大,巨噬细胞将在白细胞介素 4(IL-4)和白细胞介素 13(IL-13)的刺激作用下融合形成异物巨细胞(FBGCs)。这些巨噬细胞和 FBGCs 在组织和种植体间相互作用的过程中释放细胞因子,积极调节成骨分化,使种植体表面形成新骨,并包埋种植体。最后,在骨重建阶段,功能负载和应变是骨重建的主要原因。骨细胞能将应变相关的信号转化为生物化学信号,调节骨形成和破骨细胞生成,在骨重建时期发挥一定的调节作用。另外,异物反应还可能形成纤维包裹。虽然这种纤维包裹可以有效地将种植体与周围环境分离,使其可以安全存在于宿主体内,却无法满足骨替代材料的需求。骨替代材料的意义是诱导新骨形成和作为行使功能的骨组织来填补缺损部位。纤维包裹阻止了骨和种植体之间的直接相互作用,使骨细胞无法附着于种植体表面形成新的骨组织。相反,缺损部位将由纤维组织填充,直接导致骨重建失败。这说明了创造有利于骨再生和骨结合的局部免疫环境的重要性,而通过对骨生物材料的定向修饰来调控免疫反应则可以使这一过程朝骨结合和骨再生的方向发展。目前处于免疫调控材料的设计阶段。

10.3 免疫细胞与骨结合

这里以免疫细胞与骨组织结合的研究作为案例来探讨。

对于骨生物材料在成骨过程中的调节作用来说,免疫反应是一把双刃剑。良好的免疫反应可以创造促进成骨的微环境,而不当的免疫反应则可能导致慢性炎症并在种植体周围形成纤维包裹。但有时候形成一定程度的纤维包囊又是有利的需要(如本实验室的回顾性研究),因而需要依据临床实际需要来全面考虑。

骨免疫学旨在了解免疫系统和骨骼系统之间的相互作用。免疫细胞通过释放调节分子,积极参与骨的生理和病理过程,通过影响成骨过程和破骨细胞生成调节骨再生。而免疫细胞功能异常会使破骨细胞和成骨细胞间的平衡被打破,并导致骨溶解、骨质疏松、骨关节炎和类风湿性关节炎等。免疫细胞在破骨细胞生成和成骨过程中的作用以及可能的分子机制有以下几个方面。

10.3.1 免疫细胞与成骨反应

免疫细胞在成骨过程中起着不可或缺的调控作用。免疫细胞通过表达和分泌的各种调控分子,如炎症细胞因子、骨形态发生蛋白 2(BMP2)和血管内皮生长因子(VEGF)实现其在成骨调控过程中的双重作用。充分了解免疫细胞及其分泌的细胞因子对于骨形成的影响,将有助于发展免疫调节干预技术,获得理想的骨再生效果。

生理浓度下有 4 种主要的炎性细胞因子,其综合作用可以诱导矿化基质的产生,它们分别是肿瘤坏死因子 α(TNF-α)、转化生长因子 β(TGF-β)、γ 干扰素(IFN-γ)以及白细胞介素 17(IL-17)。通过激活核因子 κB(NF-κB)信号通路,TNF-α 在一定量时可以增加 ALP 活化和 MSCs 介导的基质矿化。而预先经过 TNF-α 中和抗体处理的脂多糖(LPS)激活的炎症 M1 型巨噬细胞条件培养基对 ALP 的活化作用将会减弱。另外,早期敲除抑癌蛋白 M(OSM)将导致新骨形成量的减少。而成骨细胞在分化过程中,TNF-α 可通过抑制 BMP2 释放并诱导成骨细胞凋亡来发挥抑制成骨作用。T 淋巴细胞对 IFN-γ 和 TNF-α 的上调作用也是 MSCs 骨再生失败的原因,但其抑制作用可被抗炎药阿司匹林消除。其潜在机制可能与 MSCs 中的 NF-κB 刺激有关,这会导致 β 连环蛋白降解,从而抑制成骨分化。这些推论导出一种假说:炎症细胞因子对成骨的影响取决于其剂量和时间,适当的浓度和刺激时机会使这些细胞因子诱导成骨;不当的剂量和时机将导致骨吸收。这可以通过"序贯性"的设计来实现其过程调控。

10.3.2 免疫细胞和破骨细胞生成

免疫细胞通过 3 种主要的细胞因子:巨噬细胞集落刺激因子(M-CSF)、NF-κB 受体活化因子配体(RANKL)和骨保护素(OPG)调控着破骨细胞的生成。巨噬细胞是破骨细胞的前体,可以在 M-CSF 和 RANKL 的刺激下,在骨重建的过程中分化为破骨细胞。M-CSF 在破骨细胞前体表面与其同源受体 c-FMS 结合,并通过 Akt 和 MAP 激酶途径传递信号。RANKL 在破骨细胞前体表面与 RANK 结合,通过肿瘤坏死因子受体相关因子 6 (TRAF6)、NF-κB、激活蛋白 1(ap-1)和活化 T 细胞核因子 2(NFAT2)的转导,使调控破骨细胞存活和分化的基因表达上调。这样 RANKL 不仅在成骨细胞中表达,还在激活 T 细胞和中性粒细胞中表达,以维持骨组织中正常的破骨细胞生成。在这一过程中,IL-6 可以诱导 RANKL 的表达,并利用 RANKL/RANK-OPG 系统诱导间接效应来促进破骨细胞生成和活化。IL-6 还参与 TNF-α 和 IL-1 介导的破骨细胞形成过程。OSM 利用受体亚基 gp130(与 IL-6 相同)进行信号传递,所以这两种细胞因子的功能通常相似或者重叠。OSM 还可以通过成骨细胞刺激 RANKL 的产生,并根据效应剂量提高破骨细胞生成,这或许与 IL-6 的协同作用有关。与此相反,干扰素 γ 促进 RANKL/RANK 通路的关键中间体 TRAF6 的降解,从而防止炎症中大量的骨破坏。OPG 是 RANKL 的诱饵受体,可阻断 RANKL/RANK 的相互作用,从而抑制破骨细胞的分化与其功能。B 细胞是骨髓源性 OPG 的主要来源,这表明 B 细胞是正常生理中破骨细胞发生的主要抑制者之一。另外,T 细胞缺陷并敲除 CD40 和 CD40L 基因的小鼠会罹患骨质疏松症,表明 T 细胞与 B 细胞共同作用且通过 CD40/CD40L 协同刺激,可增加 OPG 的产生。

免疫细胞与破骨细胞的相互作用在许多骨疾病的病理过程中起着关键作用。顽固和过度的炎症是促炎细胞因子持续释放的结果,最终导致骨重建转化为破骨细胞介导的进行性骨吸收,伴随矿物质和有机成分紊乱,并最终造成骨丧失和功能障碍。这也是可进行"序贯性"过程调控设计的要点之一。

10.3.3 巨噬细胞与骨结合

在所有免疫细胞中,巨噬细胞由于其高度可塑性而备受关注。在骨愈合过程中,多重作用及其高度的可塑性备受关注。巨噬细胞在炎症和宿主防御中起着中心作用,尤其是在非特异性免疫反应中。基于各自独特的功能性质、表面标记物和诱导因子,巨噬细胞被分为 M1 和 M2 表型。其中 M2 型巨噬细胞包括 3 个亚种群 M2a、M2b 和 M2c。值得注意的是,巨噬细胞更可能是表现出 M1 到 M2 表型的连续过程中的某一状态,其中有许多尚未确定的关系,使得 M1 与 M2 型巨噬细胞的区分更加困难,因为在某个瞬间巨噬细胞可能同时具有两种表型的某些特征,从而导致根据表面标记物的划分不可靠。因此,依靠表面标记来检测巨噬细胞的数量或许需要多个标准。另外,巨噬细胞还能转化为破骨细胞去吸收骨质,或者融合为作用尚未不明确的多核巨细胞。不同表型的巨噬细胞对成骨过程存在不同程度的影响。经典激活的炎性巨噬细胞 M1 型分泌一些促炎细胞因子(TNF-α、IL-6、IL-1β),以往认为这些细胞因子可以诱导破骨细胞生成并促进破骨活动,从而导致骨吸收;而最近的一些研究发现 M1 型巨噬细胞的反应增强了骨生成。经典激活的炎症 M1型巨噬细胞可通过 OSM 诱导 MSCs 的成骨反应。与 M1 型巨噬细胞相比,M2 型巨噬细胞在修复反应中后期发挥着更为重要的作用。M2 型巨噬细胞的细胞因子释放模式是由 M1型巨噬细胞在骨损伤愈合的早期阶段决定的。长时间 M1 型极化可导致 M2 型巨噬细胞释放纤维化增强的细胞因子增多,从而导致纤维包裹的形成。相反,高效而及时的 M1 型巨噬细胞表型转换可以使 M2 型巨噬细胞释放成骨增强细胞因子并促进新骨形成。

巨噬细胞表型是动态而可塑的,会对环境的变化做出响应,改变表型和生理状态。巨噬细胞在一定的刺激条件下经过最短 3 天即可从 M2 损伤修复型巨噬细胞完全极化为 M1促炎型巨噬细胞,反之亦然。这也揭示,它们在骨修复过程中具有多重作用,与表型转化、刺激信号的类型、浓度、作用时间有关。当受到 IL-4 刺激时,巨噬细胞转化为促进修复的M2 表型;而当加入 LPS 和免疫复合物的时候,巨噬细胞可以呈现出一种混合的表型,同时具有伤口愈合和调控免疫细胞的特征。目前还不清楚这种表型的改变是来自原来的巨噬细胞,还是一个新的巨噬细胞群体从免疫细胞循环中迁移到这一位点来代替原来的细胞。

另外一直未受到重视的还有种植体表面材料、形状、化学性质和组成对巨噬细胞的影响这一研究领域。表面粗糙度具有增加促炎性反应的趋势。粗糙表面增加巨噬细胞的促炎性细胞因子表达。除此之外,大量关于单核/巨噬细胞及其融合成多核巨细胞的行为信息尚不清楚。多核巨细胞聚集在种植体表面也可能引起生物材料的降解和种植失败。多核巨细胞也可以从 M1 型极化成 M2 型,且多核巨细胞跟随巨噬细胞聚集在生物材料表面后,可以表现 M2 型巨噬细胞标记。特别是在骨移植材料周围,多核巨细胞在种植术后多年仍存在于种植位点的骨组织中,并与周围组织血管化水平的迅速增长有关。近年的研究主要集中于多核巨细胞的表面标记及其来源的细胞系的分歧。总之,巨噬细胞可以作为评估免疫反应的细胞模型,而其异质性和可塑性也使其成为调节免疫响应的主要靶点。因此,巨噬细胞的转化模式及其对成骨过程的影响值得进一步深入研究,是免疫调制材料的主要研制对象之一。

10.4　种植体和骨生物材料表面改性及其免疫调节作用

骨生物材料被宿主免疫系统识别为异物,引起多种定向免疫反应。生物材料的表面性质将是决定其所介导的免疫反应类型和范围的重要因素。

10.4.1　种植体和骨生物材料的表面性质与形貌对免疫调节的影响

种植体和骨生物材料表面的免疫细胞生物学行为很大程度上取决于材料表面性质,如表面微观结构和润湿性。一般而言,相比亲水材料,疏水材料往往提高免疫细胞黏附,并导致植入位点局部免疫反应。表面电荷也对免疫反应产生显著影响。人们普遍认为阳离子更能促进炎症反应。大多数哺乳动物细胞,包括免疫细胞表面整体存在负电荷。阳离子引起的细胞表面负电荷的丢失可能影响正常状态下蛋白质的定位和确认,从而影响信号传导并对生理反应包括炎症反应产生显著影响。生物材料的表面形貌是影响免疫细胞相互作用的又一重要特性。材料表面粗糙度会影响免疫细胞的黏附和扩散,还可以调节巨噬细胞释放炎性细胞因子和趋化因子。骨是一种由纳米-羟基磷灰石组成的天然纳米结构,周期性地分布在自组装的胶原纤维中,这意味着纳米结构可以有效地调节局部微环境。材料表面的纳米形貌可以模拟这些天然的纳米结构,对间充质干细胞的形态学和表型调控具有一定的影响。选择性地设计纳米材料是刺激成骨分化的有效措施。除了直接影响成骨分化外,高度可调的特性使纳米形貌成为一种很有价值的工具,可以精确调节免疫细胞的骨免疫反应,从而产生可控的免疫环境来调节骨骼动力学。而免疫细胞同样具有高度可塑性,由于这些可调特性和生物仿生性质,材料表面纳米形貌成了一种非常有价值的,可以精确地控制骨免疫调节,改善骨再生的性质。这是目前免疫调制生物材料的主要研究热点。

10.4.2　种植体和骨生物材料表面的纳米形貌

研究已经证明纳米形貌诱导成骨分化的作用,展现了在骨生物材料中引入纳米改性界面,通过可预测的方式来触发和控制不同系统细胞行为这一技术的价值。纳米形貌包括纳米管、纳米坑、纳米纤维、纳米点、纳米槽、纳米孔等,均已应用于调控骨细胞的行为,并在生物物理化学和力学参数得到适当控制的情况下,对增强骨形成产生积极作用。除了直接影响骨细胞外,研究还发现了其对免疫细胞的反应,显示出明显的免疫调节作用。不同的骨诱导纳米技术对调节免疫细胞反应的影响及可能的潜在机制是目前的研究热点之一。

1) 纳米管

纳米管的形貌表现出良好的功能效应,并已经应用于许多领域,包括凝血、血管形成和药物传递。同时还可以促进骨形成细胞的黏附、扩张和成骨分化,并可以有效促进骨结合,是一种在牙科/骨科应用方面极具发展前途的界面。在调节免疫反应方面,研究发现 TiO_2 纳米管能抑制免疫细胞生长和黏附,下调巨噬细胞炎症蛋白-1β(MIP-1β)、单核细胞趋化蛋白-1(MCP-1)、IL-6 和 IL-8 表达。巨噬细胞系在 TiO_2 纳米管表面,尤其是 80 nm 直径组,能增加巨噬细胞黏附、增殖能力,并抑制 TNF-α、MCP-1、MIP-1α、IL-1β 和 IL-6 的表达。

2) 纳米坑

在骨重建和吸收过程中,破骨细胞附着并降解旧骨组织,其特征是在封闭区形成直径 40 μm 的凹坑,表明纳米坑型拓扑结构在介导成骨过程中具有重要作用。改变纳米坑形貌的各项参数,如直径和深度等,骨形成细胞的行为会受到明显调控并在合适的纳米坑结构下发生成骨分化。而与调控骨动力学的研究相比,纳米坑形貌结构的免疫调节作用还非常有限。

3) 纳米纤维

随着电纺技术的发展,现在已可以制造出超细的、连续的纳米纤维。基于纳米纤维的支架能显著增强骨再生。3D 水凝胶表面的纳米纤维涂层可以将巨噬细胞的极化状态转化为具有抗炎和促进组织愈合作用的 M2 型。而电纺纳米纤维聚氨酯膜的巨噬细胞反应最为微弱,异物反应温和。免疫反应可发生于不同纤维尺寸和排列方式的 PLLA 支架上。RAW264.7 巨噬细胞经过 7~24 h 的培养后用于活化和表达促炎细胞因子,其活化能力和促炎细胞因子的分泌主要与纤维的直径有关。通过引入合适的纳米纤维结构,可以显著提高生物材料的生物相容性。

4) 纳米点

在钛表面制备 TiO_2 纳米点的方法已经成功实现对 MSCs 的成骨分化的调节作用,其中 15 nm 点阵大小的效果最为显著。这表明利用纳米点来控制种植体表面骨形成细胞,从而应用到骨生物学领域之中是可行的。还有研究报道了纳米点的免疫调节作用。当控制纳米点阵尺寸在 10~200 nm 时,免疫细胞形态、黏附和增殖都受到相应的调控。在 50~ 100 nm 的纳米点阵中,巨噬细胞和泡沫细胞的附着数量增加,而在 100~200 nm 的点阵中附着数量则减少。通过对黏着斑蛋白和肌动蛋白微丝进行免疫染色发现在小尺寸纳米点阵表面,细胞黏附能力和细胞骨架形成均有增加。同时还注意到,在尺寸为 100~200 nm 的纳米点阵表面,细胞黏附和细胞骨架形成延缓,促炎基因表达上调。

5) 纳米沟槽

与其他纳米形貌相比,纳米沟槽和微纹理表面可通过一种被称为接触诱导的现象对骨形成细胞进行形态诱导。纳米沟槽形貌对黏着斑和吸附蛋白的表达有直接影响。伴随着丝状伪足的延伸,蛋白与肌动蛋白微丝与纳米沟槽平行。纳米沟槽的形貌还能够影响胶原基质的排列,这对骨基质的形成非常重要。在诱导免疫细胞的附着和扩散过程中,纳米沟槽形貌似乎还能减少巨噬细胞的附着和增殖数量。与体内实验的结果一致,生长于纳米沟槽形貌表面的巨噬细胞会上调其炎症细胞因子表达。此外研究还观察到损伤修复相关因子,包括 TGF-β 和骨桥蛋白表达增强,表明纳米沟槽形貌控制巨噬细胞活化对免疫治疗的影响,从而诱导损伤修复反应。

6) 纳米孔

微米和纳米尺度的多孔结构对增强基质沉积和改善骨形成的细胞黏附和分化有影响,揭示了纳米孔界面对成骨的积极作用。免疫细胞的行为可以通过控制纳米孔的大小进行调节,在较大的孔径上(200 nm)巨噬细胞的附着能力较弱,然而与小孔径组(20 nm)相比,大孔径表面附着的巨噬细胞高度活化,并释放促炎性细胞因子的能力更强。当与 20 nm Al_2O_3 纳米孔比较时,200 nm 孔组诱导炎症反应能力更强,具有更强的炎症细胞招募能力并产生更多的促炎细胞因子。纳米孔结构和孔径大小可以影响免疫细胞扩散并改变其形状,从而调控自噬通路成分(LC3A/B,beclin-1,Atg3,Atg7,P62)的表达和激活,这意味着纳米形貌介导免疫调节可以与细胞形态的改变和自噬的激活有关。

10.5　种植体及骨生物材料表面修饰和涂层

近年来的研究关注种植体骨整合的生物学机制。表面修饰和涂层试图模仿人类骨的生化环境和纳米结构,使用包括特定的药物、蛋白质、生长因子等修饰种植体表面,其目标是:①通过与骨整合过程的相互作用为种植体提供最佳的稳定性;②改善种植体周围软组织附着;③通过影响细菌和免疫细胞附着调节种植体周围免疫环境,控制炎症和促进骨再生。同时近年的研究还关注经改性具备一定免疫调节能力的胶原膜对骨生物材料引导骨再生过程的支持作用。多种不同材料交联胶原膜也展示了其所具有的免疫调节性能。

10.5.1 生长因子

在骨整合的第一个步骤(止血过程)中,血小板从破损的血管中释放到牙槽骨中,释放特殊的生长因子来开启骨整合的下一步过程(炎症过程)。而巨噬细胞是所需生长因子的第二个来源。1965 年第一次报道了 BMP,此外还有至少 18 种 TGF-β 家族的生长因子。在体内 BMP 由成骨细胞、血小板、内皮细胞释放,积存在骨基质中,并在种植窝预备时释放出来。研究表明,钛片修饰含 BMP2,仿生钙磷灰石涂层可以改善种植体—骨结合,提高新骨形成。

10.5.2 多肽

多肽由短序列氨基酸组成。特殊的多肽具有促进细胞黏附,或者抗菌的作用,已经被用于设计新型表面种植体。RGD 多肽是细胞外基质蛋白的重要序列,在成骨细胞迁移黏附过程中作为整合素受体的连接位点。除此之外,对于抗菌肽涂层的研究也在进行当中。研究发现抗菌肽 WALK11.3 可以通过下调 TLR4 信号通路来减少 LPS 刺激的巨噬细胞而释放促炎因子 NO、COX-2、IL-1β、IL-6、INF-β 和 TNF-α。人工合成的 β 折叠 AMPs 还能够抑制巨噬细胞编码的促炎性细胞因子和化学因子的基因表达。抗菌肽 PR-39 同时具有抗菌作用和免疫调节作用,能够介导巨噬细胞产生 IL-8 和 TNF-α。在唾液中发现的抗菌蛋白 GL13K 能够通过硅烷化的方法稳定地修饰钛材料表面,且具有良好的生物相容性与杀菌性能。

总之,种植体和骨生物材料与免疫系统相互作用,显著影响免疫细胞和骨细胞的生物学行为,从而决定骨再生和骨结合的结果。未来的研究应该集中于确定对骨再生和骨结合有利的免疫环境,确定巨噬细胞不同极化状态对免疫调节的影响及其相互转化的意义,以及如多核巨细胞等在骨免疫调节机制中发挥的作用及其机制,从而为调控骨免疫反应提供高效的策略,为骨生物材料的表面修饰和设计提供可行的方案,促进种植体植入后的骨结合和骨再生。

按照什么原理或者理论来设计生物材料一直是生物材料学者面对的基本问题,这就回到了本教程的主题,即回归大自然的运行规律进行仿生设计。

这个命题有深刻的历史背景:达西·温特沃斯·汤普森所著的《生长和形态》一书的主体用力学方法讨论生命形态(主要是双螺旋)问题;特奥多·安德列·库克所著的《生命的曲线》一书,进一步作出了双螺旋相关理论阐述,他在书中提到,中国哲学家已经认同对数螺旋是生命的标志[①];更进一步的是,从力作用角度论述发育过程,认为生命体的形态应当从力发育学的角度讨论其机制(Hamant,2017);特别值得一提的,是著名生物力学家冯元桢提出了"应力—生长关系"概念,这直接导致美国在国家层面兴起"组织工程"研究,并逐渐演进为再生医学的蓬勃发展。

正是因为如此,本教程按照这些启示而展开讨论。依据前述的一些讨论和总结,可以提出生物材料设计的基本原则:

①遵从螺旋式运动规律的原则,基本要素是"三元谐变";

②遵从序贯式演化规律的原则,基本要素是"交互重叠";

③遵从系统式互动规律的原则,基本要点是"系统作用"。

这3条原则都来自大自然产物的运动演化规律,所以生物材料的设计都必须满足这3条原则,因为它们是基本原则。

以下将就这3条基本原则展开讨论。

---

① 实际上就是太极图示的原理,这是一种双螺旋式的运动所致的形态发生机制。——笔者注

11 生物材料的设计原则

生命体的器官是由组织构成的,组织则是由纤维型的材料和细胞组成的,细胞所感知的应当是纤维型蛋白质自组装而成的结构的运动,这可以表示为:

生命体的组织(材料) = 原纤维分子组装成线束再组装并列体+ 空间构造(传输携流体物质)+ 表面/界面(微纳构造)

在螺旋形纤维构造和表/界面的纹路中携带着粒子乃至微粒子,加上结构的振动和螺旋伸缩运动,都被细胞感知,细胞根据感知到的信息进行功能调节。当细胞感知的信息与原有信息差异在黄金分割比范围内时,则是正常信息,否则是异常信息。出现异常信息时,细胞会启动表达功能进行对结构的补偿。其补偿会有两种方式:增强和损减,即不足的增强,多余的减少、堵塞的疏通。这些就是生命的运动机制、医疗过程需要遵循的基本原则,生物材料的设计也必须满足或者遵循这些基本原则,否则就会"好心办坏事"。

11.1 螺旋式运动规律的生物材料设计原则

螺旋式的运动是大自然选择的必然规律。一般地,在流体场中遇到阻力就会产生旋转运动,也就是"一搓就涡"(遇到阻力就产生涡旋运动)的客观必然选择。这有很多例子,例如水涡,甚至一系列的涡(卡门涡街),有独立旋转的涡,有对旋的双涡,还有一串一串的涡旋。这是流体运动中局部阻力产生的结果。在血管的流动中也会产生这种现象。人们认为,旋转运动导致的物质聚集产生有序,混沌流体在涡旋的情况下,原本物质分布的混沌状态形成有序状态,有序的纤维状态聚集成螺旋纤维束。这或许就是大自然中自然选择规律。这也是自然界在合适的条件下,由适当的物质粒子形成分子或结晶体,由分子形成纤维或晶体生长形成更大的结晶体。

特别地,在双螺旋的条件下,体系会产生"自缩聚"并且"自优化",这个过程是自动控制的。这就是自然选择的最初模式,也是自然界包括生命界自然形成的一条普遍规律。生命界对这条客观规律驾轻就熟,运用到炉火纯青的地步,乃至现代的我们还没有完全认识到这一点。

因此,螺旋式的运动规律必定成为生物材料设计的普遍原则,也是最重要的原则。

在实施这条设计原则时,必须注意的是,这是"三元谐变"模式。这个模式可能会改写科学界现代的许多理论或表达的方程式。例如,称为现代最为正确的量子力学表达式(波动方程),采用最先进的"八元数"表征时是一个对偶方程,也就是说量子力学波动方程不是一个,而是两个,并且这两个方程是同时出现的,是对偶的关系,不是独立的关系。这足以显现出中国先哲们是多么的伟大,"万物负阴而抱阳,冲气以为和"是多么伟大的物质运动模式!这里自然地给出了螺旋运动,尤其是双螺旋式的运动,具备了自洽、和谐、稳定的基本特征。

因此,这条普遍规律是指导我们设计生物材料必须遵循、切不可违背的客观规律。其重要意义是显然的。

分子螺旋是分子链中的阻力模块,例如胶原分子量中嵌段有羟脯氨酸,它是产生胶原螺旋的始动要素,分子链间的氢键是胶原链(或者DNA链)聚集的另一个要素,能量最低原理是体系的稳定要素,它们都是决定性的基本要素。是故,分子链的设计、加工成型都要考虑到这3个要素,它们的协同和谐是系统的"三元谐变"稳定的必需条件。这里所指的"系统",除了设计的自身材料之外,还有与植入生物体部位的材料相匹配的内涵,因此这也是一个"系统工程",而不是某个独立的要素。而且这个系统具有链式反应特征,还有横向联络的特征,不仅仅是分子的上游下游这样的关系,生物材料的设计也必须具备系统的观念。

设计之后,便是加工。可以采用"自组装"或者"加捻纺丝"或"加扭旋动"等工艺技术来完成。这些已经有专门的书籍可以参考,是故不再赘述。

11.2 序贯式演化规律的生物材料设计原则

生物材料的序贯式演生和演化规律是另一个大自然的规律。在生命体中,这一规律呈现出十分复杂的交互重叠的现象。可以认为,人类对这条规律还只是"初见端倪、不见真谛"的状态。

最主要的研究结果之一,是生物材料作为"异物"植入体内后产生的蛋白质吸附、异物反应、免疫反应、组织成分表达、组织形成、组织重建一系列过程。它不是杂乱无章的,而是有层次递次的,具有序贯特征且交互重叠,也就是说这个过程是有序发生的,且是先后交错叠加的一种状态。这是生物材料设计的难点,其难处在于:①相关的生物学机制还不完全清楚,就像免疫调制材料中所讨论的那样;②这个过程是细胞参与的过程,而细胞的活动与材料界面上的蛋白质和酶系统密切相关;③这个过程的先后连接要素尚不完全清楚,亦如免疫调制材料中所讨论的那样;④组织形成的要因有待进一步研究,等等。真正的生物材料设计首先应是了解系统的生物学过程,这应当是材料生物学新学科形成的必要条件,可能涉及有发育生物学、力学生物学等学科的介入形成的更大的交叉学科。

然而,这又是一条不得不遵循的生物规律,其中不乏生物智能的体现,也是生物材料的必须选择。因此,人类的"高智商"应对生物"高智能"的生物材料学时代已经到来。

这个问题的解决方案在于探讨清楚其中的调节与控制(调制)的规律,需要模式表达的方式,所以再次提出运用中国古代的科学思想和科学模式,即"太极"与"八卦"或"易卦"模式来展开这方面的研究,其理由如下:

一是,纷繁复杂的生物现象的基本产生要点在于"太极运动"模式,即"三元谐变"的演生和演化模式,就目前的科学模式而言,还必须学中国古代就产生的科学模式,而"易"正是这种模式的集中体现。伟大的物理学家爱因斯坦就说过,"令人奇怪的是,(现代科学的成就)在中国古代都做出来了"。这是有史可查的(束景南),所以不必怀疑爱因斯坦说的话。不仅是爱因斯坦,还有玻尔、普利高津等诺贝尔奖获得者都有类似的表达。因而可以相信的是,"易卦"是一个科学模式,用它可以探讨纷繁复杂的种种现象,找到规律,再应用于实践,以利于生物材料的设计。

二是了解细胞的特性,或者进一步理解细胞的行为。这是因为这个过程是细胞参与的过程。如果对这一点不能清楚地理解,找不出真正的规律,那将无法面对这个纷繁复杂的局面。然而,"细胞也太极"正是前面所讨论的重要内容之一。这是生物材料设计必须掌握的一条法则。其核心内容在于,细胞面对复杂的环境如何调控的规律,把握这一规律是现代细胞的系统生物学需要重新构建的重要任务,不仅是人工构造系统,还有"细胞"的太极系统。这也是上述内容的着眼点,其重点在于细胞信号通路的相互交流构成的系统规律。

三是环境引起的细胞响应规律,换言之即细胞的微环境(包括有无材料所在的微环境)的响应规律,其中的差别即是生物材料设计必须把握的规律。这同样涉及"细胞也太极"中的关键因子和最低能量原理的应用规律。

另外一点是,细胞之外的相互作用(或者相互交流)的规律。这就是下一节所讨论的内容。

11.3 系统式互动规律的生物材料设计原则

系统式互动规律中的系统不能与序贯式演化规律中的系统等同对待,因为序贯式演化规律中的系统是细胞内的系统,而系统式互动规律中的系统是除细胞以外的系统,包括细胞信息传递出细胞以外,会与组织相互交流,进一步地与器官相互交流。这种相互交流大系统是"生命也太极"的完整系统。当然也有与地球太阳环境之间的相互交流,这称为

"天人合一"宇宙系统,这一点普利高津体会得最为深刻,因为他通过对"天人合一"的深刻理解建立了"开放式的热力学"这个新科学领域,从而获得了诺贝尔物理学奖。"开放式的热力学"已经成为"every thing"的统一规律,号称横贯经典力学、量子力学和统计力学的科学,大有统一宇宙规律的气象。可见,这是一个不能缺少的客观规律,在生物材料的设计中也应当予以充分深刻的认知与考虑。但值得注意的是,现代量子力学在生物学中应用发现,量子隧穿似乎不遵从阿伦尼乌斯公式或者活化能表达式这个热力学第二定律。这再次说明,生物的系统运动规律遵从的是量子力学规律,牛顿力学是量子力学的特例。因此生物材料设计有必要考虑量子隧穿之类的效应,它有一个理想化的通路,这个通路必须通畅,从而以"捷径"来节约能量。生物系统是节约能量的高手,人类正是在耗能的工程上而开始向生物进化的结果中的规律学习的,这已经成为现代的巨大潮流,推进世界向新的水平进发,即 Biologicalisation in Engineering,包括工程、工业、医学等领域的革命式的新阶段,所以生物系统的仿生是必需的。

"天人合一"的思想,包含系统式的互动规律在内。在中国人创建的中医学中运用得最为独到,很值得我们学习、深刻理解并最终获得应用。强调这一条规律,是因为体内组织生长包含着细胞—细胞、组织—组织、器官—器官之间都存在着相互作用、相互协调、相互节制,这些关系之间必须形成稳定、谐调、和谐的体系。因此,只有满足这一条规律,才能够最终满足所设计的生物材料获得圆满的成功。

诚然,系统式互动规律的内涵是"系统作用"的规律,需要遵照中国的科学原理进行生物材料的设计。关于这一点,可以参考《中国人的医学智慧——以量子力学观解读中医学》一书(重庆大学出版社,2019),按照中医的"五行观"结合生物材料设计的对象,予以合理的应用。

例如,在中医学中,考虑肾脏功能的发挥,需要考虑肾—膀胱这样的"阴阳对"共同作用,它们是相互作用"太极关系"。同时,心、肝、脾、肺、肾组成的"太极关系"系统之间都有相互作用,不是简单地相互作用。关于这些知识已经远远超过了以往生物材料设计的范畴。这里特别提出,利用一些中医学的知识参与生物材料的设计,会让所设计的生物材料植入体内后实现协同、和谐,这就可以最大限度地满足生物协同和谐的目的,所以会最大限度地获得成功。对"肾主骨"以及治疗肾病的中药方剂中的相关成分加以利用,是可行的路径。

提出这一条规律,可能会使现在的生物材料设计者感到茫然,不过领会了中医学的理论,便可以利用一些中医药的成分,以满足一些"隧穿效应"和有关物理知识的应用。例如,中医针灸是利用金针或者银针的刺激,获得最大限度的"隧穿效应"从而在低能条件下获得生物反应的"隧穿效果",显然这其中包含着深刻的物理化学规律,既可以治病,也可以满足组织生长的合理调节。但一些重要植物成分的利用会获得一些意想不到的效果,如青蒿素治疗疟疾(屠呦呦)。再如,生物材料植入的抗菌抗感染问题以这种思路便可得到合理的解决,补肾的药物会促进成骨,活血的药物有利于血液通畅以保障血供,等等。

其实,这些方面还是非常薄弱的环节,是以往因不了解而忽视的重要内容。所以,这里提出的"系统式互动规律的生物材料设计原则"必将成为开发的新天地,而这在中国是得天独厚的资源,是其他国家无法比拟的。

参考文献

A

Amin A D, Vishnoi N, Prochasson P. A global requirement for the HIR complex in the assembly of chromatin.[J]. Biochimica et Biophysica Acta, 2011, 1(3-4): 264-276.

Anderson R H, Ashley GT: Growth and development of the cardiovascular system: (a) anatomical development, in David J A, Dobbing J (eds): Scientific Foundations of Paediatrics. Philadelphia, WB Saunders, 1974, 165-198.

Armour J A, Randall W C. Electrical and mechanical activity of papillary muscle[J]. American Journal of Physiology, 1970, 218(6):1710-7.

Arts T, Reneman R S. Dynamics of left ventricular wall and mitral valve mechanics—a model study[J]. Journal of Biomechanics, 1989, 22(3):261-71.

B

Ball P. The Self-Made Tapestry: Pattern Formation in Nature[M]. Oxford University Press, 1999.

Beyar R, Sideman S. The dynamic twisting of the left ventricle: a computer study [J]. Annals of Biomedical Engineering, 1986, 14(6):547-62.

Bogaert J, Maes A, Van d W F, et al. Functional recovery of subepicardial myocardial tissue in transmural myocardial infarction after successful reperfusion: an important contribution to the improvement of regional and global left ventricular function[J]. Circulation, 1999, 99(99):36-43.

Bose S, Roy M, Bandyopadhyay A. Recent advances in bone tissue engineering scaffolds [J]. Cell TIBTEC-990,2012: 9.

Bronowski J. The hidden structure, in Brownowski: The Ascent of Man [J]. Boston, Little Brown and Company, 1973, 123-153.

Buchalter M B, Rademakers F E, Weiss J L, et al. Rotational deformation of the canine left ventricle measured by magnetic resonance tagging: effects of catecholamines, ischaemia, and pacing [J]. Cardiovascular Research, 1994, 28(5):629-35.

Buckberg G D. The structure and function of the helical heart and its buttress wrapping. Ⅱ. Interface between unfolded myocardial band and evolution of primitive heart. [C]// Seminars in thoracic and cardiovascular surgery. Semin Thorac Cardiovasc Surg, 2001:320-332.

Buckberg G D, Coghlan H C, Torrent-Guasp F. The structure and function of the helical heart and its buttress wrapping. V. Anatomic and physiologic considerations in the healthy and failing heart [J]. Seminars in Thoracic & Cardiovascular Surgery, 2001, 13(4):358-385.

Buckberg G D, Coghlan H C, Torrent-Guasp F. The structure and function of the helical heart and its buttress wrapping. Ⅵ. Geometric Concepts of Heart Failure and Use for Structural Correction [J]. Seminars in Thoracic & Cardiovascular Surgery, 2001, 13(13):386-401.

C

Chabane L A. Viscoelastic properties of red cell membrane in elliptocytosis [J]. Blood, 1989, 73 (2): 592-597.

陈江,陈旭晞,周麟. 骨免疫调节机制对种植体骨结合及骨生物材料引导骨再生的影响[J]. 口腔疾病防治 2018,26(10):613-620.

Chien S, Sung K-L P, Skalak R, et al. Theoretical and experimental studies on viscoelastic properties of erythrocyte membrane[J]. Biophys ,1978,24:463-487.

Chien S, Sung K-L P, Schmid-Schonbein GW, et al. Rheology of leukocytes [J]. Ann N Y Acad Sci , 1987, 516:333-347.

Coghlan H C, Coghlan A R, Buckberg G D, et al. The structure and function of the helical heart and its buttress wrapping. Ⅲ. The electric spiral of the heart: The hypothesis of the anisotropic conducting matrix [J]. Semin Thorac Cardiovasc Surg, 2001, 13(4):333-341.

奥特多·安德烈·库克. 生命的曲线[M]. 周秋麟,陈品健,戴聪腾,译. 长春:吉林人民出版社,2000.

Cox J L. Surgery for cardiac arrhythmias[J]. Current Problems in Cardiology, 1983, 8(4):3–60.

Cox J L. Left ventricular aneurysms: pathophysiologic observations and standard resection [J]. Semin Thorac Cardiovasc Surg, 1997, 9(2):113–122.

D

Davies F. The conducting system of the vertebrate heart[J]. Biological Reviews, 1942, 4(3):66.

Davies F, Francis E T B: The conducting system of the vertebrate heart[J]. Biological Reviews,1946, 21: 173–188.

达西·汤普森. 生长和形态[M].袁丽琴,译.上海:上海科技出版社,2013.

Dell'Italia L J. The right ventricle: anatomy, physiology, and clinical importance[J]. Current Problems in Cardiology, 1991, 16(10):658–720.

Donato M D, Sabatier M, Dor V, et al. Akinetic Versus Dyskinetic Postinfarction Scar: Relation to Surgical Outcome in Patients Undergoing Endoventricular Circular Patch Plasty Repair[J]. Journal of the American College of Cardiology, 1997, 29(7):1569.

Donato M D, Sabatier M, Montiglio F, et al. Outcome of left ventricular aneurysmectomy with patch repair in patients with severely depressed pump function[J]. American Journal of Cardiology, 1995, 76(8):557–561.

Dong C, Skalak R, Sung K-L P, et al. Passive deformation analysis of human leukocytes[J]. Biomech Eng, 1988,110:27 – 36.

Dor V, Sabatier M, Donato M D, et al. Efficacy of endoventricular patch plasty in large postinfarction akinetic scar and severe left ventricular dysfunction: comparison with a series of large dyskinetic scars [J]. Journal of Thoracic & Cardiovascular Surgery, 1998, 116(1):50–59.

Doyle J F. 结构中波的传播[M].吴斌,等,译. 北京:科学出版社, 2013.

E

Evans E, Yeung A. Apparent viscosity and cortical tension of blood granulocyts determined by micropipette aspiration[J]. Biophys, 1989,56:151–160.

F

范成有.香料及其应用[M].北京:化学化工出版社,1990.

Franco-Cereceda A, Mccarthy P M, Blackstone E H, et al. Partial left ventriculectomy for dilated cardiomyopathy: is this an alternative to transplantation [J]. Journal of Thoracic & Cardiovascular Surgery, 2001, 121(5):879.

G

干昌新.破译《老子》祖本.北京:中央编译出版社,2008.

Gaudron P, Eilles C, Kugler I, et al. Progressive left ventricular dysfunction and remodeling after myocardial infarction. Potential mechanisms and early predictors[J]. Circulation, 1993, 87(3):755-763.

Ghasemi-Mobarakeh L, Kolahreez D, Ramakrishna S, et al. Key Terminology in Biomaterials and Biocompatibility[J], Curr Opin Biomedi Eng. 2019.10:45-50.

Gilbert P M, Weaver V M. Cellular adaptation to biomechanical stress across length scales in tissue homeostasis and disease[J]. Seminars in Cell & Developmental Biology, 2017,67:141-152.

郭孔生.《周易》中的"易"字语义探微.现代语文 2012,(8):27-29.

H

Hamilton W J, Boyd J D, Mossman H W. Human embryology: prenatal development of form and function. [J]// Human embryology; prenatal development of form and function. Heffer, 1972:709.

Hay E D. Human Embryology[M], ed. 3. New York: McGraw-Hill Book Company, 1968.

Hilborn J, Bjursten L M. A new and evolving paradigm for biocompatibility [J]. Tissue Eng Regen Med 2007, 1:110-119.

I

Ines Hipolito. A simple theory of every "thing"[J]. Physics of Life Review, 2019,31:79-85.

J

Jatene A D. Left ventricular aneurysmectomy. Resection or reconstruction [J]. Journal of Thoracic & Cardiovascular Surgery, 1985, 89(3):321-331.

Junnila R K, List E O, Berryman D E, et al. The GH/IGF-1 axis in ageing and longevity[J]. Nature Rev Endocrinol 2013,9:366-376.

Ingels N B. Myocardial fiber architecture and left ventricular function [J]. Technology & Health Care Official Journal of the European Society for Engineering & Medicine, 1997, 5(1-2):45.

K

卡洛·罗韦利. 现实不似你所见: 量子引力之旅[M]. 杨光, 译. 长沙: 湖南科学技术出版社, 2017:165.

L

雷元星. 人类的科学: 在这个星球上我们的探索[M]. 北京: 中国友谊出版公司, 2008.

李斌, 华永新, 杨光. 多孔钽金属的生物学特性: 近期临床应用安全但远期反应待证实[J]. 中国组织工程研究 2014, 18:7028-7032.

Lillehei C W, Levy M J, Jr B R. Mitral valve replacement with preservation of papillary muscles and chordate tendineae[J]. Thorac Cardiovasc Surg, 1964, 13(1):532-543.

Lopes D, Martins-Cruz C, Oliveira M B, et al. Bone physiology as inspiration for tissue regenerative therapies[J]. Biomaterials, 2018, 185:240-275.

Lower R. Tractus de corde 1669 [J] Early Science in Oxford, 1968, 50(9):236.

罗尚贤. 老子章段今解[M]. 广州: 广东经济出版社, 2008.

M

Ma E Y, Cui Y T, Tang S, et al. Mobile metallic domain walls in an all-in-all-out magnetic insulator[J]. Science, 2015, 350:538-541.

马金辉, 等. 股骨头坏死钽棒植入后中期随访失败原因分析[J]. 中华关节外科杂志(电子版) 2017, 11:331-337.

Mall F P. On the muscular architecture of the ventricles of the human heart[J]. Developmental Dynamics, 1911, 11(3):211-266.

Männer J. Cardiac looping in the chick embryo: A morphological review with special reference to terminological and biomechanical aspects of the looping process [J]. Anatomical Record-advances in Integrative Anatomy & Evolutionary Biology, 2000, 259(3):248-262.

Mayers M A, McKittrick J, Chen P Y. Structural biological materials: Critical mechanics-materials connections[J]. Science 2013, 773-779.

McConnell R, Zhang H, Hu J, et al. Entanglement with negative Wigner function of almost 3,000 atoms heralded by one photon[J].Nature 2015, 519: 439-442.

Mitchsion J M, Swann M M. The mechanical properties of the red cell surface [J]. Exp Biol, 1954, 31: 443 - 460.

N

Nelson D L, Cox M M: Carbohydrates and glycobiology[J]. Lehninger Principles of Biochemistry, 2000, 293-322.

Q

秦贵森.周易科学探索[M].太原:山西科学技术出版社,2009.

R

Rand R P, Burton A C. Mechanical properties of red cell membrane[J]. Biophys, 1964, 4:115-135.

Ranke M B, Wit J M. Growth hormone——past, present and future [J]. Nature Reviews Endocrinology, 2018, 14:285-300.

Robb J S, Robb R C. The excitatory process in the mammalian ventricle[J]. Physiol, 1936, 115: 43.

Robb J S, Robb R C. The normal heart: Anatomy and physiology of the structural units[J]. 1942, 23(4): 455-467.

Rushmer R F, Crystal D K, Wagner C. The functional anatomy of ventricular contraction[J]. Circulation Research, 1953, 1(2):162.

S

Santoli S. Life and intelligence in the universe from nanobiological principles: A survey and buget of concepts and perspectives[J]. Acta Astronautica 2000,46(10-12):641-647.

Sato M, Levesque M J, Nerem R M. An application of the micropipet technique to the measurement of the mechanical properties of cultured bovine aortic endothelial cells[J]. Biomech Engng, 1987, 109:27-34.

Sato M. Application of the micropipet technique to the measurement of the cultured porcine aortic endothelial cell viscoelastic properties[J]. Biomech Engng, 1990, 112:263-268.

Schmid-Schonbein G W, Sung K L P, Tozeren H, et al. Passive mechanical properties of human leukocytes[J]. Biophys , 1981, 36:243-256.

Schmid-Schonbein G W. Leukocyte kinetics in the microcirculation[J]. Biorheology, 1987, 24:139-151.

Shinebourne E A. Growth and development of the cardiovascular system [J]. Scientific foundations of paediatrics, 1974:198-213.

Streeter D D, Powers W E, Ross M A, et al. Three-dimensional fiber orientation in the mammalian left ventricular wall[J]. Cardiovascular System Dynamics. 1978: 73.

Streeter D D: The cardiovascular system I , in American Physiological Society (ed): Handbook of Physiology[M]. Baltimore, Williams and Wilkins, 1979.

束景南.太极图——人类文化之谜的破译[J].苏州大学学报(哲学社会科学版),1992,(2):1-16.

Stryer L. Bindegewebsproteine: Kollagen, Elastin und Proteoglykane[J]. Biochemie, 1987:144-159.

Sung K-L P, Dong C, Schmid-Schonbein G W, et al. Leukocyte relaxtion properties[J]. Biophys, 1988, 54:331-336.

T

Taccardi B, Lux R L, Ershler P R, et al. Anatomical architecture and electrical activity of the heart[J]. Acta Cardiologica, 1997, 52(2):91-105.

陶祖莱.生物力学导论[M].天津:天津科技翻译出版社 2000:657-685.

Torrent-guasp F, Buckberg G D, Clemente C, et al. The structure and function of the helical heart and its buttress wrapping [J]. The normal macroscopic structure of the heart. Semin Thorac Cardiovasc Surg, 2001, 13(4):301-319.

Torrent G F. Macroscopic structure of the ventricular myocardium[J]. Revista Espanola De Cardiologia, 1980, 33(3):265.

Tsakiris A G, Gordon D A, Padiyar R, et al. Relation of mitral valve opening and closure to left atrial and ventricular pressures in the intact dog[J]. American Journal of Physiology, 1978, 234:146-51.

U

Urry D W. Physical chemistry of biological free energy transduction as demonstrated by elastic protein-based polymers[J]. Phys Chem B, 1997, 101:11007-11028.

V

Van Mierop L H, Kutsche L M. Development of the ventricular septum of the heart [J]. Heart & Vessels, 1985, 1(2):114-119.

Victor S, Nayak V M, Rajasingh R. Evolution of the ventricles[J]. Texas Heart Institute Journal, 1999, 26(3):168.

W

王洪吉. 量子力学的八元数的运动方程[J]. 黄淮学刊 1997, (2):65-68.

王洪吉. 一种新的量子力学理论[J]. 数学·力学·物理·高新技术研究进展, 2002, 9:374-376.

Wang H R, Evans E A. Thermoelasticity of red blood cell membrane[J]. Biophys, 1979, 26:115-132.

汪景琇, 季海生. 空间天气驱动源——太阳风暴研究[J]. 中国科学: 地球科学, 2013, 43: 883-911.

王远亮. 中国人的医学智慧——用量子力学建立中医学[M]. 重庆: 重庆大学出版社, 2019.

王远亮. 生命的奥秘——人体零件制造[M]. 北京: 中国人民大学出版社, 2006.

Wegst U G K, Bai H, Saiz E, et al. Bioinspired structural materials[J]. Nature materials, 2015, 23-36.

Williams D F. Definitiongs to biomaterials[M]. Amsterdam: Elsvier 1987.

Williams D F. On the mechanisms of biocompatibility[J]. Biomaterials, 2008, 29(20): 2941-2953.

Williams D F. On the nature of biomaterials[J]. Biomaterials, 2009, 30(30), 5897-5909.

Williams D F. Essential Biomaterials Science[M]. Cambridge University Press, 2012.

Williams D. Concepts in biocompatibility: new biomaterials, new paradigms and new testing regimes[M]. Woodhead Publishing Limited, 2012.

Wittenberg C, Reed S I. Cell cycle-dependent transcription in yeast: promoters, transcription factors, and transcriptomes[J]. Oncogene, 2005, 24(17): 2746-2755.

吴家林. 极限理论在太极数学公理系统中的理论位置[J]. 数学学习与研究, 2014, 1:108-111.

吴家荣. 二十世纪物理学批判[M]. 北京: 科学技术文献出版社, 2013.

X

Xia Y, Belmonte J C. Design Approaches for Generating Organ Constructs[J]. Cell Stem Cell, 2019, 24: 877-894.

冼励坚. 时间节律与时间医学[M]. 郑州: 郑州大学出版社 2003:53-104.

Y

杨贵通.医用生物力学[M].北京:科学出版社, 1994:65-68.

Yang Y, Wang K, Gu X, et al. Biophysical Regulation of Cell Behavior—Cross Talk between Substrate Stiffness and Nanotopography[J]. Engineering 2017,3:36-54.

Yang W, Meyers M A, Ritchie R O. Structural architectures with toughening mechanisms in Nature: A review of the materials science of Type-I collagenous materials[J]. Prog Mater Sci , 2019(103): 425-483.

Yeung A, Evans E. Cortical shell-liquid core model for passive flow of liquid-like spherical cells into micropipettes[J]. Biophys , 1989, 56:139-149.

Yonkman, Fredrick F. The ciba collection of medical illustrations[M]. Ciba, 1971.

Z

张二林,王晓燕,憨勇.医用多孔Ti及钛合金的国内研究现状[J].金属学报, 2017,53(12):1556-1567.

张广铭,于渌.物理学中的演生现象[J].物理, 2010,39: 543-549.

朱孟亮,臧金秀.用物理规律解释海啸中的一些问题[J].物理教师, 2016, 37(6):62-63.